# PATHOLOGIE UND KLINIK
IN EINZELDARSTELLUNGEN

HERAUSGEGEBEN VON

R. HEGGLIN
ZÜRICH

F. LEUTHARDT
ZÜRICH

R. SCHOEN
GÖTTINGEN

H. SCHWIEGK
MÜNCHEN

H. U. ZOLLINGER
ST. GALLEN

BAND XIII

# NORMALE UND ANOMALE MENSCHLICHE HÄMOGLOBINE

VON

HANS RUDOLF MARTI

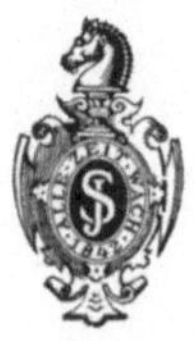

SPRINGER-VERLAG BERLIN HEIDELBERG GMBH

# NORMALE UND ANOMALE MENSCHLICHE HÄMOGLOBINE

VON

HANS RUDOLF MARTI

PRIVATDOZENT DR. MED., OBERARZT AN DER
MEDIZINISCHEN UNIVERSITÄTSPOLIKLINIK BASEL

MIT 74 ABBILDUNGEN

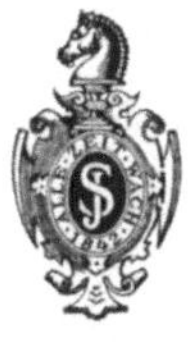

SPRINGER-VERLAG BERLIN HEIDELBERG GMBH

Aus der Medizinischen Universitätspoliklinik Basel
(Direktor: Prof. Dr. Dr. h. c. O. GSELL)

ISBN 978-3-642-87656-1 ISBN 978-3-642-87655-4 (eBook)
DOI 10.1007/978-3-642-87655-4


Originally published by Springer-Verlag OHG. Berlin · Göttingen · Heidelberg 1963

Library of Congress Catalog Card Number 63-19869

Softcover reprint of the hardcover 1st edition 1963

# Geleitwort

Die Erforschung des Hämoglobin oder, richtiger gesagt, der Hämoglobine hat in den letzten 10 Jahren wesentliche Fortschritte gebracht, hat ungeahnte Einblicke in den feineren Aufbau des Moleküls ermöglicht und die erbgebundene Konstanz der Hämoglobinzusammensetzung erwiesen. Das Hämoglobin ist gleich wie das Myoglobin zu einem Musterbeispiel für die chemische und physikalische Differenzierung von Eiweißkörpern mit spezifischen biologischen Funktionen geworden. Die Verleihung des Nobelpreises 1962 an einen hervorragenden Forscher auf diesem Gebiet, Dr. M. F. PERUTZ, dokumentiert auch die weltweite Anerkennung dieser Fortschritte. Nachdem die Benennung des roten Blutfarbstoffs als Hämoglobin durch HOPPE-SEYLER im Jahre 1864 die Annahme einer chemischen Einheit dieses Eiweißfarbstoffes in sich schloß, blieb zunächst die quantitative Messung des Hämoglobin im zirkulierenden Blut, vor allem an den Namen von SAHLI gebunden, über Jahrzehnte für den Kliniker das wichtigste, wenn auch methodisch nicht befriedigend gelöste Problem. Schon 1911 hat BÜRKER mehr als 500 Arbeiten über die Hämoglobinbestimmung zusammengetragen. Erst nach dem zweiten Weltkrieg ist nun dank verschiedener neuer technischer Hilfsmittel eine bessere Untersuchung des Hämoglobin möglich geworden, besonders durch Elektrophorese, Chromatographie und fermentative Analysen. Dies hat zur Auffindung einer beträchtlichen Zahl von Hämoglobinen geführt. Parallel dazu ging eine Erneuerung der klinischen Bewertung zum Teil bekannter, zum Teil vorher nicht näher differenzierbarer Krankheitsbilder. Eine Gesamtdarstellung unserer Kenntnisse über die normalen und anomalen Hämoglobine ist heute sehr erwünscht; dabei kann H. R. MARTI seinen Ausführungen auch zahlreiche eigene Untersuchungen zugrunde legen. Ein besonderer Abschnitt ist der für Europa häufigsten Blutkörperchenanomalie, der Thalassämie, gewidmet. Wenn wir berücksichtigen, daß auch in Mitteleuropa vielenorts fast ein Promille aller Personen heterozygote Träger der Thalassämieanlage sind, erkennen wir die diagnostische Bedeutung der Hämoglobinopathien für Klinik und ärztliche Sprechstunde. Ich begrüße deshalb die vorliegende Zusammenstellung, die gleichzeitig einen Überblick über die Entwicklung der Hämoglobinforschung und einen Einblick in manche noch offene Probleme von allgemein biologischem Interesse bietet.

Basel, den 1. August 1963 Prof. Dr. med., Dr. med. h. c. O. GSELL

# Inhaltsverzeichnis

# Einleitung

Das menschliche rote Blutkörperchen ist eine bikonkave Scheibe von 7—8 $\mu$ Durchmesser und 2 $\mu$ Dicke und stellt eine lebende Zelle mit recht beträchtlichen Stoffwechselleistungen dar. Die Zelle enthält als Hauptbestandteil etwa $30 \cdot 10^{-12}$ g Hämoglobin in Form einer 30—35%igen Lösung, sie besitzt ein Stromagerüst aus Proteinen und Lipiden und ist von einer lipidreichen Zellmembran umgeben. Elektrolytgradienten und ein reger Stoffaustausch zwischen intra- und extracellulärer Flüssigkeit sowie die Aktivität zahlreicher Fermente kennzeichnen den Erythrocyten als vitale Zelle. Viele Zellbestandteile werden laufend umgebaut; nur das Hämoglobin macht hier eine Ausnahme. Das in der Reifungsphase gebildete Hämoglobin bleibt für die ganze Lebensdauer der Zelle bestehen. Die Hauptenergiequelle bildet der Abbau von Glucose. Die Energie dient zur Synthese von Zellbestandteilen, zur Aufrechterhaltung des Gefälles zwischen intra- und extracellulärer Elektrolytkonzentration und zur Erhaltung der Stabilität des Hämoglobin.

Im Blutkreislauf beträgt die Lebensdauer eines roten Blutkörperchens etwa 120 Tage. Im Laufe dieser Zeit kommt es zu wesentlichen Änderungen der Stoffwechselleistungen. Reticulocyten enthalten das Fermentsystem des Krebscyclus für den aeroben Milchsäureabbau und besitzen die Fähigkeit zur Hämoglobinsynthese. Nach dem Reticulocytenstadium verliert der junge Erythrocyt die Fähigkeit, Hämoglobin zu synthetisieren und Glucose kann nur noch anaerob bis zur Milchsäure abgebaut werden. Mit zunehmender Alterung werden die Leistungen der Zelle verringert: Die Aktivität verschiedener Fermente der Glucolyse nimmt ab, der Glucoseverbrauch geht zurück, der Lipidgehalt der Zelle, der intracelluläre K- und Na-Gehalt und der Wassergehalt sinken, und die Zellproteine werden verändert (PRANKERD 1961). An diesem Alterungsprozeß der Zelle ist auch das Hämoglobin beteiligt (EDWARDS et al.). Gealterte Erythrocyten enthalten mehr Methämoglobin, die Fähigkeit zur reversiblen Sauerstoffbindung ist etwas verändert, und es treten Alterungsprodukte des Hämoglobin auf in Form einer Verbindung von Hämoglobin mit Glutathion. Es ist wahrscheinlich, daß derartige Alterungsvorgänge in der Zelle schließlich das physiologische Ende der Erythrocytenexistenz bestimmen.

Anomalien des Stoffwechsels beeinträchtigen die Lebensfähigkeit der Erythrocyten auf verschiedene Weise: Stoffwechselanomalien können die Synthese des Hämoglobin hemmen und zur Bildung abnormer Hämoglobine führen, oder sie können die Stabilität des normalen Hämoglobin herabsetzen. Zwischen Zellstoffwechsel und Hämoglobin bestehen vielfache Wechselbeziehungen. Verschiedene anomale Hämoglobine verkürzen die Erythrocytenlebenszeit, und auch eine Denaturierung des normalen Hämoglobin hat den raschen Untergang der Zelle zur Folge.

Nach der physiologischen oder pathologisch beschleunigten Hämolyse zerfällt das Hämoglobin; es wird nie als ganzes Molekül in ein anderes rotes Blutkörperchen übernommen. Das Häm wird in Bilirubin transformiert und ausgeschieden. Das Eisen und der Proteinanteil des Hämoglobin bleiben im Körper, wobei das Eisen wieder verwertet, das Protein aber abgebaut wird.

Nur enge Wechselbeziehungen zwischen Hämoglobin und Zellstoffwechsel der Erythrocyten lassen verstehen, daß bei Hämoglobinanomalien oft einerseits die Hämoglobinsynthese verlangsamt und anderseits die Lebensdauer der Erythrocyten verkürzt ist. Dadurch kommen hyporegeneratorisch-hämolytische Anämien zustande, wobei je nach der Art der Störung die hyporegeneratorische oder die hämolytische Komponente mehr im Vordergrund steht. Die auf Anomalien der Hämoglobinsynthese beruhenden Krankheitsbilder werden unter der Bezeichnung Hämoglobinopathien zusammengefaßt.

Es soll der Zweck dieser Zusammenstellung sein, eine Orientierung über die normalen und anomalen Hämoglobine zu vermitteln, die Methoden der Hämoglobinuntersuchung anzugeben, vor allem auch diejenigen, die sich für nicht spezialisierte Laboratorien eignen, und über die bisher in Mitteleuropa beobachteten Hämoglobinopathien zu berichten.

# I. Die menschlichen Hämoglobine

Seit bald 100 Jahren ist bekannt, daß der menschliche Blutfarbstoff keine einheitliche Substanz darstellt (KÖRBER). Aber die wichtigsten Erkenntnisse über den Aufbau des Hämoglobin(Hb)-Moleküls und die Unterschiede zwischen den einzelnen Hb-Varianten sind erst im letzten Jahrzehnt gewonnen worden. Alle normalen und anomalen Hämoglobine sind nach demselben Grundprinzip aufgebaut, sie können dieselben sekundären Veränderungen erleiden und zeigen eine ähnliche Abhängigkeit vom Energiestoffwechsel der roten Blutkörperchen.

## A. Das Hämoglobinmolekül

Das menschliche Hb ist ein Eiweißkörper mit einem Molekulargewicht von etwa 66700 und besteht aus dem Eiweißanteil Globin und vier Hämgruppen. Das Globin ist aus vier Polypeptidketten zusammengesetzt, und zwar aus zwei verschiedenen Polypeptidketten, von denen jede in doppelter Ausführung vorhanden ist. Jeder Polypeptidkette ist ein Häm zugeordnet.

### 1. Das Häm und das Globin

Die verschiedenen normalen und anomalen menschlichen Hämoglobine unterscheiden sich nicht im Häm-, sondern nur im Globinanteil des Moleküls. Die Zusammensetzung des Globin beeinflußt eine ganze Reihe von physikalischen und chemischen Eigenschaften des Hb. Je nach Art und Lokalisation einer Anomalie entstehen Varianten des Blutfarbstoffes, die zu keiner Funktionsstörung führen und für den Träger harmlos sind, oder solche, die fundamentale Eigenschaften des Hb-Moleküls verändern und mehr oder weniger schwere Krankheitsbilder hervorrufen.

*Das Häm:* Die Zusammensetzung des Häm wurde schon 1937 von FISCHER u. ORTH aufgeklärt. Die vier Hämgruppen des Hb-Moleküls sind identisch und bestehen aus einem scheibenförmigen Protoporphyrinring, in dessen Zentrum ein Eisenatom eingebaut ist (Abb. 1). Das Eisen ist an die N-Atome des Porphyrinringes gebunden und ist beim funktionstüchtigen Hb immer zweiwertig. Das Häm ist allein nicht zur reversiblen Bindung von Sauerstoff befähigt; erst wenn der Hämkomplex auf bestimmte Art in das Globin eingebaut ist, kann das Eisenatom molekularen Sauerstoff aufnehmen und wieder abgeben. Die Funktion des Sauerstofftransportes ist an das intakte Hb-Molekül gebunden; durch

Verbindung des Häm mit Serumalbumin oder mit denaturiertem Globin kommt keine Fähigkeit zur reversiblen Sauerstoffbindung zustande.

*Das Globin:* Die ersten wichtigen Kenntnisse über die Zusammensetzung und Struktur des Globinanteils verdanken wir Rhinesmith et al. (1957a, b, 1958), Ingram (1957, 1958, 1959), Ingram u. Lehmann, Braunitzer und Schroeder u. Pauling. Die verschiedenen Polypeptidketten besitzen eine ähnliche Länge und ein Molekulargewicht von ungefähr 16500. Der ganze Globinanteil des Hb-Moleküls enthält etwa 570 Aminosäuren; das ergibt für eine Polypeptidkette rund 140 Aminosäuren. Am Aufbau des Globin sind im ganzen 17 verschiedene Aminosäuren beteiligt, die durch Peptidbindungen miteinander verbunden sind. Die verschiedenen Polypeptidketten unterscheiden sich in der Sequenz der Aminosäuren.

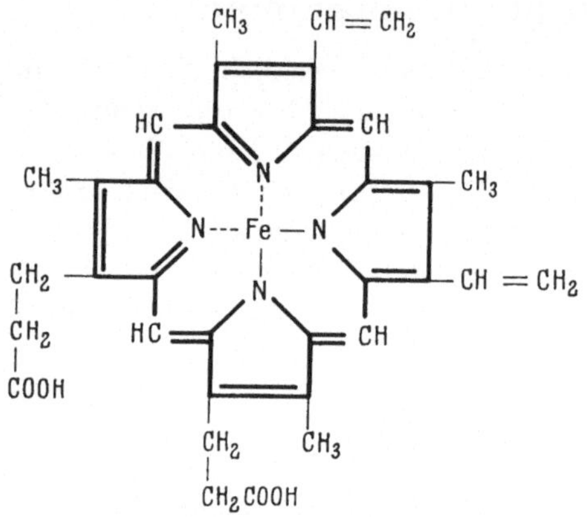

Abb. 1. Das Hämmolekül

Im Hb-Molekül sind die Polypeptidketten in zahlreichen Windungen knäuelförmig angeordnet; der zu jeder Kette gehörende Hämkomplex liegt in einer Windung nahe der Oberfläche des Moleküls und ist an ein Histidin der Polypeptidkette gebunden (Perutz et al.).

Es ist gelungen, in vitro das Hb-Molekül in seine Bestandteile zu zerlegen, Häm und Globin voneinander zu trennen, die Polypeptidketten zu isolieren und durch Trypsinverdauung in verschiedene Peptide zu spalten. Mit Hilfe von Elektrophorese und Chromatographie wurden die Peptide erstmals von Ingram zweidimensional getrennt; dabei entstehen sog. „fingerprints“, d. h. Fingerabdruckmuster der Polypeptidketten. Die Peptide können nachher weiter in die einzelnen Aminosäuren aufgespalten werden; es handelt sich dabei um spezialisierte Untersuchungen, deren korrekte Ausführung an eiweißchemische Laboratorien gebunden ist (Ingram 1957, 1958, 1959, Ingram u. Lehmann, Jonxis 1961a, b, Muller 1960, Chernoff u. Liu). Die genaue Aminosäurensequenz der beiden wichtigsten Polypeptidketten war zuerst bruchstückweise bekannt (Hill u. Konigsberg, Braunitzer et al. 1960) und ist kürzlich von Braunitzer et al. (1961, 1962) durch hervorragende Arbeiten vollständig aufgeklärt worden.

Durch geniale kristallographische Untersuchungen mit Röntgenstrahlen haben Perutz et al. ein dreidimensionales Bild der Struktur des Pferdehämoglobinmoleküls erhalten, das die beiden Paare von Polypeptidketten erkennen läßt. Abb. 2 gibt das erhaltene Modell des Molekülaufbaues nach PERUTZ wieder, das auch für das menschliche Hb Geltung hat. Man erkennt die knäuelförmige Anordnung der Polypeptidketten, die oberflächlich in einer Windung der Polypeptidketten angelagerten

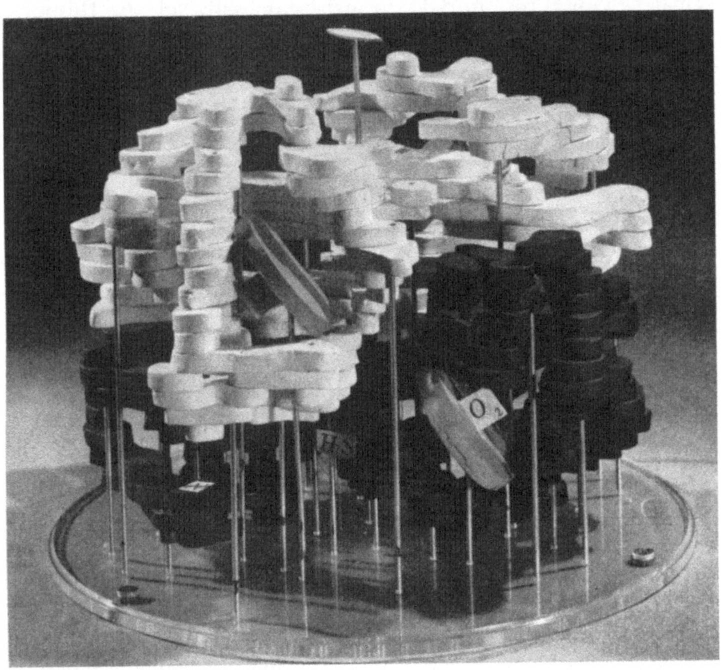


Abb. 2. Das Modell des Hämoglobinmoleküls von PERUTZ. Die zwei Arten von Polypeptidketten sind durch weiße und schwarze Farbe gekennzeichnet. Das Häm ist als Scheibe dargestellt (Wiedergabe mit freundlicher Erlaubnis von Dr. M. F. PERUTZ)

Hämgruppen und eine speziell markierte SH-Gruppe. Die SH-Gruppen haben eine besondere Bedeutung für die Struktur des Moleküls. Ihre physiologische Funktion ist zwar noch nicht genau abgeklärt; sie sind aber eine der ersten Reaktionsgruppen bei der Denaturierung des Hb.

## 2. Die Hämoglobinsynthese

Im Laufe der Erythropoese beginnt die Hb-Synthese beim basophilen Erythroblasten und endet mit dem Reticulocytenstadium; Reticulocyten können noch Hb bilden (BORSOOK, LONDON et al., DREYFUS et al.). Wenn man nach den Untersuchungen von WEICKER für die verschiedenen Erythroblastenstadien eine Generationsdauer von 24 Std und für das Reticulocytenstadium 5—6 Tage einsetzt, so ergibt sich für die Hb-Synthese der einzelnen Zelle eine Gesamtdauer von 9—10 Tagen. Diese

Dauer entspricht auch den experimentellen Befunden von POLLYCOVE u. MORTIMER. Andere Autoren geben etwas kürzere Zeiten an (ROHR 1960). Während dieser Reifungsphase der roten Blutkörperchen wird das gesamte Hb gebildet, das nachher für den Lebenscyclus von 120 Tagen zur Verfügung steht. Nach den Untersuchungen von NATHAN et al. geht die Synthese von Häm und Globin nicht ganz parallel; die Hämsynthese setzt etwas früher ein, und die Globinsynthese erreicht ihr Maximum, nachdem die Hämsynthese schon abnimmt.

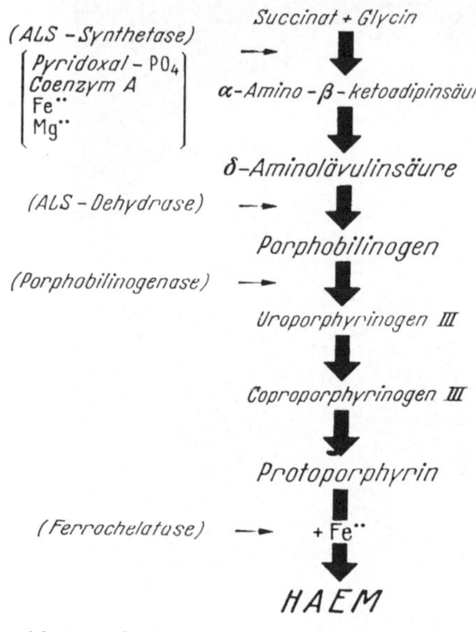

Abb. 3. Schema der Hämsynthese mit den wichtigsten Fermenten und Cofaktoren

Für die *Hämsynthese* sind die wichtigsten Schritte nach den Zusammenstellungen von RIMINGTON und PRANKERD (1961) in Abb. 3 schematisch dargestellt.

Die Erythroblasten und Reticulocyten können die Brenztraubensäure, ein Produkt der Glucolyse, aerob durch den Tricarbonsäurecyclus weiter abbauen. Ausgereifte Erythrocyten besitzen das dazu erforderliche Fermentsystem nicht mehr. Im Tricarbonsäurecyclus, der auch Krebscyclus oder Citronensäurecyclus genannt wird, entsteht aus der Brenztraubensäure die Bernsteinsäure, das Succinat. Dieses stellt einen Baustein für die Hämsynthese dar. Das Succinat und die Aminosäure Glycin werden über ein Zwischenprodukt zur δ-Aminolävulinsäure aufgebaut. 2 Moleküle δ-Aminolävulinsäure bilden das Porphobilinogen (Abb. 4), vier solcher Komplexe werden zum Porphyrinring zusammengeschlossen und durch Einbau eines Eisenatoms ins Zentrum entsteht das Häm. Das wichtige eiseneinbauende Ferment wird Ferrochelatase, Hämsynthetase oder nach dem Entdecker Goldberg-Ferment genannt (GOLDBERG). Nach den Untersuchungen von SCHWARTZ et al. wird der Eiseneinbau durch die Anwesenheit von Globin beschleunigt. Die Hämsynthese kann durch eine ganze Reihe von erworbenen oder angeborenen Störungen gehemmt sein, wobei es zu einer verminderten Hämbildung und zu einer Anreicherung von Zwischenprodukten kommt. Es ist aber bis heute nie nachgewiesen worden, daß ein anomales Häm, d. h. ein Häm mit anderer Zusammensetzung oder Struktur des Moleküls, gebildet werden kann. Die Störungen der Hämsynthese wurden besonders von

Heilmeyer und Heilmeyer u. Clotten untersucht und kürzlich von Lüdin (1962a) zusammenfassend beschrieben.

Für die *Globinsynthese* spielen die Mikrosomen der Erythroblasten und Reticulocyten eine wichtige Rolle. Es handelt sich dabei um submikroskopische nucleoproteinhaltige rundliche Gebilde, die zu etwa 45% aus Ribonucleinsäure und 55% aus Protein bestehen, und die in der Zelle gruppenweise als kleine Agglomerate oder „Polyribosomen" vorhanden sind (Warner et al.). Wir wissen noch nicht, ob die verschiedenen Polypeptidketten von denselben Mikrosomen gebildet werden, und es ist auch nicht bekannt, in welchem Stadium der Synthese der Zusammenschluß der Polypeptidkette mit dem Häm erfolgt, ob das Häm erst in die fertige Polypeptidkette eingebaut wird, oder ob dieser Einbau schon im Laufe der Peptidsynthese stattfindet.

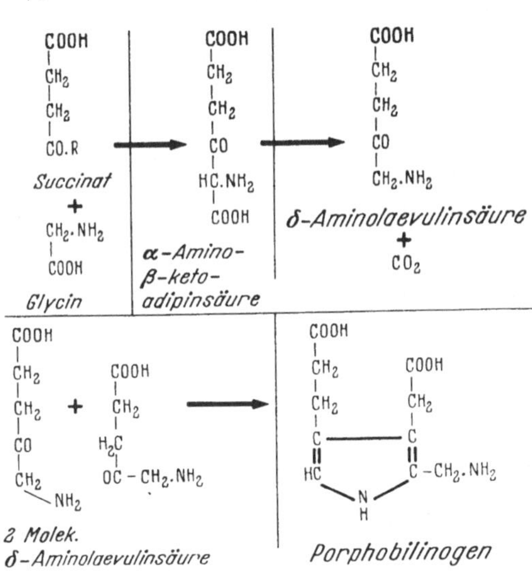


Abb. 4. Die wichtigsten Zwischenprodukte der Hämsynthese (nach Rimington)

Die vier Polypeptidketten des Hb weisen unter sich nur schwache Bindungen auf, so daß sich das Molekül in vitro ohne wesentliche Denaturierung des Globin in zwei Halbmoleküle oder in die vier Polypeptidketten aufspalten läßt. Wahrscheinlich verbinden sich bei der Hb-Synthese zunächst zwei gleiche Polypeptidketten zu einem Paar und zwei verschiedene Paare vereinigen sich dann zum Hb (Ingram 1961).

Wie bei allen artspezifischen Eiweißkörpern, so ist auch beim Hb die Spezifität des Globin genetisch determiniert. Nach der heutigen Annahme ist für die Zusammensetzung jeder Polypeptidkettenart ein besonderes Gen verantwortlich. Die Zusammensetzung jedes Hb mit zwei verschiedenen Polypeptidketten ist also von zwei Genen abhängig, die beide doppelt vorhanden sind, da die Zelle einen doppelten Satz an Chromosomen besitzt. Auch die Synthese anomaler Polypeptidketten ist genetisch determiniert. Wenn dabei das entsprechende Gen ein Allel zu dem der normalen Polypeptidkette ist, ersetzt das gebildete anomale Hb den normalen Blutfarbstoff. Bei der heterozygoten Anlage einer solchen Hb-Anomalie ist nur das eine Gen eines Genpaares durch ein Allel ersetzt, so daß anomales und normales Hb nebeneinander gebildet werden. Bei der homozygoten Anlage ist das Genpaar durch Allele ersetzt, und es entsteht nur noch die anomale Variante des Blutfarbstoffes. Neben den Strukturgenen, welche die Aminosäurensequenz der Polypeptidketten bestimmen, gibt es noch Kontrollgene, welche für die Menge der gebildeten Polypeptidketten verantwortlich sind.

## 3. Physiologische Funktionen des Hämoglobin

Im strömenden Blut erschöpft sich die Aufgabe des Hb keineswegs im Sauerstofftransport. Neben der wichtigsten Funktion der reversiblen Sauerstoffbindung hat der rote Blutfarbstoff auch die Fähigkeit, beträchtliche Mengen $CO_2$ zu binden, und er stellt eine wichtige Puffersubstanz dar. Bei vollständiger Beladung mit Sauerstoff kann ein Hb-Molekül vier Moleküle Sauerstoff aufnehmen, also ein Molekül pro Häm. Der Vorgang der Sauerstoffbeladung läßt sich durch folgende Formel ausdrücken (Ingram 1961):

$$Hb + 4\,O_2 \rightleftarrows Hb(O_2) + 3\,O_2 \rightleftarrows Hb(O_2)_2 + 2\,O_2 \rightleftarrows Hb(O_2)_3 + O_2 \rightleftarrows Hb(O_2)_4.$$

Damit soll dargestellt werden, daß die vier Hämgruppen nicht gleichzeitig, sondern nacheinander mit Sauerstoff beladen werden. Die vier Schritte unterscheiden sich insofern voneinander, als die Affinität des Häm zum Sauerstoff nicht konstant bleibt. Das vollständig reduzierte Hb-Molekül weist die geringste Sauerstoffaffinität auf. Sobald aber ein Hämkomplex mit Sauerstoff beschickt ist, nimmt die Sauerstoffaffinität der noch freien Hämgruppen beträchtlich zu. Die allergrößte Sauerstoffaffinität weist das letzte freie Häm auf. Diese Wechselwirkung der Hämgruppen aufeinander wird in der angelsächsischen Literatur als „heme-heme interaction" bezeichnet. Ihr Zustandekommen ist noch nicht völlig geklärt, sie muß auf einer gewissen strukturellen Änderung des Hb-Moleküls beruhen, und wir wissen, daß dabei das Globin eine entscheidende Rolle spielt. Die unterschiedliche Sauerstoffaffinität ist auch für die Sauerstoffabgabe von Bedeutung. Hier wirkt sie sich im umgekehrten Sinne aus, indem die Sauerstoffabgabe erschwert ist, wenn noch alle vier Hämgruppen beladen sind, während die letzte Hämgruppe den Sauerstoff am leichtesten abgibt. Es ist ohne weiteres ersichtlich, daß durch diesen Mechanismus der „heme-heme interaction" einerseits in den Lungencapillaren die volle Sauerstoffsättigung des Hb erleichtert und anderseits am Verbrauchsort die Sauerstoffabgabe an das Gewebe begünstigt wird. Bei Sauerstoffübertritt in und aus den Erythrocyten wird während der Diffusion der abnehmende Spannungsunterschied durch Veränderung der Affinität ausgeglichen und so ein rascher Gaswechsel gewährleistet.

Eine weitere, für den Sauerstofftransport wichtige Eigenschaft des Hb ist der sog. Bohr-Effekt (Bohr 1892, 1905). Der Grad der Sauerstoffsättigung des Hb bei gegebener Sauerstoffpartialspannung ist von der gleichzeitig vorhandenen $CO_2$-Spannung abhängig. Die Sauerstoffaffinität ist größer, wenn die $CO_2$-Spannung geringer ist und umgekehrt. Es ist nicht abgeklärt, ob dieser Bohr-Effekt nur durch $p_H$-Veränderung infolge Bildung von $H_2CO_3$ (INGRAM 1961) oder durch direkte Anlagerung von $CO_2$ an freie Aminogruppen des Globin zustandekommt (ROUGHTON u. KENDREW). Auch der Bohr-Effekt ist von Zusammensetzung und Struktur des Globin abhängig. Es wird angenommen, daß sowohl für die „heme-heme interaction" als auch für den Bohr-Effekt freie SH-Gruppen des Globin von Bedeutung sind (RIGGS u. WOLBACH, EDSALL). Demgegenüber wurde allerdings von BENESCH u. BENESCH angegeben, daß die sog. reaktiven SH-Gruppen des Globin blockiert werden können, ohne daß eine Änderung im Bohr-Effekt zustandekommt. Das Phänomen des Bohr-Effektes erleichtert die Sauerstoffaufnahme des Hb in der Lunge und begünstigt die Sauerstoffabgabe in der Peripherie des Kreislaufs, da der $CO_2$-Partialdruck in den Lungencapillaren geringer ist als im stoffwechselaktiven Gewebe anderer Organe.

Im Blut ist die Sauerstoffaufnahme und -abgabe auch von der Erythrocytenmorphologie abhängig (BARTELS et al. 1959) und die Sauerstoffdissoziationskurve des gesunden Erwachsenen ist individuell etwas verschieden (BARTELS et al. 1961).

Auch die Bindung von $CO_2$ an Hb ist reversibel. Es handelt sich dabei nicht um eine Anlagerung an das Häm, sondern um eine Verbindung mit dem Globin (FERGUSON u. ROUGHTON). Reduziertes Hb nimmt leichter $CO_2$ auf als Oxy-Hb. Etwa 5—10% des im Blut vorhandenen $CO_2$ werden in dieser Form an Hb gebunden transportiert (PRANKERD 1961).

Schließlich erfüllt das Hb, das als Eiweißkörper im Blut in einer Konzentration von etwa 15 g-% enthalten ist, eine Pufferfunktion. Es ist neben dem Bicarbonatpuffer das wichtigste Puffersystem und trägt dazu bei, die Konstanz des Blut-$p_H$ zu gewährleisten.

Eine Eigenschaft des Globin, die für diagnostische Zwecke ausgenützt wird, besteht in der Bindungsfähigkeit für Chrom. GRAY u. STERLING haben nachgewiesen, daß sechswertiges Cr als Chromat die Zellmembran passiert und dann in die dreiwertige Form umgewandelt und an Hb gebunden wird. Daraus ist die Bestimmungsmethode der Erythrocytenlebensdauer mit $Cr^{51}$ entstanden (vgl. LAJTHA). Die Chromaffinität der $\beta$-Polypeptidketten ist etwa 30mal größer als diejenige der $\alpha$-Ketten (EBAUGH et al., SAMUELS et al., MALCOLM et al.).

## B. Die normalen Hämoglobine

Es gibt drei normale menschliche Hämoglobine, die mit großen lateinischen Buchstaben bezeichnet werden: Hb F ist die Hauptkomponente des roten Blutfarbstoffes vom Fetalstadium bis zum frühen Säuglingsalter, Hb $A_1$ die Hauptkomponente im späteren Leben. Überdies gibt es noch eine Hb-Nebenkomponente, das Hb $A_2$, welches aber immer nur wenige Prozente des gesamten Blutfarbstoffes ausmacht. Die Buchstaben F und A bezeichnen das hauptsächliche Lebensalter, dem die entsprechenden Hämoglobine zugehören: F = fetal, A = adult.

Bei der Geburt liegen 60—80% Hb F und 20—40% Hb $A_1$ vor; Hb $A_2$ ist noch nicht oder nur in ganz geringen Mengen vorhanden. Nach der Geburt wird noch eine Zeitlang Hb F gebildet, Hb $A_1$ tritt aber immer mehr in den Vordergrund. Nach den Untersuchungen von BETKE (1954, 1960 b) enthält das Blut 5 Monate nach der Geburt noch 3—15% Hb F, im 2. Lebenshalbjahr durchschnittlich 2,9%, im 2. Lebensjahr 1,8%, im 3. Jahr 1,0% und im 4. Jahr 0,8% Hb F. Kurz nach der Geburt wird also Hb $A_1$ zur Hauptkomponente des roten Blutfarbstoffes; daneben erscheint im 1. bis 2. Jahr noch eine geringe Menge Hb $A_2$. Im 4. bis 5. Lebensjahr wird das endgültige Verhältnis der drei normalen Hämoglobine erreicht, das für das weitere Leben konstant bleibt: 96—98% Hb $A_1$, 1—3% Hb $A_2$ und nur Bruchteile eines Prozent Hb F.

Der allmähliche Übergang von Hb F zu Hb $A_1$ beginnt schon vor der Geburt und dauert nachher längere Zeit. Dabei sind nicht etwa zwei verschiedene Erythrocytenpopulationen vorhanden, die eine mit Hb F und die andere mit Hb $A_1$, sondern die Erythrocyten enthalten beide Hämoglobine nebeneinander. Das Mischungsverhältnis der beiden Farbstoffkomponenten innerhalb einer Erythrocytenpopulation ist verschieden. Wie erstmals von BETKE u. KLEIHAUER (1958) gezeigt werden konnte, gibt es bei der Geburt sowohl Zellen mit hohem Hb F-Gehalt und solche, die praktisch nur Hb $A_1$ enthalten, als auch alle Übergänge dazwischen. Ähnliche Verhältnisse finden sich in den ersten Monaten nach der Geburt, nur daß jetzt die Hb F-Menge allgemein abnimmt. Der unterschiedliche Hb F-Gehalt innerhalb einer Erythrocytenpopulation ist nicht auf das Alter der roten Blutkörperchen zurückzuführen, indem nur ältere Erythrocyten einen hohen und jüngere Zellen einen niedrigen Gehalt an Hb F aufweisen, sondern es werden im Knochenmark gleichzeitig Erythrocyten mit verschiedenen Mischungen der beiden Hämoglobine gebildet. Das läßt sich an Hand von Untersuchungen an Reticulocyten zeigen und geht auch allein schon aus dem zeitlichen Ablauf hervor; denn die Dauer dieser unterschiedlichen Hb F- und $A_1$-Mischungen übersteigt die Zeit der Erythrocytenlebensdauer bei weitem. Die ersten Anfänge der Hb $A_1$-Bildung liegen in der frühen Fetalzeit. THOMAS et al. beobachteten in Zellsuspensionen aus Leber eines 9 Wochen alten Feten bereits eine Produktion von Hb $A_1$, JONXIS (1961 b) hat bei einem 15 Wochen alten Feten Hb $A_1$ nachgewiesen und INGRAM (1961) fand bei 20 Wochen alten Feten 6% Hb $A_1$.

Die einzelnen Hb-Komponenten lassen keinen grundlegenden Unterschied in der Fähigkeit zur Sauerstoffübertragung erkennen, und wir wissen nicht, welchen Nutzen der Organismus aus dem Übergang von einem Hb-Typus zum anderen zieht; wir haben auch keine Kenntnisse über eine funktionelle Bedeutung der Nebenkomponente Hb $A_2$.

Die Polypeptidketten des Hb werden mit kleinen griechischen Buchstaben bezeichnet. Die zwei Arten von Polypeptidketten des Hb $A_1$ werden $\alpha$- und $\beta$-Ketten genannt. Das Hb $A_1$-Molekül ist also aus $2\alpha$- und $2\beta$-Polypeptidketten zusammengesetzt; seine Globinformel wird $\alpha_2\beta_2$ geschrieben. Nach den Untersuchungen von BRAUNITZER et al. (1961, 1962) enthalten die $\alpha$-Ketten 141 und die $\beta$-Ketten 146 Aminosäuren. Die Reihenfolge der Aminosäuren ist zum Teil gleich, $\alpha$- und $\beta$-Ketten besitzen 66 identische Aminosäurensequenzen. Nur etwas mehr als die Hälfte aller Aminosäuren weisen somit eine unterschiedliche Sequenz auf.

Die $\alpha$-Polypeptidkette ist allen normalen Hämoglobinen des Menschen gemeinsam, und die normalen Blutfarbstoffvarianten unterscheiden sich nur in der zweiten Art von Polypeptidketten.

Hb F besitzt anstelle der $\beta$- eine $\gamma$-Kette, besteht also aus je zwei $\alpha$- und $\gamma$-Ketten und seine Globinformel lautet $\alpha_2\gamma_2$. Etwa die Hälfte der mit der Fingerabdruckmethode darstellbaren Peptide unterscheiden sich in der $\gamma$-Kette von denjenigen der $\beta$-Kette (JONXIS 1961 b, MULLER 1961). Zwischen den $\alpha$-Ketten von Hb F und Hb $A_1$ ist kein Unterschied nachweisbar (HUNT).

Die Sauerstoffaffinität und damit die Sauerstoffdissoziationskurve von Hb F und Hb $A_1$ sind praktisch identisch, wenn die beiden Hämoglobine unter gleichen Bedingungen untersucht werden (INGRAM 1961, JONXIS 1961 b). Hingegen bestehen zahlreiche Unterschiede anderer physiko-chemischer Eigenschaften: Die beiden Farbstoffe kristallisieren in verschiedener Form aus (Abb. bei BETKE 1954). Hb F weist im Spektrum eine kleine Absorptionsbande, die sog. Tryptophanbande, bei 289.8 m$\mu$ auf (JOPE 1949 b), es enthält eine Aminosäure, das Isoleucin, das im Hb $A_1$ nicht nachweisbar ist (INGRAM 1961), es besitzt eine unterschiedliche elektrische Ladung und zeigt deshalb eine andere Wanderungsgeschwindigkeit in der Elektrophorese und es erweist sich bei der Denaturierung durch Alkali als viel resistenter, eine Eigenschaft, die der wichtigsten Bestimmungsmethode zugrunde liegt. Wenn im frühkindlichen Alter die Ablösung von Hb F durch Hb $A_1$ abgeschlossen ist, enthält das Blut für den Rest des Lebens normalerweise nur Bruchteile eines Prozent Hb F. Eine Vermehrung von Hb F über diese geringen Normalwerte hinaus kommt aber bei verschiedenen Zuständen vor: Geringe Hb F-Vermehrungen auf Werte von wenigen Prozent werden bei einer großen Zahl von hereditären und erworbenen Blutkrankheiten beobachtet, sind aber gelegentlich auch bei hämatologisch gesunden Individuen anzutreffen. Bei der Untersuchung der Hb-Synthese fanden THOMAS et al., daß die Bildung von Hb F bei Hypoxie weniger stark gehemmt wird als diejenige von Hb $A_1$. Es ist möglich, daß es bei erworbenen Krankheiten zu einer Vermehrung von Hb F kommt, weil die Hb F-Synthese gegen schädigende Einflüsse resistenter ist. Starke Vermehrungen von Hb F auf Werte über 10—15% treten bei gewissen Hämoglobinopathien auf und wurden bei Negern auch als harmlose familiäre Anomalie gefunden. Man spricht bei der Anlage der zuletzt genannten Anomalie vom "High F Gene" (KRAUS et al., WHEELER u. KREVANS, HERMAN u. CONLEY, SCHNEIDER et al., THOMPSON et al., THOMPSON u. LEHMANN); bei homozygoten Individuen ist kein Hb $A_1$ und kein Hb $A_2$ vorhanden, der Blutfarbstoff besteht nur aus Hb F (CONLEY et al.).

Die Nebenkomponente des Erwachsenen-Hb, das Hb $A_2$, enthält auch wieder die beiden gleichen $\alpha$-Polypeptidketten; anstelle der $\beta$- oder $\gamma$-Ketten besitzt es aber zwei $\delta$-Ketten (MULLER u. JONXIS). Seine Globinformel lautet demnach $\alpha_2\delta_2$. Die Unterschiede zwischen $\beta$- und $\delta$-Polypeptidketten sind geringer als diejenigen zwischen $\beta$- und $\gamma$-Ketten, mit anderen Worten ausgedrückt, Hb $A_1$ und Hb $A_2$ unterscheiden sich weniger stark als Hb $A_1$ und Hb F. JONXIS (1961 b) und MULLER u. JONXIS konnten zeigen, daß nur vier Peptide verschieden sind, und JONXIS hält für wahrscheinlich, daß ein Teil der $\beta$- und $\delta$-Kettensynthese gemeinsam, d. h. durch die gleiche Ribonucleinsäure gesteuert, erfolgt. Auch die $\delta$-Polypeptidketten sind genetisch determiniert — Hb $A_2$ kommt in allen Zellen einer Erythrocytenpopulation vor —, und es muß angenommen werden, daß ein besonderes Gen für ihre Synthese verantwortlich ist (INGRAM 1961).

Das Hb $A_2$ tritt erst im 1. bis 2. Lebensjahr deutlich in Erscheinung. Geringste Mengen werden aber schon in der Fetalzeit gebildet. JONXIS (1961 b) fand bei 20 Wochen alten Feten 0,1%, bei Frühgeburten in der 28. Schwangerschaftswoche 0,3% und bei am Termin geborenen Kindern 0,4% Hb $A_2$, und MINNICH et al. (1962) gaben für 90 Nabelschnurblutproben eine Streubreite von 0—1,8% Hb $A_2$ an. Die Sauerstoffaffinität des Hb $A_2$ ist nach Angabe von JONXIS (1961 b) etwas größer als die von Hb $A_1$, ohne daß diesem Umstand aber eine besondere physiologische Bedeutung zukommen kann. Eine Vermehrung von Hb $A_2$ über die Normalwerte hinaus wird bei der Thalassaemia minor beobachtet und besitzt hier eine große diagnostische Bedeutung.

Es ist wiederholt postuliert worden, daß ein besonderes embryonales oder frühfetales Hb existiere, das z. T. als Hb P (P = primitiv) bezeichnet wurde. Dieses embryonale Hb würde in der Entwicklung dem Hb F vorangehen wie dieses dem Hb $A_1$ (HALBRECHT u. KILBANSKI, BETKE

1958 b, Drescher u. Künzer). Ein solches embryonales Hb wurde in letzter Zeit auch von Huehns et al. (1961 a) und von Zilliacus beschrieben. Andere Forscher wie Jonxis (1961 b), Matsuda et al. und Walker u. Turnbull konnten hingegen bei Untersuchungen junger Feten nie ein besonderes embryonales Hb nachweisen und neigen eher zur Annahme, daß in der Ontogenese dem Hb F keine andere Hb-Variante vorangeht.

## C. Die anomalen Hämoglobine

Die anomalen Varianten des menschlichen Blutfarbstoffes besitzen eine ebenso große Bedeutung für die praktische wie für die theoretische Medizin. Sie liegen einer Anzahl von Krankheiten mit teilweise weltweiter Verbreitung zugrunde und stellen Musterbeispiele für den „inborn error of metabolism" dar.

### 1. Der Begriff des anomalen Hämoglobin

Anomale Hämoglobine sind genetisch determinierte Varianten des roten Blutfarbstoffes mit einem vom normalen Hb abweichenden Aufbau des Moleküls. Bei allen bisher bekannten anomalen Hämoglobinen liegt diese Abweichung in der Zusammensetzung des Globin. Die Anomalie des Blutfarbstoffes beruht also auf primären Molekülunterschieden und unterscheidet sich grundsätzlich von allen erworbenen, d. h. sekundären Veränderungen des Hb-Moleküls wie $O_2$-Beladung, CO-Bindung, Oxydation zu Met-Hb und Denaturierung. Es gibt keine sekundären Hb-Veränderungen, die zur Kopie eines anomalen Hb führen.

Den chemischen Unterschieden in der Globinzusammensetzung liegt eine hereditäre Anomalie der Globinsynthese zugrunde. Durch die Globinanomalie wird eine mehr oder weniger große Zahl von physikochemischen Eigenschaften verändert. Bei einigen anomalen Varianten ist die physiologische Hb-Funktion nicht nachweisbar gestört; sie führen zu keinen Krankheitserscheinungen, bringen für den Träger der Anomalie keine wesentlichen Nachteile mit sich und sind eigentlich nur für den Hb-Forscher und den Genetiker von Interesse. Andere Hb-Anomalien sind sowohl mit einer verminderten Hb- und Erythrocytenproduktion als auch mit einer Verkürzung der Erythrocytenlebenszeit verbunden und führen so zu mehr oder weniger schweren hyporegeneratorisch-hämolytischen Anämien. Je genauer allerdings Träger anomaler Hb-Varianten untersucht werden, um so seltener sind die Fälle, bei denen sich wirklich keinerlei Funktionsstörungen im roten Zellsystem nachweisen lassen. Es kann nur eine verminderte Funktionsreserve der Erythropoese vorliegen, während die normale Erythrocytenproduktion noch gewährleistet ist, oder es kommt zu einer Hypochromie der Erythrocyten bei normaler oder sogar erhöhter Erythrocytenzahl. Oft ist eine leichte Verkürzung der Erythrocytenlebensdauer durch gesteigerte Erythropoese kompensiert.

Die Gene der wichtigsten anomalen Hb-Varianten sind Allele zu denen des Hb $A_1$. Bei heterozygoter Anlage einer Anomalie sollten anomaler und normaler Blutfarbstoff zu gleichen Teilen gebildet werden. Meistens ist der Anteil des anomalen Hb aber geringer, da die Synthese des anomalen Farbstoffes verlangsamt ist. Bei homozygoter Anlage einer solchen Anomalie tritt nur das anomale Hb auf. Die durch anomale Hämoglobine hervorgerufenen Krankheiten werden als Hämoglobinopathien bezeichnet. Für fast alle Formen gilt die Regel, daß schwere klinische Krankheitsbilder nur bei homozygoter Anlage vorkommen, während die heterozygote Anlage zu keiner klinisch faßbaren Störung oder nur zu einer leichten Anämie führt.

*Nomenklatur der anomalen Hämoglobine:* Auch die anomalen Hämoglobine werden mit lateinischen Anfangsbuchstaben bezeichnet. Nur zwei dieser Bezeichnungen kommen durch Alliteration zustande: Hb S ist das Hb der Sichelzellanämie, und Hb M ist das anomale Hb einer besonderen Form der familiären Methämoglobinämie. Die anderen anomalen Hämoglobine wurden nach ihrer Entdeckung mit Buchstaben in der Reihenfolge des Alphabets versehen. Der Name Hb B wurde dabei ausgelassen, da der Buchstabe B ursprünglich für das Hb der Sichelzellanämie vorgesehen war. So sind denn die anomalen Hämoglobine folgendermaßen bezeichnet: Hb C, Hb D, Hb E, (Hb F ist ein physiologisches Hb), Hb G, Hb H usw. Es erwies sich bald, daß das Alphabet für alle anomalen Blutfarbstoffvarianten nicht ausreichen würde. Man ging zunächst dazu über, neue anomale Hämoglobine nach dem Namen des Patienten (Hb Lepore) oder nach Spitälern (Hb Bart's, Hb Hopkins) zu bezeichnen. Später wurde ein neu entdecktes Hb nach dem Ort benannt, an dem der erste Träger gefunden wurde (Hb Zürich). Nach der am 8. Internationalen Kongreß für Hämatologie in Tokio 1960 und am 9. Kongreß in Mexiko 1962 festgelegten Nomenklatur (Nomenclature 1960, 1961, 1963) sind für die Hämoglobine A—Q die bisherigen Buchstabenbezeichnungen anerkannt. Die Buchstaben R—Z bleiben mit Ausnahme des bereits vergebenen S bis zur nächsten Nomenklaturkonferenz frei. Gibt es für ein anomales Hb weitere Untergruppen, erfolgt die Bezeichnung durch Hinzufügen des Ortes wie Hb $G_{\text{Hongkong}}$. Neu entdeckte Hämoglobine werden mit Ortsnamen bezeichnet, wobei der Ursprungsort des ersten Patienten, der Name des Laboratoriums oder Spitals und Stadt- oder Distriktnamen gewählt werden können. Eine Bezeichnung soll jedoch nur einmal verwendet werden; gleichartige Namen wie Hopkins I und Hopkins II sind in Zukunft zu vermeiden. Wenn die Anomalie des Globin näher bekannt ist, wird sie in der Globinformel der anomalen Blutfarbstoffvariante angegeben. Sie lautet z. B.

für Hb S $\alpha_2\beta_2^S$; daraus geht hervor, daß Hb S aus normalen $\alpha$-Polypeptidketten und aus anomalen, d. h. für Hb S spezifischen $\beta$-Polypeptidketten besteht. Ist die Anomalie einer Polypeptidkette aufgeklärt, kann sie nach dem Vorschlag von GERALD u. INGRAM folgendermaßen in die Globinformel aufgenommen werden: Hb S = $\alpha_2\beta_2^{6\,\text{Val.}}$, d. h. Hb S besitzt zwei normale $\alpha$-Ketten und zwei anomale $\beta$-Ketten, bei denen die Anomalie in Stellung 6 aus einem Valin besteht.

## 2. Die Lokalisation der Globinanomalie

Die Verbindung der Polypeptidketten untereinander ist im Hb-Molekül relativ locker. Schon durch einfache Veränderungen des $p_H$ werden die Bindungen gelöst und die Polypeptidketten treten auseinander. Der Prozeß ist reversibel und läuft ab, ohne daß die Eiweißstruktur dabei wesentlich verändert wird. Nach der Methode von ITANO u. SINGER, ITANO u. ROBINSON, VINOGRAD et al., SINGER u. ITANO kann das Hb-Molekül im sauren Milieu bei $p_H$ 4,3 in zwei asymmetrische Hälften gespalten werden. Aus Hb $A_1$ wird dabei $\alpha_2\beta_2 \rightarrow \alpha_2 + \beta_2$, d. h. das eine Spaltprodukt enthält die beiden $\alpha$- und das andere enthält die beiden $\beta$-Polypeptidketten. Wenn wieder ein $p_H$ von 7,0 hergestellt wird, verbinden sich die beiden Hälften erneut zum Hb $A_1$ mit der Formel $\alpha_2\beta_2$. Im alkalischen Milieu hingegen wird das Hb-Molekül nach der Methode von VINOGRAD u. HUTCHINSON bei $p_H$ 11,0 in zwei identische Hälften getrennt, also entsteht aus Hb $A_1$ $\alpha_2\beta_2 \rightarrow \alpha\beta + \alpha\beta$. Durch weitere Einwirkung des alkalischen $p_H$ werden die symmetrischen Hälften noch in die Polypeptidketten gespalten $\alpha + \alpha + \beta + \beta$. Nach Neutralisation kommt auch hier eine Wiedervereinigung zum ursprünglichen Hb-Molekül zustande. Auch in konzentrierter Harnstofflösung zerfällt das Hb-Molekül in asymmetrische Hälften $\alpha_2\beta_2 \rightarrow \alpha_2 + \beta_2$ (FIELD u. O'BRIEN); dieser Vorgang ist ebenfalls reversibel.

Wird ein Gemisch von zwei anomalen Hämoglobinen, von denen eines eine $\alpha$- und das andere eine $\beta$-Polypeptidkettenanomalie aufweist, auf ein saures $p_H$ eingestellt und das Hb auf diese Art gespalten, kann beobachtet werden, daß sich die Polypeptidkettenpaare beim Neutralisieren in beliebiger Kombination vereinigen. Wenn wir die normale Polypeptidkette mit $n$ und die anomale mit $x$ bezeichnen, läßt sich der Vorgang folgendermaßen darstellen:

$$\alpha_2^x\beta_2^n + \alpha_2^n\beta_2^x \rightarrow \alpha_2^n + \alpha_2^x + \beta_2^n + \beta_2^x \rightarrow \alpha_2^n\beta_2^n + \alpha_2^x\beta_2^n + \alpha_2^n\beta_2^x + \alpha_2^x\beta_2^x$$

Es entstehen bei der Rekombination nicht nur die beiden ursprünglich vorhandenen Hämoglobine, sondern es wird zudem einerseits normales Hb und anderseits ein neues anomales Hb gebildet, das aus anomalen $\alpha$- und $\beta$-Polypeptidketten besteht. Es ist also in diesem sog.

Hybridisierungsversuch ein neues anomales Hb gebildet worden. Wenn die Polypeptidketten vollständig getrennt werden, wie das im alkalischen Milieu geschieht, müßten bei der Rekombination eigentlich noch Varianten erwartet werden, die ungleiche $\alpha$- oder ungleiche $\beta$-Ketten in ein und demselben Molekül enthielten wie etwa Hb $\alpha^n\alpha^x\beta^n_2$. Die Erfahrung zeigt aber, daß sich bei der paarweisen Verbindung sowohl beim Hybridisierungsversuch in vitro als auch bei der Hb-Synthese in vivo immer nur gleichartige $\alpha$- oder $\beta$-Polypeptidketten miteinander verbinden.

Dieser Hybridisierungsversuch kann nun verwendet werden, um die Anomalie eines neuentdeckten anomalen Blutfarbstoffes in der $\alpha$- oder $\beta$-Kette zu lokalisieren. Das unbekannte anomale Hb wird dabei einerseits mit einem bekannten $\alpha$-anomalen Hb und anderseits mit einem bekannten $\beta$-anomalen Hb hybridisiert. Dort wo nach Neutralisation vier Hämoglobine entstehen, weiß man, daß die beiden Ausgangshämoglobine ihre Anomalie in verschiedenen Ketten haben. Das Verfahren ist relativ einfach und nur an die Voraussetzung gebunden, daß die anomalen Kontrollhämoglobine zur Verfügung stehen.

Weit größere Anforderungen stellt dann die eigentliche Bausteinanalyse des Globin, die nur in spezialisierten Forschungslaboratorien einwandfrei durchgeführt werden kann. Wir verweisen in bezug auf die Technik auf die Arbeiten von INGRAM (1957, 1958, 1959), MULLER (1961) und CHERNOFF u. LIU.

Nach dem Aufbau des Globin kann man zwei verschiedene Arten von Hb-Anomalien unterscheiden. Eine kleine Zahl anomaler Hb-Varianten besteht aus vier gleichartigen Polypeptidketten. Man bezeichnet sie als *Tetramere*. So fehlen dem von RIGAS et al. (1955) entdeckten Hb H die $\alpha$-Ketten; es besteht aus vier normalen $\beta$-Polypeptidketten und hat die Formel $\beta_4$. Das von AGER u. LEHMANN und HUNT u. LEHMANN beschriebene Hb Bartholomews (abgekürzt als Hb Bart's bezeichnet) ist in analoger Weise aus vier normalen $\gamma$-Ketten zusammengesetzt und hat die Globinformel $\gamma_4$. Hb H und Hb Bart's können bei der sog. $\alpha$-Thalassämie beobachtet werden, der eine Synthesehemmung der $\alpha$-Polypeptidketten zugrunde liegt. Es ist aber auch ein Hb beschrieben worden, das vier gleichartige anomale Polypeptidketten besitzt, das von HUISMAN (1960) gefundene Hb Augusta. Es hat die Formel $\beta^S_4$, enthält also vier anomale $\beta$-Polypeptidketten, welche die Anomalie des Sichelzell-Hb aufweisen, und kann auch als $\beta_4^{6\,\mathrm{Val.}}$ geschrieben werden. Die pathophysiologischen Mechanismen, die zur Entstehung dieser seltenen aus vier gleichartigen Polypeptidketten bestehenden Hämoglobine führen, sind noch nicht sicher bekannt.

Die Tetramere $\alpha_4$ und $\delta_4$ sind bisher in vivo nicht beobachtet worden. Hingegen haben HUEHNS et al. (1961 b, 1962) in vitro ein Hb $\alpha_4$ erzeugen können, indem sie eine durch Carboxymethylcellulose-Chromatographie bei $p_H$ 4,7 gewonnene $\alpha$-Polypeptidkettenfraktion neutralisierten. Letzthin haben auch SATAKE u. TAKE aus Hb $A_1$ ein Hb $\alpha_4$ und Hb $\beta_4$ hergestellt.

Bei den meisten anomalen Hämoglobinen weicht eine der beiden verschiedenen Polypeptidketten in ihrer Zusammensetzung von den normalen $\alpha$-, $\beta$-, $\gamma$- oder $\delta$-Polypeptidketten ab.

Wenn eine *anomale $\alpha$-Polypeptidkette* gebildet wird, wirkt sich das auf Hb $A_1$, Hb $A_2$ und Hb F aus, die ja alle dieselben $\alpha$-Ketten enthalten. WEATHERALL u. BAGLIONI haben kürzlich in Nabelschnurblut ein $\alpha$-anomales Hb F als Hb $\alpha_2^G \gamma_2$ identifiziert. Es handelt sich um die Hb $G_{Philadelphia}$-Anomalie. Beim Erwachsenen sind meist nur die $\alpha$-Anomalien von Hb $A_1$ und Hb $A_2$ nachweisbar, da Hb F in zu geringen Mengen vorhanden ist. Liegt die Anlage im heterozygoten Zustand vor, werden normale und anomale Varianten von Hb $A_1$ und $A_2$ gebildet; die Träger haben also vier Hämoglobine nebeneinander. So konnten zum Beispiel von JONXIS (1961 a) bei einem heterozygoten Träger der Hb I-Anlage die Hämoglobine $\alpha_2\beta_2$, $\alpha_2^I\beta_2$, $\alpha_2\delta_2$ und $\alpha_2^I\delta_2$ nachgewiesen werden. Eine analoge Beobachtung wurde von BAGLIONI mit dem $\alpha$-anomalen Hb Norfolk gemacht. Die Hämoglobine mit anomaler $\alpha$-Polypeptidkette sind allesamt selten. Es sind dies nach der Zusammenstellung von LEHMANN (1962):

Hb Dα
Hb G Philadelphia, Ibadan, Azuakoli, Bristol, China, Honolulu, Hongkong
Hb I
Hb J Indien, Malaya
Hb K Madras, Calcutta
Hb M Iwate
Hb O Indonesien
Hb Q (DORMANDY et al.)
Hb Hopkins-II
Hb Norfolk
Hb Russ (HUISMAN 1962 a).

Die wichtigsten anomalen Hämoglobine besitzen eine *anomale $\beta$-Polypeptidkette*. Hier entsteht nur für Hb $A_1$ eine anomale Variante, da Hb F und Hb $A_2$ keine $\beta$-Ketten enthalten. Zur Gruppe der $\beta$-anomalen Hämoglobine gehören (LEHMANN 1962):

Hb S
Hb C
Hb D Punjab, Cyprus, Portugal, Chicago
Hb E
Hb G Accra, San José
Hb J Trinidad, Irland
Hb L
Hb M Wales
Hb N
Hb O Tel Hashomer
Hb P
Hb Zürich.

Sehr selten sind *anomale $\gamma$-Polypeptidketten* beobachtet worden. Es entstehen dabei anomale fetale Hb-Varianten, die nur bei Neugeborenen und Säuglingen nachweisbar sind. Dazu gehören das Hb Alexandra mit der Formel $\alpha_2\gamma_2^{\text{Alexandra}}$, Hb Singapore-Bristol mit der Globinformel $\alpha_2\gamma_2^{\text{Singapore-Bristol}}$ (LEHMANN 1962) und Hb Fessas (FESSAS u. PAPASPYROU, JONXIS 1961 a). Schließlich sind auch Hb-Varianten mit *anomaler δ-Polypeptidkette* bekannt, wie das von HORTON et al. (1961), HUISMAN (1962 b) und von HUISMAN et al. (1961) beschriebene früher als Hb $B_2$, jetzt als Hb $A_2'$ bezeichnete anomale Hb $A_2$. Es wurde in Deutschland zweimal von BETKE (BETKE u. KLEIHAUER 1962) und in Österreich von WEIPPL u. KAHLICH-KOENNER beobachtet. PUNT et al. haben sogar einen Fall mit homozygoter Anlage gefunden. Kürzlich wurde auch von RANNEY et al. über ein δ-anomales Hb $A_2$ berichtet.

Wenn bei ein und demselben Individuum eine heterozygote Anlage für ein α-anomales und eine heterozygote Anlage für ein β-anomales Hb vorhanden sind, bei sog. doppelt heterozygoten Individuen, werden gleichzeitig normale und anomale α- und normale und anomale β-Polypeptidketten gebildet. Wie beim Hybridisierungsversuch in vitro, so kommt es auch bei der Hb-Synthese in vivo zur zufälligen Kombination der Paare gleicher α- und β-Ketten, so daß vier verschiedene Hämoglobine resultieren. Solche Fälle sind von ATWATER et al. (1960 b), BAGLIONI u. INGRAM, RAPER et al. und McCURDY et al. beobachtet worden.

Bei vielen Hb-Varianten ist die Anomalie nach der Fingerabdruckmethode von INGRAM in den Polypeptidketten genau lokalisiert worden. Wir wissen heute, daß bei zahlreichen anomalen Hämoglobinen in einer Polypeptidkette nur eine einzige Aminosäure ausgetauscht ist (INGRAM 1957, 1958, 1959, 1961): Beim Hb S ist in der β-Polypeptidkette im Peptid Nr. 4 eine Glutaminsäure durch Valin ersetzt, beim Hb C ist an genau derselben Stelle ein Lysin vorhanden, Hb E besitzt in der β-Kette im Peptid Nr. 26 anstelle einer Glutaminsäure ein Lysin. Mit der Technik von INGRAM sind seither weitere Hämoglobine aufgeklärt worden. So fanden MULLER u. KINGMA, daß beim Hb Zürich in der β-Kette in Stellung 63 anstelle von Histidin Arginin vorhanden ist. Weitere auf diese Weise analysierte anomale Hämoglobine sind: Hb $G_{\text{Philadelphia}}$, Hb Norfolk, HbD $_{\text{Punjab}}$, Hb M $_{\text{Boston, Emory, Milwaukee-1}}$, Hb G $_{\text{San José}}$, Hb G $_{\text{Honolulu}}$, Hb I (nach BRAUNITZER et al. 1962).

Eine besondere Stellung kommt der Gruppe der verschiedenen Hb M-Varianten zu. Hier ist eine Globinanomalie vorhanden, die zu einer Störung der Bindung des Häm an das Globin führt. Als erster fand GERALD bei spektrophotometrischen Untersuchungen, daß Hb M keine einheitliche Anomalie darstellt (GERALD et al., GERALD u. GEORGE). Seither ist eine ganze Reihe von Hb M-Varianten analysiert worden, und es ist bekannt, daß es solche mit α- und solche mit β-Kettenanomalie gibt. Die physiko-chemischen Eigenschaften der einzelnen Varianten wurden von BETKE (1962 a) zusammengestellt.

## 3. Geographisches Vorkommen der wichtigsten anomalen Hämoglobine

Anomale Hämoglobine sind bei der weißen, schwarzen und gelben Rasse nachgewiesen. Man kann die anomalen Hb-Varianten in bezug auf ihr Vorkommen in zwei Gruppen einteilen, in solche, die in gewissen Ländern häufig und solche, die immer nur sporadisch angetroffen werden. Zur ersten Gruppe gehören Hb S, C, D und E. Für alle übrigen anomalen Varianten des Blutfarbstoffes liegen nur Einzelbeobachtungen vor.

*Hb S* zeigt die größte Häufigkeit bei den Eingeborenen in Äquatorialafrika in einer Zone, die von der West- bis zur Ostküste reicht, und in Madagaskar (LEHMANN 1959 c). Die Zahl der heterozygoten Träger der Anomalie erreicht dort teilweise 40% der eingeborenen Bevölkerung. Mit geringerer Häufigkeit wird Hb S in Nordwestafrika und in den Mittelmeerrandgebieten beobachtet. Sporadische Fälle werden auch in den europäischen Mittelmeerländern angetroffen sowie im nahen Orient und in Indien. Für Europa ist das gelegentliche Vorkommen in Süditalien und Sizilien (SILVESTRONI u. BIANCO 1953), in Griechenland (CHOREMIS et al. 1951, FESSAS 1959 a) und der Türkei (AKSOY 1956, 1959) von Bedeutung. Mit verschickten Negersklaven kam die Hb S-Anlage nach Amerika. VAN DER SAR fand in neueren Untersuchungen in Curaçao eine Frequenz von 6%, in Surinam eine solche von 18% und gibt für die karibischen Inseln folgende Häufigkeit an: Cuba 5,3%, Jamaica 10,9%, Puerto Rico 4,8%, Guadeloupe 5,8%, Martinique 9,3%. Für die Negerbevölkerung der USA liegt die Genfrequenz nach den Angaben von MYERSON et al., die auf eigenen Untersuchungen der Autoren und auf einer Zusammenstellung der Literatur beruhen, bei etwa 9%.

*Hb C* kommt vor allem bei der schwarzen Bevölkerung von Ghana vor. LEHMANN (1959 c) gibt für den nördlichen Teil von Ghana eine Genfrequenz von mehr als 15% und für den südlichen Landesteil und die angrenzenden Küstengebiete eine solche von 10—15% an. Sporadisch wird Hb C in Zentralafrika, Algerien und in Südafrika beobachtet. Mit dem Sklaventransport ist auch Hb C nach Amerika gelangt (JONXIS 1959 b). VAN DER SAR fand für Jamaica eine Häufigkeit von 3%, Puerto Rico 1,3%, für Martinique 4,9% und für Curaçao 5,8%. MYERSON et al. errechneten für die Negerbevölkerung der USA eine Frequenz von etwa 2%. Als ganz seltene Fälle sind weiße Träger der Hb C-Anlage gefunden worden (PEROSA et al., GALBRAITH u. GREEN, DIGGS et al., HUISMAN et al. 1955, LEWIS et al., GÖKSEL u. TARTAROGLU, FESSAS 1962 a, ERLANDSON et al. 1956).

*Hb D* tritt in verschiedenen Varianten auf. Das Hb $D_{Punjab}$ mit Anomalie in der $\beta$-Polypeptidkette kommt im nordwestlichen Teil des indischen Subkontinentes bei etwa 2% der Punjabis vor (BIRD u.

LEHMANN). Die anderen Hb D-Varianten sind seltener oder nur sporadisch beobachtet worden, so in anderen Teilen Indiens, im nahen Orient, in Afrika, bei Negern und Weißen in den USA. MARTIN beschrieb aus Deutschland ein Hb $D\beta_{Frankfurt}$ (MARTIN, MARTIN u. WÖRNER, MARTIN et al.). LUCCI u. SOFFRITTI und SILVESTRONI haben auch in Italien ein Hb D angetroffen.

*Hb E* ist in Südostasien verbreitet. LEHMANN (1959 c) gibt für Burma und Thailand eine Häufigkeit von mehr als 10% und für Malaya und Teile von Indonesien eine solche von 1—10% an. LIE-INJO (1959) fand auf der Insel Madura in Indonesien eine Genfrequenz von mehr als 10%. Einzelfälle von Hb E-Trägern sind auch in Indien, Ceylon und im nahen Osten beobachtet worden. GOUTTAS et al. (1960) haben Hb E in Griechenland angetroffen, und neuerdings hat BETKE (1962 b) in Südeutschland eine Familie mit Hb E-Anlage gefunden.

Es sind in Mitteleuropa noch einige weitere anomale Hämoglobine nachgewiesen worden: In Deutschland wurden von BETKE (BETKE 1962 a, b, BETKE u. KLEIHAUER 1962, SAHAWI et al.) verschiedene Typen von Hb M und ein anomales Hb $A_2$ gefunden, in der Schweiz wurde von BETKE (HITZIG et al., HUISMAN et al. 1960 b) das Hb Zürich entdeckt, in Italien hat SILVESTRONI Hb H, K und ein Hb G (SILVESTRONI u. BIANCO 1958) beobachtet. Auch in Griechenland konnten FESSAS (1959 a, 1962 b) und MALAMOS et al. bei einer Anzahl von Fällen Hb H nachweisen.

Für das weitere Vorkommen seltener anomaler Hämoglobine sei auf die Zusammenstellung von LEHMANN (1959 c) und LEHMANN u. AGER verwiesen.

## 4. Die Krankheitsbilder der wichtigsten Hämoglobinopathien

Wegen des schweren Krankheitsbildes und der weltweiten Verbreitung stellt die Sichelzellanämie die wichtigste Hämoglobinopathie dar. Aber auch andere Hb-Anomalien können zu mehr oder weniger schweren Krankheitserscheinungen führen. Die ebenfalls zu den Hämoglobinopathien zu rechnende Thalassämie wird auf Seite 111 besprochen.

### a) Sichelzellanämie

Die eigentümliche Sichelbildung der Erythrocyten, die der Krankheit den Namen gegeben hat, wurde 1910 erstmals von HERRIK beobachtet. PAULING et al. entdeckten 1949 das ihr zugrunde liegende anomale Hb S. Es war der erste mittels Elektrophorese nachgewiesene anomale Blutfarbstoff und später auch der erste, dessen Anomalie von INGRAM aufgeklärt werden konnte. Die Sichelzellanämie oder Drepanocytose ist die klinische Manifestation der *homozygoten Hb S-Anlage*. Der Blutfarbstoff der Patienten besteht zu 80 bis gegen 100% aus Hb S, der Rest ist Hb F.

Hb $A_1$ fehlt vollständig. Im Vordergrund des schweren klinischen Bildes steht eine hyporegeneratorisch-hämolytische Anämie mit Hepatosplenomegalie. Nach Sauerstoffentzug nehmen die Erythrocyten die bekannte Sichelform an. Dieser Prozeß führt in vivo zu zahlreichen Thrombosen in den inneren Organen, deren Folgen Lungeninfarkte, Niereninfarkte und Störungen im zentralen Nervensystem darstellen sowie Ulcera cruris, Osteomyelitiden und andere Osteopathien (BLOCH et al., LAMY et al., WORMS et al.). Es besteht eine vermehrte Neigung zu Infekten, die ihrerseits wieder hämolytische Schübe auslösen können (WRIGHT u. GARDNER). Die Sichelzellanämie ist vorwiegend eine Krankheit der Kindheit. Die Patienten gehen in der Regel zugrunde, bevor sie ins Erwachsenenalter kommen.

Das Blutbild zeigt eine hochgradige Poikilocytose der Erythrocyten, es sind mehr oder weniger reichlich Normoblasten vorhanden, und oft liegt eine Leukocytose bis 20000 vor (DACIE). Schon im gewöhnlichen Blutausstrich sind oft einige Sichelzellen vorhanden, und nach Sauerstoffentzug werden alle Erythrocyten sichelförmig deformiert. Der Mechanismus der Sichelbildung ist nicht völlig geklärt. Der Prozeß ist reversibel; sobald Sauerstoff zutritt, nehmen die Sichelzellen wieder die normale runde Erythrocytenform an. Es sind mindestens drei Faktoren, die für die Sichelbildung von Bedeutung sind: Sauerstoffspannung, pH und Hb S-Konzentration in der Zelle (PRANKERD 1961). Je größer der Hb S-Gehalt der Erythrocyten ist, desto schneller entstehen Sichelzellen. JACKSON et al. haben auch klinisch nachgewiesen, daß Patienten mit mehr als 90% Hb S eine schlechtere Prognose haben als solche mit tieferen Hb S- und höheren Hb F-Werten. Da für die Sichelbildung nur die Konzentration des reduzierten Hb S eine Rolle spielt, konnten BEUTLER u. MIKUS auch durch Erzeugung von Met-Hb in vitro und in vivo die Sichelbildung verringern. Bei Anwesenheit von 20% Met-Hb wurde eine deutliche Verlängerung der Erythrocytenlebensdauer beobachtet. Da 20% Met-Hb für den Patienten harmlos sind, ließe sich diese Erfahrung therapeutisch verwerten, wenn es möglich wäre, medikamentös ohne toxische Nebenwirkungen dauernd einen derartigen Met-Hb-Spiegel aufrechtzuerhalten.

RODMAN et al. haben im Blut von Sichelzellanämiepatienten eine Verschiebung der Sauerstoffdissoziationskurve nach rechts gefunden. Dadurch kommt es zu einer weniger vollständigen $O_2$-Abgabe in der Peripherie des Kreislaufs, der Anteil des reduzierten Hb S ist etwas geringer, was einerseits die Sichelzellbildung eher hintanhält, anderseits aber die Sauerstoffversorgung bei der bestehenden Anämie noch weiter beeinträchtigt. Durch Mischung von Normalblut mit Blut eines Sichelzellanämiepatienten wird die Sichelbildung der Hb S-haltigen Erythrocyten nicht beeinflußt (ANDERSON u. CHAPLIN), wohl aber die Viscosität des

Blutes, da die absolute Zahl der Sichelzellen im Gemisch kleiner ist. Durch Bluttransfusionen wird also nicht nur die Anämie vorübergehend gebessert, sondern auch die Viscosität herabgesetzt.

Die *heterozygote Hb S-Anlage* führt in den meisten Fällen zu keinen klinischen Symptomen. Das gesamte Hb besteht zu 30—45% aus Hb S, der Rest ist vorwiegend Hb $A_1$. Unter besonderen Bedingungen mit weitgehendem Sauerstoffentzug kommt es aber auch hier in vivo und in vitro zur Sichelbildung der Erythrocyten. Besonders bei Flügen in großer Höhe sind Infarkte in Milz, Nieren, Lungen und cerebrale Thrombosen möglich.

Da bei der Sichelzellanomalie die homozygoten Individuen fast nie das geschlechtsreife Alter erreichen und sich nicht fortpflanzen, erleidet die Bevölkerung einen dauernden Genverlust und die Hb S-Anlage müßte seltener werden und schließlich verschwinden. Da dies nicht geschieht, müssen die Träger der Hb S-Anlage auf der anderen Seite irgendeinen Vorteil haben, der die Benachteiligung ausgleicht (LEHMANN 1959b). Die Gebiete mit häufigem Vorkommen der Sichelzellanomalie stimmen mit den Malariagebieten weitgehend überein. Heute darf als gesichert gelten, daß Hb S-haltige Erythrocyten widerstandsfähiger gegen Plasmodium falciparum sind. Bei den Trägern der Hb S-Anlage hat die verminderte Sterblichkeit an Malaria bisher den Verlust der homozygoten Individuen ausgeglichen, so daß die Genfrequenz im Verlaufe der Jahrhunderte erhalten blieb (JONXIS 1961a, LEHMANN 1959c, ALLISON 1954, RAPER, LEHMANN u. RAPER, THOMPSON).

### b) Hämoglobin C-Krankheit

Hb C wurde 1950 von ITANO u. NEEL entdeckt; HUNT u. INGRAM (1958) klärten die Globinanomalie auf. Die Hb C-Krankheit kommt durch *homozygote Hb C-Anlage* zustande und führt zu einer leichten bis mittelschweren hypochromen normo- bis mikrocytären Anämie und fast immer zu einer beträchtlichen Splenomegalie. Fakultative Symptome sind Abdominalschmerzen, Gelenkschmerzen, Kopfschmerzen und Ikterus (SMITH u. KREVANS). Im Blutbild sind immer reichlich Schießscheibenzellen zu finden. Der rote Blutfarbstoff liegt zu 96—98% als Hb C vor. Von DIGGS et al. wurden in den Erythrocyten Hb-Kristalle beobachtet, die in anderen Fällen allerdings nicht nachweisbar waren (GALBRAITH u. GREEN). Bei *heterozygoter Hb C-Anlage* sind 20—40% Hb C vorhanden. Auch hier enthält das Blutbild Schießscheibenzellen, jedoch fehlen klinische Symptome.

### c) Hämoglobin E- und Hämoglobin D-Krankheit

Der anomale Blutfarbstoff Hb E wurde erstmals von ITANO et al. und CHERNOFF et al. (1954) nachgewiesen. HUNT u. INGRAM (1959) haben die

Anomalie im Globin lokalisiert: Hb E ist eine $\beta$-Polypeptidketten-Anomalie; im Peptid Nr. 26 ist in Stellung 9 eine Glutaminsäure durch Lysin ersetzt. Die *homozygote Hb E-Anlage* führt meistens zu keiner Anämie oder nur zu einer sehr geringen Erniedrigung der Hb-Konzentration im Blut. Oft ist eine Hypochromie der Erythrocyten und eine leichte Vermehrung der Reticulocyten vorhanden, im Blutausstrich finden sich reichlich Schießscheibenzellen, die osmotische Resistenz der Erythrocyten ist erhöht, die Milz ist nur in einzelnen Fällen palpabel (LEHMANN et al. 1956, LIE-INJO u. OEY HOEY, SWARUP et al.). Die Hb-Differenzierung ergibt normale oder leicht erhöhte Mengen Hb F, der Rest ist Hb E. Die *homozygote Hb D-Anlage*, wie sie bei den Sikhs und Punjabis in Nordwestindien angetroffen wird, geht mit gleichartigen Erscheinungen einher (BIRD u. LEHMANN). Bei der Hb E- und Hb D-Anomalie ist auch für homozygote Individuen der Ausdruck „Krankheit" eigentlich nicht berechtigt.

### d) Doppelt heterozygote Anlage zweier anomaler Hämoglobine

Liegt bei einem Individuum gleichzeitig eine heterozygote Anlage für Hb S und Hb C vor, kommt es zur *Hb S/Hb C-Krankheit*. Da beide Anlagen zu einer Anomalie der $\beta$-Polypeptidkette führen, wird bei den doppelt heterozygoten Trägern keine normale $\beta$-Polypeptidkette gebildet, und damit ist kein Hb $A_1$ vorhanden. Es treten 50—60% Hb C und 40—50% Hb S auf. Das klinische Bild ist der Sichelzellanämie ähnlich, wenn auch weniger schwer. Der erste derartige Fall wurde von KAPLAN et al. (1951) beobachtet. Die Kombination kommt entsprechend der Verbreitung der beiden Anomalien vor allem bei der schwarzen Rasse vor. Ähnliche Kombinationen sind *Hb S/Hb D-* und *Hb S/Hb E-Krankheit.*

Wenn bei einem Individuum eine doppelt heterozygote Anlage eines $\alpha$- und eines $\beta$-anomalen Hb vorliegt, entsteht keine Potenzierung des Krankheitsbildes, da immer noch mehr als 50% normale $\alpha$- und $\beta$-Ketten gebildet werden, hingegen tritt ein neues anomales Hb auf, wie bereits auf Seite 18 ausgeführt wurde.

### e) Doppelt heterozygote Anlage eines anomalen Hämoglobin und der Thalassämie

Die Kombination eines Gen für Thalassämie und eines Gen für Hb S führt zur *Hb S-Thalassämie*. Es entsteht ein ziemlich schweres klinisches Bild, ähnlich der homozygoten Form der beiden Anomalien. Im Blut liegen 60—80% Hb S vor, der Rest ist Hb F und Hb $A_1$. Eine analoge Kombination stellt die *Hb E-Thalassämie* dar, geringere klinische Erscheinungen macht die *Hb C-Thalassämie*. Diese Kombinationsformen und das Hb H, welches nur bei der Thalassämie auftritt, sind auf Seite 117 besprochen.

### f) Hämoglobin M-Anomalie

Das erste Hb M wurde 1948 von HÖRLEIN u. WEBER gefunden. Die heute bekannten zahlreichen Varianten des Hb M führen zu einem ähnlichen klinischen Bild: Der anomale Blutfarbstoff weist eine stark erhöhte Neigung zur Spontanoxydation auf und liegt deshalb als Met-Hb vor, was zu einer eindrücklichen chronischen Cyanose der sonst gesunden Personen führt. Die Anlage für Hb M ist bisher nur im heterozygoten Zustand beobachtet worden. Die homozygote Anlage stellt wahrscheinlich einen Letalfaktor dar, da Met-Hb zur reversiblen $O_2$-Bindung und damit zum Sauerstofftransport unfähig ist. Die heterozygote Hb M-Anomalie erzeugt eine bestimmte Form der familiären Methämoglobinämie. Eine zweite Form ist in der Pathogenese grundsätzlich verschieden und gehört nicht zu den Hämoglobinopathien: Sie beruht nicht auf einem anomalen Hb, sondern auf einem Defekt in der Met-Hb-Rückbildungsfähigkeit der Erythrocyten (vgl. Seite 37).

### g) Hämoglobin Zürich-Krankheit

Hb Zürich wurde bei einem im Kinderspital Zürich hospitalisierten Patienten entdeckt. BETKE fand das anomale Hb, HITZIG und FRICK untersuchten das Krankheitsbild und HUISMAN und MULLER wiesen nach, daß die Anomalie in der $\beta$-Polypeptidkette liegt. MULLER konnte schließlich die Globinanomalie vollständig aufklären (HITZIG et al., HITZIG, FRICK et al. 1961, 1962, HUISMAN et al. 1960b, MULLER u. KINGMA, STAUFFER).

Die beobachteten heterozygoten Träger der Anomalie wiesen im Blut etwa 25% Hb Zürich auf und litten an einer paroxysmalen hämolytischen Anämie. Die hämolytischen Krisen traten regelmäßig nach Einnahme von Sulfonamiden auf. In den Erythrocyten waren große atypische Innenkörper vorhanden, die von den Heinzschen Innenkörpern und denen der Hb H-Thalassämie verschieden sind. BACHMANN (1962b) konnte nachweisen, daß die Innenkörper aus präcipitiertem Hb Zürich bestehen.

Die Hb Zürich-Krankheit stellt ein völlig neues Krankheitsbild unter den Hämoglobinanomalien dar. Es ist die einzige Hämoglobinopathie, die erst durch exogene Faktoren manifest wird, und bei der die Verabreichung von Medikamenten zu einer akuten Hämolyse führt. Die pathogenetischen Zusammenhänge zwischen exogener Noxe und intraerythrocytärer Präcipitation des Hb Zürich sind nicht abgeklärt. BACHMANN (1962a) fand eine erhöhte Neigung des Hb Zürich zur Spontanoxydation und sieht darin einen wichtigen Faktor für die Unstabilität dieses anomalen Hb.

## D. Sekundäre Veränderungen des Hämoglobinmoleküls

Sekundäre Veränderungen des Hb-Moleküls sind erworben und können sowohl bei normalen als auch bei anomalen Hämoglobinen auftreten. Schon die physiologische Aufnahme und Abgabe von Sauerstoff ist mit Strukturänderungen des Hb-Moleküls verbunden. Darüber hinaus sind reversible und irreversible pathologische Molekülveränderungen möglich, die unterschiedliche klinische Bedeutung besitzen.

### 1. Oxyhämoglobin

Es gibt zwei physiologische Zustandsformen des Hb-Moleküls: Ist der Blutfarbstoff mit Sauerstoff beladen, spricht man von Oxy-Hb, andernfalls von reduziertem Hb. Die Sauerstoffbeladung wird Oxygenation genannt und ist begrifflich streng von der Oxydation des Hb-Moleküls zu trennen. Bei der Oxydation des Moleküls kommt es zur Umwandlung der vier Eisenatome von der zweiwertigen in die dreiwertige Form; dabei geht die Fähigkeit zur reversiblen Sauerstoffbindung verloren.

Die Oxygenation führt zu physiko-chemischen Veränderungen des Hb. Am besten bekannt ist der Farbumschlag: Oxy-Hb ist hellrot, reduziertes Hb dunkel-purpurrot. Auch die Wasserlöslichkeit des Hb wird verändert; Oxy-Hb ist besser löslich als der reduzierte Farbstoff (Betke 1954, Perutz u. Mitchison). Beim Hb S ist dieser Unterschied besonders groß. Oxy-Hb S besitzt etwa die gleiche Löslichkeit wie Oxy-Hb $A_1$, reduziertes Hb S ist aber viel weniger gut löslich als alle anderen reduzierten Hämoglobine. Diese Eigenschaft wird nach dem Vorschlag von Itano zum Nachweis von Hb S ausgewertet. Weitere physiko-chemische Unterschiede zwischen Oxy-Hb und reduziertem Hb liegen nach der Zusammenstellung von Betke (1954) in den magnetischen Eigenschaften des Moleküls, in der Form der Kristallisation und in der Geschwindigkeit der Hb-Ausbreitung als monomolekularer Film. Auch in der elektrischen Wanderungsgeschwindigkeit sind geringe Unterschiede vorhanden. Oxy-Hb $A_1$ wandert bei $p_H$ 8,6 etwas rascher zur Anode als reduziertes Hb $A_1$.

Die einzelnen Hämoglobine weisen in ihrer Sauerstoffaffinität nur unwesentliche Differenzen auf. Die Sauerstoffdissoziationskurve von Hb F ist gegenüber derjenigen von Hb $A_1$ so unbedeutend nach rechts verschoben (Betke 1954, Allen et al.), daß dem Unterschied keine praktische Bedeutung zukommt. Das fetale Blut weist aber eine größere Sauerstoffaffinität auf als das Erwachsenenblut (Jonxis 1961b), da hier noch andere Faktoren interferieren.

### 2. CO-Hämoglobin

Anstelle von Sauerstoff kann Hb auch Kohlenmonoxyd binden; dabei entsteht das als CO-Hb oder Carboxy-Hb bezeichnete $Hb(CO)_4$.

CO-Hb stellt einen sehr stabilen Komplex dar; es zerfällt etwa 10000-mal langsamer als Oxy-Hb. Daher führt schon ein CO-Gehalt der Atemluft von 0,2 Vol.-% zur langsamen Umwandlung des gesamten Blutfarbstoffes in CO-Hb (PLÖTNER u. BETKE). CO-Hb weist eine charakteristische kirschrote Farbe auf. Sie ist aber nicht sehr leicht von der Farbe des Oxy-Hb zu unterscheiden; man denke nur an die „gesunde Farbe" von Patienten mit CO-Intoxikation.

Durch die Überführung des Hb in CO-Hb wird die Grundstruktur des Hb-Moleküls nicht verändert, das Eisen bleibt zweiwertig, und nach dem Zerfall des CO-Hb-Komplexes entsteht normales funktionstüchtiges Hb. CO-Hb ist nicht nur in bezug auf die Dissoziation ein stabiler Komplex, das Hb-Molekül neigt in dieser Verbindung auch weniger zur oxydativen Veränderung und wird weniger rasch denaturiert. Der stabile CO-Hb-Komplex wird deshalb im Laboratorium viel verwendet, sei es zur Bestimmung der Hb-Konzentration, zum Nachweis verschiedener Hb-Varianten oder zur Aufbewahrung von Hb über längere Zeit.

### 3. Methämoglobin

Met-Hb entsteht durch Oxydation der vier Eisenatome des Hb-Moleküls, die von der zwei- in die dreiwertige Form übergehen. Da Met-Hb Ferri- statt Ferroeisen enthält, wird es auch als Hämiglobin oder Ferri-Hb bezeichnet. Der Ausdruck Met-Hb ist wegen der besseren Unterscheidbarkeit vorzuziehen. In Anwesenheit von Sauerstoff erfolgt schon spontan eine langsame Oxydation des Hb-Moleküls; Oxydationsmittel verschiedener Art beschleunigen den Vorgang. Vor der Oxydation durch $H_2O_2$ ist das Hb in den Erythrocyten und im Hämolysat durch die Erythrocytenkatalase geschützt.

Allein durch die spontan vor sich gehende Oxydation würde im Blut der gesamte Farbstoff allmählich in Met-Hb umgewandelt, wenn nicht Fermentsysteme das entstehende Met-Hb laufend wieder in Hb zurückbilden würden. Diese Met-Hb-Rückbildung gewährleistet die Stabilität des roten Blutfarbstoffes und stellt eine wichtige Stoffwechselleistung der Erythrocyten dar. Beim Übergang von Hb zu Met-Hb werden zahlreiche physiko-chemische Eigenschaften des Moleküls verändert. Met-Hb unterscheidet sich in der Lichtabsorption und hat eine braune Farbe. Das Spektrum ist im Gegensatz zu demjenigen anderer Hb-Formen vom $p_H$ abhängig. Met-Hb kann weder mit $O_2$ noch mit CO eine reversible Bindung eingehen, hingegen reagiert es sehr rasch mit CN-Ionen. Dabei entsteht das CN-Met-Hb oder Cyanhämiglobin. Während Met-Hb eine unstabile Form des Blutfarbstoffes darstellt, ist CN-Met-Hb wieder eine der stabilsten Hb-Verbindungen. Es weist ein Absorptionsspektrum auf, das weitgehend $p_H$-unabhängig ist. Das leicht herstellbare CN-Met-Hb wird wegen seiner Beständigkeit oft für Laboratoriumszwecke verwendet, besonders für die Konzentrationsbestimmung und auch für die Differenzierung des Blutfarbstoffes. Eine CN-Met-Hb-Lösung ist bei $+4^0$C wochenlang haltbar. Bei der Herstellung von CN-Met-Hb wird der Farbstoff üblicherweise zuerst in einer 0,2‰igen Lösung von $K_3[Fe(CN)_6]$ in Met-Hb und dann durch 0,05—0,2‰ KCN in CN-Met-Hb übergeführt. Der erste Schritt geht langsam vor sich, und das Ende der Reaktion ist nach den Messungen von REMMER erst nach ½—1 Std erreicht. Das zugegebene KCN führt zu einer leicht alkalischen Reaktion der Lösung, die ihrerseits die Tendenz zur oxydativen Denaturierung des Hb noch weiter herabsetzt.

Gegenüber dem aus Hb $A_1$ gebildeten Met-Hb weist das anomale Hb M wesentliche Unterschiede auf. Es besitzt als Met-Hb ein besonderes Absorptionsspektrum. Einige Hb M-Varianten zeigen überdies eine verlangsamte Reaktion mit CN-Ionen (BETKE 1962a).

Die für die menschliche Pathologie wichtigen *Met-Hb-Bildner* lassen sich in zwei Gruppen unterteilen: 1. direkte in vivo und in vitro Met-Hb erzeugende Oxydationsmittel sind Nitrite (Nitrate können im Darm durch Bakterien zu Nitrit reduziert werden), Chlorate, Chinone, Methylenblau, Wasserstoffperoxyd (in Abwesenheit von Katalase). 2. Indirekte nur in vivo als Oxydationsmittel wirkende Stoffe sind: Aniline, Acetanilide, Acetophenetidin, Nitrobenzene, Nitrotoluene, Sulfonamide. Der Wirkungsmechanismus in vivo ist für die Substanzen der zweiten Gruppe nicht ganz geklärt. Einige wirken wohl über intermediäre Stoffwechselprodukte, die im Körper entstehen, und es ist möglich, daß auch eine teilweise Hemmung der Met-Hb-Rückbildungsmechanismen zustandekommt.

Besondere klinische Bedeutung kommt der Empfindlichkeit der Säuglinge gegen Met-Hb-Bildner zu. Anilinfarben (Stempel zur Kennzeichnung von Windeln) und nitrathaltige Brunnenwasser können zu schweren Methämoglobinämien führen (BETKE 1958a, BETKE u. KLEIHAUER 1957). Die besondere Empfindlichkeit beruht nach den Untersuchungen von BETKE et al. (1957) auf einer verminderten Met-Hb-Reduktionsfähigkeit der Neugeborenenerythrocyten. Diese kommt im wesentlichen durch die erhöhte Hb-Konzentration in der Zelle zustande. Zudem ist aber Hb F etwas leichter oxydierbar als Hb $A_1$ (BETKE et al. 1960a).

## 4. Sulfhämoglobin

Sulf-Hb ist ein schwefelhaltiges grünes Hb-Derivat, dessen Struktur noch nicht genau bekannt ist. Es ist nicht zur reversiblen Bindung von Sauerstoff befähigt und kann nicht in Hb zurückgebildet werden, stellt also eine irreversible Veränderung des Moleküls dar. Bei einer Sulfhämoglobinämie sind nur wenige Prozent des gesamten Blutfarbstoffes als Sulf-Hb vorhanden. Die Erythrocytenlebensdauer wird dadurch nicht verkürzt, so daß dem Patienten aus der Sulfhämoglobinämie direkt kein Schaden erwächst. Die wichtigsten Sulf-Hb-bildenden Stoffe sind Acetanilide, Acetophenetidin, Sulfonamide, Trinitrotoluene (PRANKERD 1961). Die pathophysiologischen Zusammenhänge zwischen diesen chemischen Stoffen und der Sulf-Hb-Bildung sind nicht bekannt. Insbesondere wissen wir nicht genau, welche Schwefelverbindung in vivo mit dem Hb reagiert. Es wird angenommen, daß $H_2S$ oder andere aus dem Darm resorbierte Fäulnisprodukte dabei eine Rolle spielen.

## 5. Hämoglobin $A_3$

In der Hb-Elektrophorese bei $p_H$ 8,6 geht jeder Hauptfraktion stets eine schneller wandernde, schlecht abgesetzte Nebenfraktion voraus. Man hat sie beim Hb $A_1$ als Hb $A_3$ und beim Hb F als Hb $F_2$ bezeichnet. Die Menge dieser schneller wandernden Hb-Komponente nimmt mit dem Alter der Hämolysate zu. Etwas Hb $A_3$ ist aber schon in den Erythrocyten vorhanden (JONXIS 1961b), wobei ältere Zellen mehr davon enthalten als jüngere (ROSA et al., MEYERING et al.).

Nach diesen Beobachtungen ist zu vermuten, daß Hb $A_3$ ein Alterungsprodukt des Hb darstellt. MULLER (1961) hat nun in sehr schönen Untersuchungen mit der Fingerabdruckmethode nachgewiesen, daß Hb $A_3$ aus den gleichen Peptiden besteht wie Hb $A_1$, daß es aber zusätzlich Glutathion enthält. Dabei können ein oder mehrere Glutathionmoleküle an das Hb-Molekül gebunden sein, so daß verschiedene Glutathion-Hb-Komplexe möglich sind. Das erklärt die unscharfe Trennung dieser Fraktion in der Elektrophorese. MEYERING et al. und MALCOLM et al. haben beobachtet, daß Hb $A_3$ eine erhöhte Bindungsfähigkeit für $Cr^{51}$ besitzt. Wahrscheinlich stellt die Hb $A_3$-Bildung den ersten Schritt zur Denaturierung des Hb-Moleküls dar (JONXIS 1961b). Alle Hämoglobine können eine derartige Verbindung mit Glutathion eingehen: Auch anomale Hämoglobine zeigen in der Elektrophorese eine schneller wandernde und schlecht abgesetzte Fraktion. MULLER (1961) hat gefunden, daß selbst Blutfarbstoffe verschiedener Tierarten einen Hb-Glutathion-Komplex bilden; es handelt sich also um eine generelle Eigenschaft der Hämoglobine.

Dem Hb-Glutathion-Komplex kommt keine diagnostische Bedeutung zu, hingegen wirkt sich die Verbindung bei der Hb-Differenzierung ungünstig aus, weil sie in der Elektrophorese die scharfe Begrenzung der Fraktionen stört. Frische Hämolysate ergeben deshalb immer eine bessere Trennung.

## 6. Denaturierung des Hämoglobin

Die Hb-Denaturierung kann entweder durch einen langsam spontan ablaufenden Vorgang oder durch die raschere Wirkung chemischer Agentien zustande kommen.

Über den Mechanismus der *spontanen Denaturierung* ist relativ wenig bekannt. JANDL et al. und ALLEN u. JANDL haben für die Denaturierung in Anwesenheit von oxydierenden Stoffen und Sauerstoff folgenden schrittweisen Prozeß nachgewiesen: Zuerst wird reduziertes Glutathion an Hb gebunden, wobei mit den Sulfhydrylgruppen des Globin gemischte Disulfide entstehen, dann erfolgt die Oxydation von Hb zu Met-Hb, schließlich kommt es zur Oxydation weiterer Sulfhydrylgruppen und anderer reaktiver Gruppen des Globin, und zuletzt werden braune und grüne Hb-Derivate gebildet. Glutathion hat dabei in der Bindung an Hb eine gewisse Schutzwirkung, indem es durch Blockierung der SH-Gruppen die weitere Oxydation verzögert. Es ist anzunehmen, daß die spontane Denaturierung des Hb bei Anwesenheit von Sauerstoff auf ähnliche Weise vor sich geht. Untersuchungen von BEUTLER u. BALUDA (1962b) weisen aber darauf hin, daß Met-Hb kein obligates Zwischenprodukt darstellt und daß es sich bei der Hb-Denaturierung wahrscheinlich um einen vielfältigen Vorgang handelt.

Die rasche *Denaturierung durch chemische Stoffe* hat eine praktische Bedeutung für Laboratoriumsuntersuchungen. Die Denaturierung durch Säure liegt der alten Hb-Bestimmungsmethode nach SAHLI zugrunde. Durch Zugabe von $^1/_{10}$ n HCl wird Hb in ein braunes Denaturierungsprodukt übergeführt, das sog. salzsaure Hämatin. Es handelt sich dabei um einen chemisch nicht genau erfaßbaren und mit unterschiedlicher Geschwindigkeit ablaufenden Vorgang. Bei anderen auf Denaturierungsprozessen basierenden Untersuchungsmethoden werden Resistenzunterschiede einzelner Hämoglobine diagnostisch ausgewertet. Die Denaturierung kann dabei durch Alkalien, Säuren oder konzentrierte Salzlösungen erfolgen. Die höhere Resistenz des Hb F gegen Alkali bildet die Grundlage der quantitativen Hb F-Bestimmung. Dabei kann der Denaturierungsvorgang nach JONXIS u. VISSER im Spektrophotometer direkt verfolgt werden oder das denaturierte Hb kann nach der Methode von SINGER et al. (1951) durch Aussalzen entfernt werden. Die mit den beiden Methoden erhaltenen Werte stimmen nicht ganz überein. BETKE (1954) hat gefunden, daß es nicht die gleichen Veränderungen am Hb-Molekül sind, die mit der spektrophotometrischen Messung erfaßt werden und die zur Ausfällung führen. CO-Hb wird durch NaOH langsamer denaturiert als Oxy-Hb und bildet ein spezielles Denaturierungsprodukt: Aus allen anderen Hb-Formen entsteht ein brauner Farbstoff, CO-Hb hingegen wird in ein rot gefärbtes Denaturierungsprodukt übergeführt (BETKE 1954).

Die Aufspaltung des Globin durch Salzsäure-Aceton und nachfolgende Trypsin- oder Säurehydrolyse (MULLER 1961), wie sie zur Peptidanalyse verwendet wird, stellt eine Denaturierung des Hb-Moleküls dar. Die Säuredenaturierung hat aber auch für die einfachere Laboratoriumsdiagnostik eine gewisse Bedeutung; die unterschiedliche Denaturierungsgeschwindigkeit kann zur Charakterisierung verschiedener Hämoglobine herangezogen werden. Das gleiche gilt für die Methode der Hitzedenaturierung (BETKE et al. 1960b). Hb F weist nach den Untersuchungen von BETKE (1954) im Gegensatz zu seiner erhöhten Alkalistabilität eine etwas verminderte Hitzeresistenz auf. CN-Met-Hb ist gegen Hitze etwas resistenter als Oxy-Hb.

## E. Störungen der Hämoglobinstabilität in vivo

Störungen des physiologischen Gleichgewichtes zwischen Oxydation und Reduktion des Hb-Moleküls und andere teilweise noch unbekannte Mechanismen führen zu einer verminderten Hb-Stabilität in den Erythrocyten. Wirkungen exogener Noxen auf normale Erythrocyten, Anomalien des Hb und Enzymopathien der roten Blutkörperchen können dabei eine Rolle spielen. Manchmal sind auch gleichzeitig mehrere Faktoren am Zustandekommen eines klinischen Krankheitsbildes beteiligt (Hb Zürich).

### 1. Einfluß exogener Faktoren

Oxydationsmittel beschleunigen die Bildung von Met-Hb, so daß sich dieses in den Erythrocyten anreichert. Wenn die Noxe nicht mehr einwirkt, wird das Met-Hb langsam wieder in funktionstüchtiges Hb umgewandelt.

Im Gegensatz zur reversiblen Met-Hb-Bildung handelt es sich bei der Entstehung von Innenkörpern um eine irreversible Veränderung des Hb-Moleküls. Die Wirkung von Innenkörperbildnern wie Acetylphenylhydrazin beruht nach den Untersuchungen von JANDL et al. und ALLEN u. JANDL auf einer oxydativen Denaturierung des Hb; die entstehenden Heinzschen Innenkörper stellen ausgefälltes denaturiertes Hb dar. Derselbe Mechanismus liegt nach den Untersuchungen von HARLEY u. MAUER (1960, 1961) auch der Innenkörperbildung durch natürliches und synthetisches Vitamin K zugrunde. Hingegen ist die Pathogenese der Innenkörperbildung durch Sulfonamide, Phenacetin und andere Stoffe noch ungeklärt. Wahrscheinlich sind intermediäre Stoffwechselprodukte als Noxe wirksam; denn es treten bei Inkubation von Erythrocyten mit diesen Substanzen in vitro keine Innenkörper auf.

Beim anomalen Hb Zürich führen exogene Faktoren in Form von Sulfonamiden in vivo zur irreversiblen Ausfällung des anomalen Blutfarbstoffes in den Erythrocyten. Wenn Hb Zürich-haltige Erythrocyten aber in vitro mit Sulfonamiden inkubiert werden, ist weder eine Innenkörperbildung noch eine Hämolyse zu beobachten. Das wirksame Agens muß also auch hier ein intermediäres Stoffwechselprodukt sein.

Die Entstehung von Innenkörpern nach Splenectomie ist bisher ebenfalls ungeklärt. Vielleicht werden gealterte Erythrocyten nach Wegfall der Milz nicht mehr genügend rasch aus der Zirkulation eliminiert, und es kommt zur spontanen oxydativen Denaturierung des Hb. Ein direkt zur Hb-Stabilität beitragender Milzfaktor ist bis heute nicht bekannt.

## 2. Primär verminderte Stabilität des Hämoglobinmoleküls

Eine primär verminderte Stabilität wohnt dem *Hb H* inne. Dieser anomale Blutfarbstoff besitzt eine zehnmal größere Affinität zu Sauerstoff (Benesch et al.), er zeigt eine erhebliche Hitzeempfindlichkeit und eine gesteigerte Spontanoxydation zu Met-Hb (Betke et al. 1960b). Hb H ist das labilste der bisher bekannten anomalen Hämoglobine. In Erythrocyten mit Hb H findet sich eine große Zahl von Innenkörpern. Sie lassen sich allerdings nur darstellen, wenn das Blut mit Nilblausulfat oder Brillantkresylblau etwa 1 Std bei 37°C inkubiert wird. Diese Innenkörper stellen mit größter Wahrscheinlichkeit denaturiertes Hb H dar.

Das *Hb Zürich* weist, wie bereits besprochen, schon spontan eine erhöhte Tendenz zur Oxydation zu Met-Hb auf, und Bachmann (1962b) hat die Innenkörper als präcipitiertes und damit denaturiertes Hb Zürich identifiziert.

In ganz besonderem Maße liegt bei allen Varianten von *Hb M* eine vermehrte Neigung zur Spontanoxydation vor. Es kommt dadurch zur Methämoglobinämie; die oxydativen Veränderungen des Hb-Moleküls gehen aber nicht über die Met-Hb-Bildung hinaus, so daß keine Denaturierung zustande kommt und das Hb nicht ausgefällt wird. Die Hb M-Anomalie führt deswegen wohl zu einer sehr eindrücklichen Cyanose, die Erythrocytenlebensdauer ist aber nicht verkürzt, und es ist kein hämolytisches Syndrom vorhanden.

Bei der Sichelzellbildung ist eine Veränderung des Aggregatzustandes von *Hb S* vorhanden, die keine Denaturierung darstellt, denn der Vorgang ist ja reversibel. Obwohl Hb S im reduzierten Zustand eine verminderte Löslichkeit aufweist, beruht die Sichelbildung nicht auf einer Auskristallisation von Hb S (Harris); es treten jedoch tiefgreifende Strukturänderungen des Moleküls auf. Bei der Hb-Konzentration, wie sie in der Zelle vorliegt, werden durch das reduzierte Hb S fibrillenartige Fäden gebildet, die für die Sichelbildung von Bedeutung sind. Dabei sind die Sichelzellen homozygoter und heterozygoter Träger der Hb S-Anlage etwas verschieden: Bei Patienten mit Sichelzellanämie bilden die Erythrocyten viel länger ausgezogene Fäden als bei heterozygoten Individuen. Ohne Anwesenheit von Hb S wurde ein positives Sichelphänomen in einem einzigen Fall von Atwater et al. (1960a) bei Erythrocyten einer Thalassämie-Hb I-Krankheit gesehen, allerdings etwas schwächer ausgeprägt. Der Fall wies 70% Hb I und kein Hb S auf. Lie-Injo (1961) hat bei einem Fall von Hydrops fetalis mit Hb Bart's eine sichelförmige Deformierung der Erythrocyten beobachtet, die aber vom Sauerstoffentzug unabhängig war. Eine besondere Erscheinung stellt auch die Sichelbildung der Erythrocyten beim Hirsch dar. Selbstverständlich ist das Hb des Hirsches vom Hb S verschieden (De Traverse et al., Brumpt et al.). Undritz et al. konnten nachweisen, daß die verschiedenen Formen des Hirsch-Hb keine verminderte Löslichkeit aufweisen und daß die Sichelbildung hier vom $p_H$ abhängt. Bei Erhöhung des $p_H$ von 7,0 auf 7,4 nehmen praktisch alle Erythrocyten gewisser Hirscharten Sichelform an. Diese $p_H$-Abhängigkeit wurde auch von Taylor et al. beobachtet.

## 3. Einfluß von Stoffwechselstörungen

Es gibt Enzymopathien, welche die Stabilität des normalen Hb beeinträchtigen. Zum besseren Verständnis der Pathogenese werden im nächsten Abschnitt die wichtigsten physiologischen Mechanismen kurz besprochen, welche die Hb-Stabilität in den Erythrocyten gewährleisten.

### a) Beziehungen zwischen Energiestoffwechsel und Hämoglobin

Die Hb-Stabilität hängt vom Glucoseabbau der roten Blutkörperchen ab, insbesondere ist der *Mechanismus der Met-Hb-Rückbildung* eng damit verbunden. Obwohl die Erythrocyten Träger von Sauerstoff sind, geht der Glucoseabbau fast vollständig anaerob vor sich; dieser Abbaumechanismus wird als Glucolyse bezeichnet. Der Vorgang führt über 12 Zwischenprodukte; die wichtigsten Schritte sind in Abb. 5 wiedergegeben. In einer ersten Phase werden aus der Glucose verschiedene Hexosephosphatester gebildet. Dann wird das Molekül in der Mitte gespalten, und es folgt eine zweite Phase mit verschiedenen Triosephosphaten, aus denen schließlich Milchsäure entsteht.

Die Phosphorylierung der Hexose ist ein Vorgang, der Energie verbraucht. Das Phosphatmolekül wird durch die sogenannten energiereichen Phosphate auf den Zucker übertragen, Adenosintriphosphat (ATP) wird dabei zu Adenosindiphosphat (ADP). Die erneute Umwandlung von ADP in ATP geschieht im Laufe der Glucolyse auf der Stufe der Triosephosphate (Prankerd 1961). Im anaeroben Abbauweg der Glucolyse gibt es einen aeroben Nebenschluß, der Hexosephosphate und Triosephosphate verbindet, den Hexosemonophosphat-Shunt. Er wird auch als Pentosephosphatcyclus bezeichnet, da dabei Hexosephosphat zu Pentosephosphat decarboxyliert wird. In diesem in Abb. 5 nur schematisch eingezeichneten Cyclus werden aus drei Molekülen Glucose-6-phosphat schließlich $3\,CO_2 + 1$ Glyceraldehad-3-phosphat gebildet, und zwei Moleküle Glucose-6-phosphat werden wieder aufgebaut und erneut in den gleichen Vorgang eingeschleust. Der erste Schritt im Hexosemonophosphatshunt ist die Umwandlung von Glucose-6-phosphat in

6-Phosphogluconat unter der Wirkung des Fermentes Glucose-6-phosphatdehydrogenase (G-6-PD). Normalerweise erfolgen nur 5—8% des Glucoseabbaues über diesen Nebenschluß, der Rest geht über den anaeroben Weg (PRANKERD 1961). Es ist nicht sicher bekannt, warum der Hexosemonophosphatshunt so wenig stoffwechselwirksam ist (CHAPMAN et al. 1962).

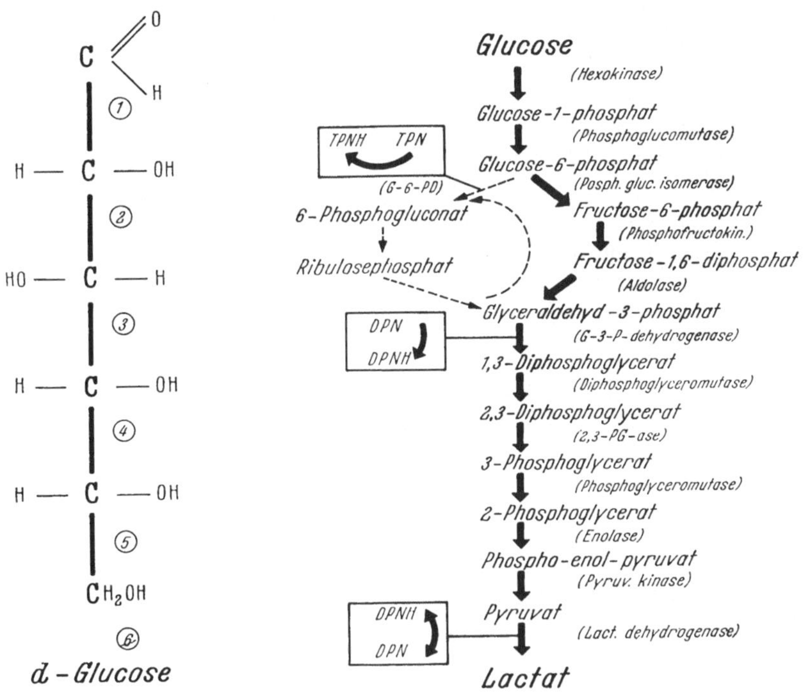


Abb. 5. Glucosemolekül und Schema der Glucolyse mit Angabe der wichtigsten Zwischenprodukte und Enzyme (modifiziert nach PRANKERD 1961). Der Hexosemonophosphatshunt ist sehr unvollständig eingezeichnet

Die physiologische Met-Hb-Rückbildung besteht aus zwei verschiedenen Mechanismen, die an Cofaktoren von Fermenten gebunden sind. Ein Rückbildungsmechanismus hängt von Triphosphopyridinnucleotid (TPN) ab. Beim ersten Schritt des aeroben Hexosemonophosphatshunts entsteht aus TPN das TPNH (vgl. Abb. 5). Der zweite Rückbildungsmechanismus ist an den Cofaktor Diphosphopyridinnucleotid (DPN) gebunden. Bei Abbau der Triosen entsteht aus DPN das DPNH. Die beiden wichtigsten DPNH-Bildner sind die Lactatdehydrogenase und die Triosephosphatdehydrogenase. Die neue, kürzlich vereinbarte Bezeichnung (Commission on Enzymes, DILLMANN) für DPN lautet NAD (Nikotinamidadenindinucleotid) und für TPN entsprechend NAT (Nikotinamidadenintrinucleotid). Um Verwirrungen vorzubeugen, verwenden wir hier noch die bisher geläufigen Namen.

Die Pyridinnucleotide bestehen aus Adenin, zwei Molekülen Ribose und Nicotinsäureamid und sind Coenzyme oder Cofaktoren von Fermenten. Ihre Funktion besteht darin, H˙-Ionen auf einen Acceptor zu übertragen. DPN wurde auch als Coenzym I und TPN als Coenzym II bezeichnet. Die Wasserstoffionenübertragung geschieht unter Oxydation des DPNH in DPN bzw. TPNH in TPN. Beide Coenzyme können nachher wieder zu DPNH bzw. TPNH reduziert werden. Die Pyridinnucleotide besorgen diesen H˙-Ionen-Transport im Intermediärstoffwechsel an verschiedenen Stellen. Da sie in Wirklichkeit wiederum Substrate für Enzyme und damit Bestandteile eines multikatalytischen Systems darstellen, sollten sie nach RICHTERICH korrekterweise nicht Coenzyme, sondern Cofaktoren genannt werden.

Bei beiden Cofaktoren wird im reduzierten Zustand ein Wasserstoffatom an den Pyridinring des Nicotinsäureamid angelagert und eines ist in ionisierter Form vorhanden (LEUTHARDT). Dic Pyridinnucleotide reduzieren Met-Hb zu Hb nach der Formel

$$\text{a) } TPNH + H^{\cdot} + MHb \rightarrow TPN^{\cdot} + Hb$$
$$\text{b) } DPNH + H^{\cdot} + MHb \rightarrow DPN^{\cdot} + Hb.$$

Wenn in vitro TPNH oder DPNH allein mit Met-Hb inkubiert wird, führt TPNH überhaupt nicht zur Met-Hb-Reduktion (JAFFE, TOWNES u. MORRISON) und DPNH nur zu einer sehr langsamen Reaktion (PRANKERD 1961). Die Met-Hb-Reduktion wird in den Erythrocyten durch weitere Fermente katalysiert, durch eine TPNH-Oxydase und eine DPNH-Oxydase. Diese beiden Fermente werden auch als Met-Hb-Reductasen bezeichnet.

Die *TPNH-oxydierende Met-Hb-Reductase* wurde von HUENNEKENS et al. (1957 a, b) beschrieben. Die Autoren haben gefunden, daß TPNH durch eine spezielle TPNH-Oxydase unter Mitwirkung eines zusätzlichen Elektronenüberträgers oxydiert wird. Sie konnten nachweisen, daß es sich bei dieser TPNH-Oxydase und bei der TPNH-abhängigen Met-Hb-Reductase mit größter Wahrscheinlichkeit um ein und dasselbe Ferment handelt. Es gelang, das aus menschlichen Erythrocyten gewonnene Enzym etwa 180fach anzureichern und als Hämprotein zu identifizieren. Das Met-Hb reduzierende Ferment ist also selbst auch ein Hämprotein. Sein Molekulargewicht wurde mit 185000 bestimmt. Das Enzym besitzt wahrscheinlich zwei prosthetische Gruppen. Eine Gruppe ist ein nicht genau bekannter Elektronenüberträger; sie geht bei der Enzymdarstellung verloren oder wird inaktiviert und muß in vitro durch einen anderen Elektronenüberträger ersetzt werden. Die zweite Gruppe ist ein Eisen-Porphyrin-Komplex. Der Verlust einer natürlichen prosthetischen

Gruppe macht es notwendig, bei den Untersuchungen in vitro immer einen Elektronenüberträger wie Methylenblau zuzugeben. Das Elektron wird von TPNH auf einen ersten Elektronenüberträger, z. B. zugesetztes Methylenblau, übergeführt, dann auf das Häm des Fermentes und schließlich auf den endgültigen Elektronenempfänger.

Die *DPNH-oxydierende Met-Hb-Reductase* wurde von SCOTT und SCOTT u. GRIFFITH eingehend untersucht. Das Enzym wurde als Diaphorase bezeichnet und ist sicher mit der TPNH-Oxydase nicht identisch. Wahrscheinlich handelt es sich um ein Flavoprotein. Es konnte 100fach angereichert werden und war bei Reaktion mit DPNH zehnmal aktiver als bei Reaktion mit TPNH. Es hat somit eine andere Pyridinnucleotidspezifität und seine Wirkung ist in vitro nicht an Zugabe von Methylenblau gebunden.

Während TPNH und DPNH nur in Anwesenheit dieser Fermente zur Met-Hb-Reduktion führen, sind in den Erythrocyten noch zwei Substanzen vorhanden, die direkt imstande sind, Met-Hb zu reduzieren. Es handelt sich dabei um Ascorbinsäure und Glutathion.

*Reduziertes Glutathion* (GSH) ist ein wichtiger Bestandteil aller Erythrocyten. Es ist ein Tripeptid, das aus Glutaminsäure, Cystein und Glykokoll besteht. Durch Oxydation der freien Sulfhydrylgruppe kommt eine Disulfidform zustande analog der Bildung von Cystin aus Cystein. Es verbinden sich zwei Glutathionmoleküle zum oxydierten Glutathion: 2 GSH $\rightleftarrows$ GSSG. Glutathion ist ein Aktivator verschiedener fermentativer Vorgänge. Das reduzierte Glutathion kann Met-Hb reduzieren und wird dabei selbst oxydiert; für diese Reaktion ist wahrscheinlich kein besonderes Ferment notwendig. Bei Anwesenheit von genügend Sauerstoff wird Glutathion spontan oxydiert (DESFORGES).

Das oxydierte Glutathion (GSSG) kann durch eine Glutathionreductase unter Anwesenheit von DPNH oder TPNH wieder zu GSH reduziert werden. In den Erythrocyten ist es vor allem TPNH, das zur Glutathion-Reduktion beiträgt nach der Formel

$$\text{TPNH} + \text{GSSG} + \text{H}^{\cdot} \rightarrow \text{TPN} + 2\ \text{GSH}.$$

Die an TPNH gebundene Glutathion-Reduktion ist damit indirekt von der G-6-PD und von der Stoffwechselaktivität des Hexosemonophosphatshunts abhängig.

*Ascorbinsäure* (AS) kann Met-Hb direkt reduzieren und wird dabei in Dehydroascorbinsäure oxydiert (DHAS). Für die direkte Met-Hb-Reduktion durch Glutathion und Ascorbinsäure ergibt sich damit folgendes Schema:

$$\begin{aligned} &\text{a) } 2\ \text{GSH} + \text{MHb} \rightarrow \text{GSSG} + \text{Hb} \\ &\text{b) AS} \quad\ \ + \text{MHb} \rightarrow \text{DHAS} + \text{Hb}. \end{aligned}$$

Ein Ferment mit möglichen Beziehungen zum Met-Hb ist die *Katalase*, die ebenfalls ein Hämprotein darstellt. Die Erythrocyten sind reich an

Katalase, deren physiologische Funktion allerdings nicht geklärt ist. $H_2O_2$ ist ein starker Met-Hb-Bildner, und man nimmt daher an, daß das Enzym das Hb vor Oxydation durch $H_2O_2$ schützt. Hb hat zwar selbst eine Peroxydasewirkung, es kann den Elektronentransport auf $H_2O_2$ katalysieren, führt aber im Gegensatz zur Katalase nicht zur direkten Spaltung von $H_2O_2$. Von COHEN u. HOCHSTEIN wurde neuerdings angenommen, daß auch reduziertes Glutathion in Anwesenheit einer Glutathionperoxydase spontan gebildetes $H_2O_2$ im Erythrocyten spalten und auf diese Weise eine Met-Hb-Bildung durch $H_2O_2$ verhindern kann.

Die mit der Hb-Stabilität zusammenhängenden etwas komplizierten Stoffwechselvorgänge können folgendermaßen zusammengefaßt werden: Der erste Schritt des Hexosemonophosphatshunts, die Umwandlung von Glucose-6-phosphat in 6-Phosphogluconat unter der Wirkung der G-6-PD, führt zur Reduktion des TPN in TPNH. TPNH bewirkt einerseits eine Reduktion von Met-Hb in Hb, katalysiert durch die spezielle Met-Hb-Reductase, und anderseits eine Reduktion von GSSG in 2 GSH, katalysiert durch die Glutathionreductase. Reduziertes Glutathion wiederum kann Met-Hb direkt reduzieren, ohne daß dazu ein Ferment erforderlich ist, und es kann nach dem Schema von COHEN u. HOCHSTEIN $H_2O_2$ spalten, katalysiert durch eine GSH-Peroxydase. Neben diesen vom Hexosemonophosphatshunt abhängigen Schutzmechanismen für das Hb gibt es die DPNH-abhängige Met-Hb-Reduktion, die direkt an die Glucolyse, d. h. an den Hauptabbauweg des Glucosestoffwechsels angeschlossen ist, sowie die direkte Met-Hb-Reduktion durch Ascorbinsäure und die vom Glucosestoffwechsel unabhängige Schutzwirkung der Erythrocytenkatalase.

Der weitaus größte Teil der Met-Hb-Reduktion geschieht durch den DPNH-abhängigen Mechanismus; denn der Glucoseabbau über den Hexosemonophosphatshunt ist sehr gering. Die Stoffwechselaktivität des aeroben Nebenschlusses wird aber durch Anwesenheit von Methylenblau bis auf das 60fache gesteigert (BRIN u. YONEMOTO); dadurch wird auch die TPNH-abhängige Met-Hb-Reduktion entsprechend beschleunigt. Dieser Wirkungsmechanismus erklärt, warum mit einer Methylenblauinjektion eine Methämoglobinämie beseitigt werden kann. Der interessante Farbstoff Methylenblau ist einerseits ein Met-Hb-Bildner, wenn er in vitro einer Hb-Lösung zugefügt wird, und er beschleunigt die Met-Hb-Rückbildung, wenn er zusammen mit Glucose vitalen Erythrocyten zugegeben wird. Eine ähnliche Beschleunigung der Met-Hb-Reduktion kann auch durch Nilblau oder Thionin (KIESE) erzeugt werden. Die Wirkungsweise der Farbstoffe auf den Hexosemonophosphatshunt ist noch nicht vollständig geklärt.

Es sind vier verschiedene Enzymmangelzustände bekannt, welche zum Ausfall bestimmter Schutzmechanismen für das Hb führen. Diese

Zustände sind von zweifacher Bedeutung: sie geben einerseits wichtige Aufschlüsse über die physiologische Bedeutung der betreffenden Fermente und anderseits führen drei Ausfälle zu charakteristischen Krankheitsbildern. Die vier Enzymmangelzustände betreffen die DPNH-abhängige Diaphorase, die Glucose-6-phosphatdehydrogenase, die Katalase und die Glutathionreductase.

### b) Diaphorasemangel

Seit der Arbeit von GIBSON ist bekannt, daß es eine familiäre Methämoglobinämie mit gestörter Met-Hb-Rückbildung gibt. Von SCOTT u. GRIFFITH konnte nachgewiesen werden, daß dieser Form familiärer Methämoglobinämie ein Diaphorasemangel zugrunde liegt. Die von SCOTT durchgeführte Familienuntersuchung ergab eine Konsanguinität der Eltern und bestätigte die frühere Annahme, daß es sich um eine hereditäre Anomalie mit recessivem Erbgang handelt. Diese auf einem Fermentmangel beruhende Form familiärer Methämoglobinämie ist von der Hb M-Anomalie zu unterscheiden: Beim Fermentmangel liegt die Störung in der Met-Hb-Rückbildung; das Hb ist normal. Beim Hb M ist ein anomales Hb mit stark erhöhter Oxydierbarkeit vorhanden; der Rückbildungsmechanismus ist normal. Im ersten Fall kommt es wegen verminderter Met-Hb-Rückbildung zur langsamen Akkumulation von Met-Hb, und im zweiten Fall kann der normale Met-Hb-Rückbildungsmechanismus das rasch und in großer Menge anfallende Met-Hb nicht bewältigen. Die Erythrocyten mit Diaphorasemangel haben einen normalen Gehalt an DPNH und eine normale Aktivität der Katalase.

Bei familiärer Methämoglobinämie weist das Blut der Patienten einen Gehalt von 20—40% Met-Hb auf. Die Träger der Anomalie sind cyanotisch, sonst aber gesund und leistungsfähig. Das klinische Bild der Methämoglobinämie mit Diaphorasemangel und Hb M ist für den Einzelfall identisch. Das familiäre Vorkommen ist aber verschieden: beim Hb M handelt es sich um eine dominant und beim Diaphorasemangel um eine recessiv vererbte Anomalie. Die beiden Formen lassen sich durch Laboratoriumsuntersuchungen leicht voneinander unterscheiden (vgl. Seite 63).

Beim Diaphorasemangel ist der TPNH-abhängige Met-Hb-Rückbildungsmechanismus intakt. Obwohl die Anwesenheit von Met-Hb den Hexosemonophosphatshunt etwas aktiviert, bleibt seine Stoffwechselaktivität zu gering, um den Ausfall der DPNH-abhängigen Met-Hb-Reduktion zu kompensieren. Wenn die Aktivität des Hexosemonophosphatshunt aber durch Methylenblau gesteigert wird, kommt es in vitro und in vivo zur raschen Met-Hb-Rückbildung. Beim Träger der Anomalie verschwindet die Cyanose nach intravenöser Injektion von 50 mg Methylenblau so lange, bis sich wieder spontan gebildetes Met-Hb angesammelt hat. Die Zuwachsrate an Met-Hb beträgt pro Tag etwa 2—3% des gesamten roten Blutfarbstoffes (PRANKERD 1961). Anstelle von Methylenblau können auch 500—1000 mg Ascorbinsäure injiziert werden; die Wirkung ist aber etwas geringer. Der Diaphorasemangel ist zwar eine seltene Anomalie, kommt aber bei uns doch vor. BETKE et al. (1962) haben innerhalb von 5 Jahren bei der Untersuchung eingesandter Blutproben aus Deutschland, Österreich und der Schweiz sechs Familien mit Diaphorasemangel gefunden.

### c) Glucose-6-phosphatdehydrogenase-Mangel

Die in Amerika als Primaquineüberempfindlichkeit und in Italien als Favismus seit langem bekannten Krankheitsbilder sind beide Ausdruck eines Mangels an G-6-PD. DERN et al. haben schon 1954 gefunden, daß der Primaquineüberempfindlichkeit eine Erythrocytenanomalie zugrundeliegt. Der Fermentmangel wurde bei der Primaquineüberempfindlichkeit 1956 von CARSON et al. und beim Favismus 1958 gleichzeitig von SZEINBERG et al. und von SANSONE u. SEGNI nachgewiesen. Schon 1957 war derselbe Fermentdefekt von WALLER et al. bei einem Iranier beobachtet worden. In den letzten Jahren wurde eine große Zahl von Fällen mit G-6-PD-Mangel veröffentlicht (vgl. MOTULSKY et al., LARIZZA, TARLOV et al., KELLERMEYER et al.).

Bei den Trägern der Anomalie tritt nach Genuß von sog. Saubohnen (Vicia fava) sowie nach Aufnahme verschiedener Medikamente eine akute Hämolyse auf, manchmal sogar eine Hämoglobinurie (GILLES u. IKEME). Als auslösende Faktoren kommen nach TARLOV et al. mehr als 40 Substanzen in Betracht, darunter verschiedene Antimalariamittel, Antipyretica, Analgetica, Sulfonamide, Vitamin K-Analoge, Favabohnen und andere pflanzliche Stoffe. Die Anomalie wird bei einem großen Teil der Bevölkerung in der südlichen Hälfte von Sardinien und sporadisch in Sizilien, auf dem italienischen Festland und in Griechenland angetroffen. In Mittel- und Nordeuropa ist sie bisher bei der einheimischen Bevölkerung nicht nachgewiesen, hingegen sind drei Fälle in England gefunden worden (BRODRIBB u. WORSSAM). Sehr verbreitet ist der Fermentdefekt bei der schwarzen Rasse. In den USA weisen nach den Angaben von KELLERMEYER et al. 10—20% der Neger einen G-6-PD-Mangel auf. Weiterhin wird die Anomalie bei Israeliten und anderen Völkern des nahen Ostens sowie bei Chinesen beobachtet. Es sollen etwa 100 Millionen Menschen an diesem Fermentdefekt leiden (WALLER).

Die Anomalie wird geschlechtsgebunden unvollständig dominant vererbt. Sie ist an das X-Chromosom gebunden und deshalb bei Frauen nur bei homozygoter Anlage ganz ausgeprägt. Bei den Männern kommt sie schon bei hemizygoter Anlage voll zum Ausdruck, da dort dem für die Anomalie verantwortlichen X-Chromosom kein normales entgegensteht. Auch bei voller Ausprägung der Anomalie fehlt das Ferment nicht total, es sind noch 1—20% der normalen Aktivität vorhanden. Bei weiblichen heterozygoten Individuen ist die G-6-PD-Aktivität nur mäßig vermindert.

Die Hämolysebereitschaft ist bei weißen und schwarzen Trägern der Anomalie etwas verschieden, und die Empfindlichkeit richtet sich nicht immer gegen dieselben Substanzen (KELLERMEYER et al.). Bei Italienern und Israeliten wurde der Fermentmangel in mehreren Organen nachgewiesen, bei den Negern ist er auf die Erythrocyten beschränkt (MARKS u. GROSS). RAMOT et al. konnten bei Erythrocyten mit G-6-PD-Mangel durch Zugabe normaler Erythrocytenstromata eine Aktivierung des Fermentes erreichen. Sie schließen daraus, daß wahrscheinlich nicht das Ferment selbst, sondern eine notwendige Aktivatorsubstanz fehlt. Die Beobachtung ist bisher von anderen Autoren nicht bestätigt worden (KIRKMAN u. CROWELL), verdient aber sicher besondere Beachtung. Die Pathogenese des nicht ganz einheitlichen Krankheitsbildes ist in mancher Hinsicht noch nicht geklärt. BRUNETTI u. PUXEDDU haben in den Erythrocyten einen verminderten Gehalt an Sialsäure gefunden und darauf hingewiesen, daß also auch Stromabestandteile der Zellen verändert sind.

Die akut auftretende hämolytische Anämie kommt in jedem Lebensalter vor. In letzter Zeit ist mehrfach auf den G-6-PD-Mangel als Ursache hämolytischer Anämien bei Neugeborenen aufmerksam gemacht worden (WEATHERALL, DOXIADIS et al., FESSAS et al. 1962 c).

Die in den Erythrocyten vorhandene G-6-PD-Aktivität von 1—20% ist ungleichmäßig auf die Zellen verteilt. Jüngere Erythrocyten weisen eine höhere Fermentaktivität auf, in älteren Zellen fehlt sie vollkommen. Von der akuten Hämolyse werden deshalb nur die älteren Erythrocyten betroffen, die jüngeren überleben. Damit hört die Hämolyse von selbst auf, wenn alle alten Zellen eliminiert sind. Danach ist der Patient für einige Wochen gegenüber der auslösenden Substanz refraktär. Erst wenn wieder genügend gealterte rote Blutkörperchen vorhanden sind, tritt nach Einnahme von Favabohnen oder der erwähnten Medikamente ein neuer hämolytischer Schub auf.

Bei G-6-PD-Mangel ist der Hexosemonophosphatshunt für den Glucoseabbau weitgehend blockiert. Trotzdem sind die Träger der Anomalie im hämolysefreien Intervall klinisch gesund. BREWER et al. (1961) konnten allerdings nachweisen, daß die Erythrocytenlebensdauer verkürzt ist, auch wenn keine hämolyseauslösenden Stoffe verabreicht werden. Der Ausfall des Hexosemonophosphatshunts hat zur Folge, daß wenig TPNH gebildet wird, der Mangel an TPNH bewirkt seinerseits, daß wenig reduziertes Glutathion vorhanden ist und daß die TPNH-abhängige Met-Hb-Reduktion blockiert ist. Alle diese Ausfälle werden im Intervall klinisch symptomlos ertragen; es ist keine Methämoglobinämie vorhanden, da der DPNH-abhängige Met-Hb-Rückbildungsmechanismus vollauf genügt. Der Ausfall der oben erwähnten Reaktionen kann aber zur Erkennung eines G-6-PD-Mangels herangezogen werden. Die direkte Messung der Umwandlung von Glucose-6-phosphat in 6-Phosphogluconat ist schwierig und eignet sich nicht für die Diagnostik. Es ist einfacher, das entstehende TPNH zu bestimmen; dies kann durch direkte spektrophotometrische Messung seiner Extinktion bei 340 m$\mu$ geschehen, oder TPNH kann in einem multikatalytischen System wiederum als Substrat für eine neue Reaktion verwendet werden. Es ist möglich, das reduzierte Glutathion zu bestimmen (BEUTLER, STEVENSON et al.), die Met-Hb-Rückbildung in ihrer Abhängigkeit von Methylenblau zu untersuchen (BREWER et al. 1960) oder die reduzierende Wirkung von TPNH auf einen Farbstoff nachzuweisen (MOTULSKY et al., TÖNZ u. BETKE, KRAUS et al. 1962, BERNSTEIN). Schließlich kann auch die Inkubation der Erythrocyten mit Acetylphenylhydrazin Hinweise auf einen Fermentmangel geben (BEUTLER et al.). Bei Erythrocyten mit G-6-PD-Mangel kommt es dabei rascher zur Innenkörperbildung als bei normalen Erythrocyten. Dieser Innenkörpertest ist zwar brauchbar (GOWER u. FROMMER), aber nicht ganz spezifisch und nicht voll zuverlässig (TARLOV et al.). Zweckmäßiger, einfacher und doch zuverlässig sind die Farbstoffmethoden (TÖNZ u. BETKE, FESSAS et al. 1962 b) und die Prüfung der Met-Hb-Rückbildung (vgl. Seite 71).

Der nach Zufuhr der exogenen Substanzen in Gang kommende Mechanismus, welcher schließlich zur Hämolyse führt, ist nicht sicher bekannt. In vitro werden die Erythrocyten nicht verändert; wahrscheinlich entstehen im Organismus intermediäre Stoffwechselprodukte, welche die Hämolyse auslösen. Dem verminderten TPNH-Gehalt der Erythrocyten kommt wohl eine ausschlaggebende Bedeutung zu. COHEN u. HOCHSTEIN nehmen folgenden Reaktionsmechanismus an: vermindertes TPNH → vermindertes reduziertes Glutathion → verminderte Aktivität der GSH-Peroxydase → Oxydation des Hb-Moleküls durch intracellulär entstehendes $H_2O_2$. Die Wirkung der exogen zugeführten Stoffe oder der daraus entstehenden Stoffwechselprodukte würde dann darin bestehen, daß sie zu einem größeren Anfall von Wasserstoffperoxyden führen.

Schon seit einigen Jahren ist beschrieben, daß die Personen mit G-6-PD-Mangel weniger anfällig für die Malaria sind (ALLISON u. CLYDE). Nach MOTULSKY et al. ist der verminderte Glutathiongehalt der Erythrocyten dafür verantwortlich, da die Malariaplasmodien Glutathion für ihr Wachstum brauchen. Kürzlich haben SINISCALCO et al. für Sardinien und CHOREMIS et al. (1962) für Griechenland nachgewiesen, daß die Gebiete mit Malaria und mit G-6-PD-Mangel übereinstimmen, daß also beim G-6-PD-Mangel eine ähnliche Abhängigkeit von der Malaria besteht wie bei der Sichelzellanämie. Anderseits fanden aber

KRUATRACHUE et al. in Thailand keine sichere Relation zwischen Malaria und G-6-PD-Mangel.

### d) Katalasemangel

Es sind in der Welt einige wenige Personen mit angeborenem Katalasemangel bekannt geworden. Die ersten Fälle wurden in Japan gefunden (HAMILTON et al. 1961, NISHIMURA et al., TAKAHARA et al.), dann haben AEBI et al. (1961) zwei Sippen in der Schweiz entdeckt. Die Träger der Anomalie waren gesund und wiesen keine Anämie und keine Methämoglobinämie auf (AEBI et al. 1963). Es war auch keine Empfindlichkeit auf exogen zugeführte Substanzen wie beim Favismus vorhanden. Aus den Beobachtungen ging hervor, daß der Katalasemangel zu keinen manifesten klinischen Symptomen führt, obwohl die Katalaseaktivität bis auf 0,5% der Norm erniedrigt war. Nur nach Röntgenbestrahlung haben AEBI et al. (1962) in Erythrocyten mit Katalasemangel vermehrt Met-Hb nachgewiesen; bei der Röntgenbestrahlung entsteht etwas $H_2O_2$, das in Abwesenheit von Katalase zur Met-Hb-Bildung führt.

Ein Katalasemangel als erworbene Störung ist nicht bekannt. Katalase ist ein Hämprotein, das eisenhaltige Häm-Gruppen enthält. Bei Eisenmangelanämie ist die Katalaseaktivität aber nicht vermindert, wie BEUTLER u. BLAISDELL und BETKE u. GRÖSCHNER nachgewiesen haben. Es wird also eine normale Menge Katalase synthetisiert, auch wenn nur wenig Eisen zur Verfügung steht.

### e) Glutathionreductase- und Glutathion-Mangel

Der hereditäre Glutathionreductase-Mangel als Ursache einer hämolytischen Anämie wurde kürzlich von LÖHR u. WALLER entdeckt. LÖHR hat bisher sechs homozygote Träger der Anomalie gefunden. In den Erythrocyten ist die Aktivität der Glutathionreductase auf $^1/_5$—$^1/_{10}$ eines normalen mittleren Wertes erniedrigt; demzufolge ist auch der Gehalt an reduziertem Glutathion stark herabgesetzt, und durch Acetylphenylhydrazin werden vermehrt Innenkörper gebildet. Es liegt eine mittelschwere hämolytische Anämie vor. Im Gegensatz zum Glucose-6-phosphat-dehydrogenase-Mangel wurden hier aber keine exogenen Faktoren gefunden, welche die Hämolyse auslösen. Der Hämolysemechanismus ist noch nicht genau bekannt.

In neuerer Zeit sind noch zwei Krankheitsbilder bekannt geworden, bei denen ein primärer Glutathionmangel vorzuliegen scheint. OORT et al. fanden bei drei Geschwistern mit leichter hämolytischer Anämie ein fast vollständiges Fehlen des reduzierten Glutathion bei normaler Glucose-6-phosphatdehydrogenase- und ebenfalls normaler Glutathionreductase-Aktivität. Sie schließen aus ihren Untersuchungen, daß wahrscheinlich ein primärer Mangel an Glutathion vorhanden ist. TOWNES u.

MORRISON haben eine neue Variante hereditärer Methämoglobinämie beobachtet. Es liegt bei den Trägern der Anomalie normales Met-Hb vor, das reduzierte Glutathion beträgt weniger als 50% der Normalwerte, und auch das oxydierte Glutathion ist vermindert. Der Glutathion-Reduktionsmechanismus ist intakt, ebenso die G-6-PD und die TPNH-abhängige Met-Hb-Reductase, und es ist auch genügend TPNH vorhanden. Daraus geht hervor, daß es sich auch hier um eine primäre Störung des Glutathion im Sinne einer verminderten Glutathionsynthese handelt.

Diese beiden beobachteten Krankheitsformen können kaum identisch sein, sie weisen aber auf einen neuen Mechanismus der Pathogenese hin. Es ist möglich, daß pathologischen Veränderungen der Glutathionsynthese in Zukunft vermehrte Bedeutung zukommt, und daß es gelingt, weitere Anämieformen auf primäre Glutathionstörungen zurückzuführen.

## II. Arbeitsmethoden für das Laboratorium

Hb-Untersuchungen für diagnostische Zwecke erstrecken sich von der einfachen Konzentrationsbestimmung des roten Blutfarbstoffes bis zur Analyse der Aminosäuren isolierter Peptide. Es sind im folgenden Abschnitt diejenigen Methoden angegeben, die für ein Laboratorium mittlerer Größe zur Hb-Bestimmung, zum Nachweis erworbener Hb-Veränderungen und zur Differenzierung normaler und anomaler Hb-Varianten geeignet sind. Dabei wird besonders auf einfache Arbeitsmethoden hingewiesen, die für die Diagnostik wertvoll und auch in kleineren Krankenhäusern durchführbar sind.

### A. Allgemeine Nachweis- und Bestimmungsmethoden für Hämoglobin

Hb-Bestimmungen sind tägliche Routinearbeit jedes medizinischen Laboratoriums, und auch die Differenzierung erworbener Hb-Veränderungen gehört in den Aufgabenbereich jedes Krankenhauses. Wenn überall die im eigenen Haus vorhandenen diagnostischen Möglichkeiten ausgeschöpft werden, lassen sich oft ein Versand der Blutproben an auswärtige Stellen und die so entstehende Verzögerung der Untersuchung vermeiden.

#### 1. Das Hämoglobinspektrum

Das Hb besitzt charakteristische Eigenschaften im Ultraviolett und im sichtbaren Bereich des Spektrums. Die wichtigsten Absorptionsbanden liegen im nahen Ultraviolett und zwischen grün und gelb und sind durch die Häm-Gruppen des Moleküls bedingt. Daneben gibt es Absorptionsbanden im kurzwelligen Ultraviolett, die dem Globin zugehören.

Die proteinbedingte Absorption liegt im Bereich zwischen 250—350 mμ. Die größte Bedeutung hat die sogenannte Tryptophanbande bei 291 mμ; beim Hb F und Hb Bart's ist sie nach 289,9 mμ verschoben und hebt sich etwas besser ab. Bei allen anderen normalen und anomalen Hämoglobinen kommt der Unterschied in der Globinzusammensetzung im Ultraviolettspektrum nicht zum Ausdruck. Die geringe Verschiebung der Tryptophanbande läßt sich zur Identifizierung von Hb F und Hb Bart's verwenden, sonst kann aber das kurzwellige Ultraviolettspektrum für diagnostische Zwecke nicht herangezogen werden.

Die Spektraleigenschaften im langwelligen Ultraviolett und im sichtbaren Bereich des Lichtes sind durch das Häm verursacht. Sie sind von der Zustandsform des Hb abhängig, so daß sich reduziertes Hb, Oxy-Hb, CO-Hb, Met-Hb und CN-Met-Hb unterscheiden (Abb. 6). Die Hb M-Varianten besitzen als Met-Hb ein besonderes Spektrum; im übrigen ist die Lichtabsorption der normalen und anomalen Hämoglobine im langwelligen Ultraviolett und im sichtbaren Bereich identisch, entsprechend dem gleichartigen Aufbau des Häm. Die weitaus intensivste Absorption kommt im nahen Ultraviolett zwischen 410—440 mμ zustande. Diese sogenannte Soret-Bande ist allen Hämproteinen gemeinsam und dient zur Charakterisierung dieser Gruppe. Die TPNH-oxydierende Met-Hb-Reductase ist mit dieser Methode als Hämprotein identifiziert worden (Huennekens et al. 1957 a). Denaturierungsprodukte des Hb lassen noch eine Soret-Bande erkennen; bei dem durch Alkali denaturierten Blutfarbstoff ist sie etwas flacher und nach 390—395 mμ verschoben (Betke 1954). Auch beim intakten Hb zeigen Intensität und Lage der Bande gewisse Veränderungen: Die Soret-Bande verschiebt sich nach der langwelligen Seite in der Reihenfolge Met-Hb →Oxy-Hb →CN-Met-Hb →CO-Hb → reduz. Hb und ist beim CO-Hb etwas stärker ausgeprägt (Jope 1949 a).

Die für die verschiedenen Hb-Zustandsformen charakteristischen Unterschiede in der Lichtabsorption liegen zwischen grün und rot im Bereich von 500—650 mμ.

*Reduziertes Hb* besitzt eine einzige breite Bande mit Maximum bei 555 mμ, der Streifen reicht von 540—580 mμ. *Oxy-Hb* zeigt im gleichen Bereich zwei scharf voneinander getrennte Banden fast gleicher Intensität bei 540 und 578 mμ. *CO-Hb* weist ebenfalls zwei scharf abgesetzte Banden auf, sie sind aber im Vergleich zu Oxy-Hb ganz wenig nach der kurzwelligen Seite verschoben: ihre Maxima liegen bei 538 und 572 mμ. *CN-Met-Hb* hat wiederum nur eine Bande, ähnlich dem reduzierten Hb, mit Maximum bei 540 mμ. Beim *Met-Hb* liegen die Verhältnisse etwas komplizierter. Die Lichtabsorption des Met-Hb ist vom $p_H$ abhängig; im Bereich zwischen 500—600 mμ kommen mehrere Absorptionsstreifen von geringer Intensität zustande, die mit Veränderung des $p_H$ wechseln. Bei neutralem oder leicht saurem $p_H$ liegt die intensivste Absorptionsbande des Met-Hb bei 630 mμ, bei alkalischer Reaktion verschiebt sie sich gegen 600 mμ. Spektrophotometrische Messungen von Met-Hb müssen wegen dieser starken $p_H$-Abhängigkeit der Absorption immer in gepufferten Lösungen vorgenommen werden.

Will man ein charakteristisches Hb-Spektrum erhalten, muß der gesamte Blutfarbstoff in derselben Form vorliegen. Zur Herstellung von Oxy-Hb genügt es im allgemeinen, die Hb-Lösung in einem Röhrchen, das genügend Luft enthält,

2—3 min kräftig zu schütteln. Dabei wird allerdings nur das funktionstüchtige Hb oxygeniert, während sich allfällig vorhandenes CO-Hb und Met-Hb nicht verändern. Reduziertes Hb erhält man durch Zugabe von $Na_2S_2O_4$ (Natriumhydrosulfit) in einer Menge, daß etwa eine 0,5—1%ige Lösung entsteht.

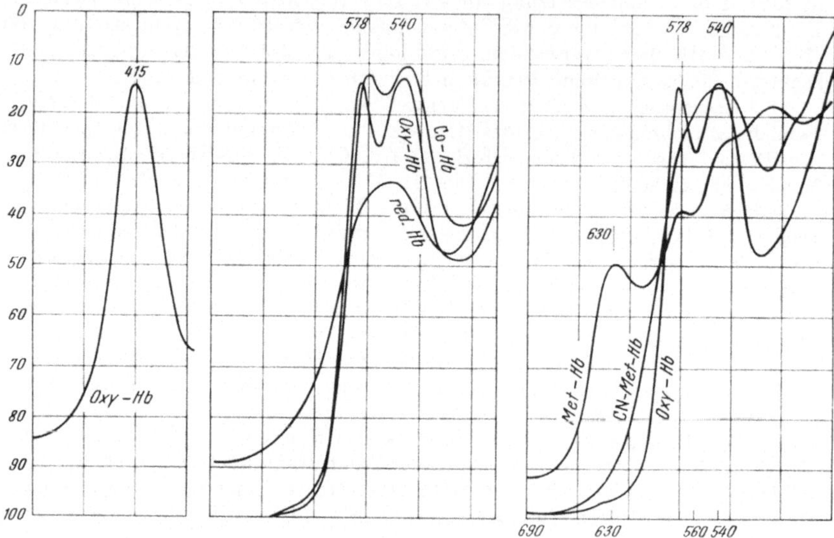


Abb. 6. Absorptionsspektrum verschiedener Hb-Formen (aufgenommen mit dem Beckman-DB-Spektrophotometer). Die Kurven geben die monochromatische Lichtdurchlässigkeit an. Met-Hb ist bei $p_H$ 6,8 gemessen. Die eingefügten Zahlen bezeichnen die Wellenlänge der Absorptionsmaxima in m$\mu$. Für die Messung bei 415 m$\mu$ wurde eine etwa zehnmal stärker verdünnte Hb-Lösung verwendet

Lösungen von Oxy-Hb, reduziertem Hb und Met-Hb sind unbeständig. Im Gegensatz dazu sind CO-Hb und CN-Met-Hb außerordentlich stabil. CO-Hb ist leicht herzustellen, sofern man über CO-haltiges Leuchtgas oder eine andere CO-Quelle verfügt. Es genügt, CO etwa 2 min durch eine Hb-Lösung durchperlen zu lassen. Zur Herstellung von Met-Hb können zahlreiche Oxydationsmittel verwendet werden, z. B. $K_3$ $[Fe(CN)_6]$ in einer Konzentration von 0,2—0,5$^0/_{00}$. Es handelt sich dabei um eine gelbe Lösung, die außerhalb des gelben Bereiches eine eigene Lichtabsorption aufweist. Die Oxydation des Hb-Moleküls geht langsam vor sich. Es dauert je nach Hb-Konzentration bis zu ½ Std oder noch länger, bis alles Hb in Met-Hb umgewandelt ist. Soll Met-Hb erzeugt werden, ohne daß die Hb-Lösung mit einem Farbstoff versetzt wird, werden Erythrocyten mit 0,5—1% $NaNO_2$ 1—2 Std bei Zimmertemperatur inkubiert und nachher hämolysiert. Die Umwandlung von Met-Hb in CN-Met-Hb erfolgt durch Zugabe einer 0,1—0,2$^0/_{00}$igen KCN-Lösung. Zur direkten Herstellung von CN-Met-Hb kann eine Mischung verwendet werden, die gleichzeitig $K_3$ $[Fe(CN)_6]$ und KCN enthält. Sie braucht wegen der langsamen Oxydation des Hb auch eine Einwirkungszeit von mindestens 30 min.

## 2. Bestimmung der Hämoglobinkonzentration

Bei der alten *Bestimmungsmethode nach* Sahli wird bekanntlich die Farbintensität eines braunen, mit Salzsäure hergestellten Hb-Denaturierungsproduktes mit derjenigen einer Farbstofflösung verglichen.

Sahli mußte bei der Beschreibung der Methode bereits auf den Einwand eingehen, daß die Geschwindigkeit der Denaturierung nicht konstant und das Endprodukt nicht stabil ist. Obwohl sich die Methode für klinische Zwecke, die keine große Genauigkeit erfordern, jahrzehntelang bewährt hat, wird sie heute allgemein verlassen. Remmer hat kürzlich die mögliche Fehlerbreite der Bestimmung auf ± 20—30% veranschlagt. Die photometrischen Bestimmungsmethoden sind nicht nur genauer, sondern auch mit einem geringeren Arbeitsaufwand verbunden.

Oxy-Hb, reduziertes Hb und Met-Hb eignen sich wegen ihrer geringen Stabilität zur Konzentrationsbestimmung weniger gut als CO-Hb und CN-Met-Hb. CO-Hb wird besonders in England viel verwendet. Die Messung erfolgt dabei im Photometer bei 538 oder 572 m$\mu$, und die zur Eichung des Instrumentes notwendige CO-Hb-Standardlösung ist im Kühlschrank monatelang haltbar. Die auf dem europäischen Kontinent und in Amerika übliche CN-Met-Hb-Bestimmung nach Drabkin u. Austin hat zwei wichtige Vorteile: 1. Die CN-Met-Hb-Bande bei 540 m$\mu$ ist wesentlich breiter als die Banden des CO-Hb bei 538 und 572 m$\mu$, so daß sich Ungenauigkeiten in der Wellenlänge und Spaltbreite des Photometers weniger auswirken. 2. Bei der Umwandlung von Hb in CN-Met-Hb wird auch allfällig vorhandenes Met-Hb erfaßt.

*Verdünnungslösung:* Zur Herstellung des CN-Met-Hb kann die von Betke u. Savelsberg angegebene Lösung verwendet werden: 0,2 g $K_3[Fe(CN)_6]$ + 0,2 g KCN pro 1000 ml Aqua dest. Remmer braucht nur 0,1 g KCN bei sonst gleicher Zusammensetzung. Die Giftigkeit dieser KCN-haltigen Lösungen wird allgemein überschätzt. Nach Moeschlin beträgt die kleinste letale Dosis 0,25 g, nach Page u. Culver 0,3 g KCN. Es müßten zur Aufnahme dieser Menge also 1¼—1½ Liter getrunken werden. Die versehentliche Aspiration kleiner Mengen beim Pipettieren ist völlig harmlos. Die $K_3[Fe(CN)_6]$-KCN-Lösung soll in einer braunen Flasche aufbewahrt werden, da Lichteinwirkung leicht zu einer Trübung führt. Die Lösung ist wochenlang bei Zimmertemperatur haltbar. Sie muß aber verworfen werden, wenn eine Trübung auftritt. Die Reaktion ist alkalisch, das $p_H$ liegt über 9,5; dabei geht die Oxydation des Hb zu Met-Hb langsamer vor sich als im sauren Milieu. Eine Einwirkungsdauer von mindestens 30 min ist praktisch genügend; die Hb-Lösung kann jedoch bis zur photometrischen Messung ohne weiteres mehrere Stunden bei Zimmertemperatur stehen bleiben.

*Ausführung:* Für die Bestimmung der Hb-Konzentration im Blut werden 0,02 ml Blut in 5,0 ml $K_3[Fe(CN)_6]$-KCN-Lösung pipettiert. In der stark hypotonen Lösung kommt es sofort zur Hämolyse. Für die Routineuntersuchungen kann eine Serie von kleinen Fläschchen mit je 5 ml der Verdünnungslösung vorbereitet werden. Das Blut wird in Mikropipetten genau abgemessen und die Pipette wird durch mehrmaliges Aufziehen und Ausblasen gut gespült. Dann kann das Fläschchen stehen bleiben, bis schließlich eine ganze Untersuchungsserie in einem Arbeitsgang bei 540 m$\mu$ photometrisch gemessen wird.

Die Art der *Berechnung* der Hb-Konzentration richtet sich nach dem verwendeten Photometer.

*Spektrophotometer:* Steht ein Spektrophotometer zur Verfügung, kann aus dem absoluten Wert der monochromatischen Extinktion bei 540 m$\mu$ die Hb-Konzentration im Ansatz direkt errechnet werden. Der millimolare Extinktionskoeffizient für CN-Met-Hb bei 540 m$\mu$ und 1 cm Schichtdicke beträgt 11,5 (CROSBY et al., JONXIS u. HUISMAN). Wenn die gemessene Extinktion mit $E$ angegeben wird, ergibt sich die Formel

$$\frac{E}{\text{mmol}} = 11{,}5 \quad \text{oder} \quad \frac{E}{11{,}5} = \text{mmol Hb}.$$

Da der Extinktionskoeffizient auf das Molekül mit 1 Fe-Atom bezogen ist und das Hb-Molekül 4 Fe-Atome besitzt, muß der Wert zur Umrechnung vom mmol auf mg-% mit einem Viertel des Molekulargewichtes des Hb multipliziert und durch 10 dividiert werden:

$$\frac{E \cdot 16520}{11{,}5 \cdot 10} = \text{mg-\% Hb} \quad \text{oder} \quad E \cdot 143{,}7 = \text{mg-\% Hb}.$$

Durch Multiplikation mit dem Verdünnungsfaktor erhält man die Hb-Konzentration im Blut. Wenn eine Verdünnung von 0,02 ml Blut auf 5 ml Verdünnungsflüssigkeit gewählt wurde, lautet die Formel also

$$E \cdot 143{,}7 \cdot 251 = \text{mg-\% Hb} \quad \text{oder} \quad E \cdot 36{,}07 = \text{g-\% Hb im Blut}.$$

Für laufende Hb-Bestimmungen ist es zweckmäßig, eine Tabelle anzulegen, die das Produkt für jeden Extinktionswert direkt angibt.

Der dieser Berechnung zugrundegelegte millimolare Extinktionskoeffizient von 11,5 und das Hb-Molekulargewicht pro Fe-Atom von 16520 entsprechen den erst kürzlich von der Deutschen Gesellschaft für Innere Medizin angenommenen Daten (HOFF et al.).

Die Werte stimmen auch mit der in Amerika üblichen Berechnungsweise überein. Geringgradige Unterschiede der Daten anderer Autoren geben kleine Abweichungen, die für klinische Belange keine Rolle spielen. ZIJLSTRA u. VAN KAMPEN (1960) haben millimolare Extinktionskoeffizienten von 11,0 bzw. 11,3 errechnet.

*Filterphotometer:* Eine andere Meßmethode besteht darin, die Extinktion der zu bestimmenden Lösung mit derjenigen einer Standardlösung bekannterKonzentration zu vergleichen. Bei allen einfachen Filterphotometern muß dieses Verfahren gewählt werden, da das Instrument nicht den absoluten Wert der Extinktion für die exakte Wellenlänge anzeigt. In diesen Fällen muß mit der Standardlösung zuerst eine Eichkurve hergestellt werden. Mit dem Wert der Zeigerablesung kann dann aus der Eichkurve oder Eichtabelle die Hb-Konzentration im Blut abgelesen werden. VAN KAMPEN u. ZIJLSTRA (1962) haben ein Photometer konstruiert, das durch vertikale Verschiebung einer keilförmigen Meßcuvette mittels einer Standardlösung geeicht wird; die Skala gibt direkt Gramm Hb pro 100 ml Blut an.

Hb-Standardlösungen können von einem hierzu eingerichteten Laboratorium bezogen werden und sind auch im Handel erhältlich; man vergewissere sich aber beim Kauf, daß es sich wirklich um CN-Met-Hb und nicht um ein anderes Hb-Derivat oder gar um einen anderen Farbstoff handelt. Die Hb-Standardlösung kann in Ampullen abgefüllt werden und ist im Kühlschrank monatelang haltbar. ZIJLSTRA u. VAN KAMPEN (1962) prüfen die Sterilität von Zeit zu Zeit durch Anlegen einer Bakterienkultur. Im Laufe der Wochen treten zwar gewisse Denaturierungserscheinungen im Hb-Molekül auf, die aber das Globin betreffen und die Extinktion bei 540 m$\mu$ nicht beeinflussen. Es ist hingegen laufend zu kontrollieren, daß sowohl Standardlösung als auch die verwendete $K_3[Fe(CN)_6]$-KCN-Lösung absolut klar sind. Die Lösung wird dazu in einem Röhrchen gegen eine starke Lichtquelle (z. B. Mikroskopierlampe) betrachtet.

Die spektrophotometrische Bestimmung der CN-Met-Hb-Konzentration ist außerordentlich genau, sofern reine Hb-Lösungen gemessen werden. Bei der oben angegebenen Technik kommen kleine Abweichungen zustande, weil die Erythrocytenstromata nicht entfernt werden und weil durch die Zugabe von Vollblut auch kleine Mengen Plasma in die untersuchte Lösung gelangen. Der dadurch entstehende Bestimmungsfehler ist aber gering und beträgt nach den Untersuchungen von VAN KAMPEN u. ZIJLSTRA (1961) nur 0,5—1 %. Bei einer Hb-Konzentration von 16 g-% werden also Werte von 16,08—16,16 g-% gemessen, was eine für klinische Zwecke sehr gute Meßgenauigkeit ergibt. Bei schweren Anämien kann der durch das Plasma zustande kommende Meßfehler etwas größer sein.

Die Deutsche Gesellschaft für Innere Medizin hat in ihrem Beschluß über die Standardisierung der Hb-Bestimmung (HOFF et al.) angeregt, alle Hämometer für klinischen Gebrauch grundsätzlich in Gramm Hb pro 100 ml Blut (g-%) zu eichen. Angaben in Prozent nach SAHLI werden nicht mehr empfohlen.

## 3. Nachweis kleinster Hämoglobinmengen

Hb kann spektrophotometrisch noch bis zu einer minimalen Konzentration von 5 mg-% identifiziert werden (MARTI 1961 a), sofern es in einer klaren wäßrigen Lösung vorliegt. Die Methode ist z. B. für die Diagnose einer Hämoglobinurie brauchbar, aber recht zeitraubend. Im allgemeinen wird zum Nachweis kleiner Hb-Mengen die Benzidinreaktion verwendet. Diese Reaktion beruht auf der Peroxydasewirkung des Hb und seiner Denaturierungsprodukte, wobei Benzidin zu Benzidinblau oxydiert wird. Es handelt sich im Gegensatz zur weitverbreiteten Ansicht um keine Eisenreaktion, so daß eisenhaltige Medikamente nicht zu einer positiven Reaktion führen.

*Ausführung der Benzidinprobe* (GITTER u. HEILMEYER): In 2,0 ml Eisessig werden einige Körnchen Benzidin gelöst, dann werden 2,0 ml einer 3%igen $H_2O_2$-Lösung zugegeben. Diese Mischung soll unmittelbar vor Gebrauch hergestellt werden und muß farblos bleiben (Blaufärbung durch Verunreinigungen am Glas). Die Lösung wird tropfenweise dem zu prüfenden Material zugesetzt oder die Testflüssigkeit kann tropfenweise dem Reagens zugesetzt werden. Blaufärbung zeigt einen positiven Ausfall an.

Die Benzidinprobe ist aber für Hb nicht spezifisch; andere Hämproteine wie Myoglobin und alle peroxydasehaltigen Zellen ergeben eine positive Reaktion. Die Probe ist auch so empfindlich, daß leicht Verunreinigungen zu einem positiven Ausfall führen. Ihr Wert liegt vor allem darin, daß ein negatives Resultat die Anwesenheit von Hb oder Myoglobin ausschließt. Die Benzidinprobe ist immer die erste Maßnahme bei Untersuchungen auf Hämoglobinurie oder Myoglobinurie. Fällt sie positiv aus, kann der Farbstoff nachher durch Spektrophotometrie oder Elektrophorese identifiziert und quantitativ bestimmt werden (Seite 64). Im Gegensatz zur Hämoglobinurie hat der Hb-Nachweis bei der Hämaturie keine praktische Bedeutung: zur Diagnose genügt hier die mikroskopische Untersuchung des Urinsediments.

## 4. Nachweis von CO-Hämoglobin

Der einfache CO-Hb-Nachweis mit dem alten Handspektroskop basiert auf dem unterschiedlichen Spektrum von CO-Hb und reduziertem Hb. Mit einer reduzierenden Substanz wie $Na_2S_2O_4$ wird Oxy-Hb in reduziertes Hb übergeführt; dabei vereinigen sich die beiden Absorptionsbanden bei 540 und 578 m$\mu$ im Grün-Gelb zu einer einzigen Bande. CO-Hb wird durch $Na_2S_2O_4$ nicht verändert. Auf diese Art gelingt der CO-Hb-Nachweis leicht, wenn alles vorhandene Hb in CO-Hb übergeführt ist. In einem Gemisch von Oxy-Hb und CO-Hb kann aber das entstehende reduzierte Hb die Aufhellung zwischen den beiden CO-Hb-Banden völlig überdecken. Für den klinischen Gebrauch ist diese Prüfung zu wenig empfindlich, so daß andere Nachweismethoden verwendet werden müssen.

Etwas empfindlicher und doch einfach auszuführen ist die *Katajamaprobe:* 10 Tropfen Blut werden in 10 ml Aqua dest. hämolysiert, dann wird eine Messerspitze $Na_2S_2O_4$ darin gelöst und schließlich kommen 15—20 Tropfen einer 30%igen Essigsäurelösung dazu. Bei positivem Ausfall ist die Farbe der Probe rötlich, sonst schmutzig grün. Der Farbunterschied nimmt im Verlauf von ½ Std an Deutlichkeit zu (MOESCHLIN). Die Probe beruht auf einer Säuredenaturierung des Hb, die bei Hb und CO-Hb verschieden gefärbte Denaturierungsprodukte ergibt.

Wenn ein selbstregistrierendes *Spektrophotometer* zur Verfügung steht, kann das Spektrum vor und nach Reduktion des Hb aufgezeichnet werden. Die Absorptionsbande des CO-Hb bei 572 m$\mu$ ist dann als kleine Erhebung erkennbar, auch wenn nur wenig CO-Hb vorliegt. Mit einem nicht registrierenden Spektrophotometer ist diese Untersuchung sehr zeitraubend. Eine von PRUNTY et al. angegebene Methode besteht darin, im oxygenierten Hb-Gemisch die Absorptionsbande zwischen 572 und 578 m$\mu$ genau zu lokalisieren und dann mit künstlichen Gemischen von Oxy- und CO-Hb zu vergleichen. Auf diese Weise ist eine approximative Bestimmung des Anteils von CO-Hb möglich. Eine spektrophotometrische Messung kann auch im Infrarot bei 920 m$\mu$ vorgenommen werden; Oxy-Hb besitzt dort eine Absorptionsbande, die dem CO-Hb fehlt (PLÖTNER u. BETKE). GIGON u. NOVERRAZ haben eine Methode angegeben, welche die Erfassung sehr geringer Mengen CO-Hb erlaubt, und die darin besteht, das CO vom Hb zu trennen und nachher an eine sehr verdünnte Hb-Lösung bekannter Konzentration zu binden. Eine andere Methode stammt von LENGGENHAGER u. LOTTENBACH. Eine für Untersuchungen kleiner Blutmengen geeignete Technik wurde von ROUGHTON u. ROOT beschrieben. Die wohl zweckmäßigste und relativ einfachste Methode ist die *CO-Hb-Bestimmung nach* HÜFNER u. HEILMEYER, wie sie von SCHWERD angegeben wird. Damit lassen sich schon Mengen von 3% CO-Hb nachweisen. Die Untersuchung ist in jedem Laboratorium möglich, sofern ein Spektrophotometer zur Verfügung steht:

*Reagentien:* 1. Frisch hergestellte 0,1%ige wäßrige Ammoniaklösung (gut schütteln),

2. Natriumhydrosulfit ($Na_2S_2O_4$).

*Ausführung:* Das Blut wird mit Ammoniakwasser etwa 100fach verdünnt. Anschließend mißt man die Extinktion bei 541, 560 und 576 m$\mu$. Nach Zugabe einer Messerspitze Natriumhydrosulfit (gut mischen) wird die Extinktion bei 538, 555 und 568 m$\mu$ bestimmt. Dann werden aus den Extinktionswerten folgende Quotienten gebildet:

$$\frac{E\,541}{E\,560} \quad \frac{E\,576}{E\,560} \quad \frac{E\,555}{E\,538} \quad \frac{E\,555}{E\,568}.$$

Durch Kontrollmessungen mit Oxy-Hb und CO-Hb kann für alle vier Quotienten eine Eichkurve hergestellt werden (vgl. SCHWERD), aus welcher der Wert der zu bestimmenden CO-Hb-Konzentration abgelesen werden kann. Die Anwesenheit von Met-Hb ergibt einen Meßfehler, der daran erkennbar ist, daß die Werte vor und nach Reduktion des Blutes nicht übereinstimmen.

## 5. Nachweis von Methämoglobin

Die zuverlässigste Methode zur Bestimmung der Met-Hb-Konzentration einer Blutprobe beruht auf dem von EVELYN u. MALLOY angegebenen Prinzip. Die Extinktion des Hb wird bei 630 m$\mu$ gemessen, wo Met-Hb in neutraler oder leicht saurer Lösung eine Absorptionsbande besitzt. Da das Met-Hb-Spektrum vom pH abhängt, muß eine gepufferte Hb-Lösung verwendet werden. Anschließend wird allfälliges Met-Hb in CN-Met-Hb übergeführt, das bei 630 m$\mu$ keine Bande aufweist. Zur Berechnung der Met-Hb-Konzentration sind Kontrollmessungen derselben Hb-Lösung mit 100% Met-Hb und 100% CN-Met-Hb erforderlich.

*Lösungen:* 1. Phosphatpuffer nach SØRENSEN 2,0 M, pH 6,8 als Stammlösung (zum Gebrauch 20fach verdünnen),

2. $K_3[Fe(CN)_6]$-Lösung 5% mit 0,25% Soda,

3. KCN-Lösung 5%.

Alle diese Reagentien sind im Kühlschrank mehrere Monate haltbar.

*Herstellung des Phosphatpuffers nach* SØRENSEN: 34,6 g $KH_2PO_4$ + 45,24 g $Na_2HPO_4 \cdot 2\,H_2O$ werden in einen Meßkolben von 250 ml gebracht, mit Aqua dest. aufgefüllt, im Wasserbad bei ca. 60° C gelöst und mehrmals aufgeschüttelt, bis eine klare Lösung entsteht (Stammpuffer).

*Ausführung:* 0,2 ml Blut werden mit ca. 10 ml 0,9%iger NaCl-Lösung zentrifugiert; die gewaschenen Erythrocyten werden in 6,0 ml Aqua dest. hämolysiert. Zum Hämolysat kommen 4,0 ml 0,1 M Phosphatpuffer pH 6,8. Dann werden die Erythrocytenstromata 30 min bei 3000 U/min oder 10 min bei 6000 U/min abzentrifugiert. Es ist wichtig, die Stromata vollständig zu entfernen, da sonst ungenaue Meßwerte zustande kommen. Das überstehende Hämolysat wird abpipettiert und in zwei gleiche Portionen geteilt. Eine Hälfte bleibt ohne Zusatz und wird als Probe 1 bezeichnet. Die andere Hälfte, Probe 2, wird mit 1 Tropfen 5%iger $K_3[Fe(CN)_6]$-Lösung versetzt und mindestens 5 min stehen gelassen. Die Zeit genügt zur Umwandlung des Hb in Met-Hb in der stark verdünnten Lösung. Die Proben 1 und 2 werden im Spektrophotometer bei 630 m$\mu$ folgendermaßen gemessen:

1. Messung: Probe 1,
2. Messung: Probe 1 + 1 Tropfen 5%ige KCN-Lösung (allfälliges Met-Hb wird jetzt in CN-Met-Hb umgewandelt),
3. Messung: Probe 2 (100% Met-Hb),
4. Messung: Probe 2 + 1 Tropfen 5%ige KCN-Lösung (100% CN-Met-Hb).

Aus den vier Extinktionswerten läßt sich der Met-Hb-Gehalt des untersuchten Blutes nach folgender Formel berechnen:

$$\frac{E_1 - E_2}{E_3 - E_4} \cdot 100 = \%\ \text{Met-Hb}.$$

$E_{1-4}$ bedeutet Extinktionswerte der Messungen 1—4.

Stimmen die Meßwerte 1 und 2 überein, ist kein Met-Hb nachweisbar und die Messungen 3 und 4 erübrigen sich.

Met-Hb-Werte über 1% sind als sicher pathologisch, solche bis 0,5% als sicher normal zu beurteilen. Damit das Resultat dem Met-Hb-Gehalt im zirkulierenden Blut entspricht, muß die Untersuchung sofort nach der Blutentnahme vorgenommen werden. Andernfalls kann sich der Met-Hb-Gehalt je nach dem Gleichgewicht zwischen Met-Hb-Bildung und Met-Hb-Rückbildung ändern.

## 6. Nachweis von Sulfhämoglobin

Zum Nachweis von Sulf-Hb kann der gleiche Ansatz wie zur Met-Hb-Bestimmung verwendet werden. Die Messung erfolgt bei 618—620 m$\mu$, wo Sulf-Hb eine charakteristische Absorptionsbande besitzt, die nach Zugabe von KCN nicht verschwindet. Es ist aber nicht möglich, eine Kontrollmessung mit 100% Sulf-Hb durchzuführen, weil eine solche Kontrollösung nicht verfügbar ist. Für die praktischen klinischen Bedürfnisse reicht es aus, Sulf-Hb rein qualitativ nachzuweisen. Zu diesem Zweck wird in der Hb-Lösung nach Zugabe von KCN die Extinktion bei 630, 625, 620, 615, 610 und 600 m$\mu$ bestimmt. Aus den aufgezeichneten Extinktionswerten ist ersichtlich, ob eine Absorptionsbande bei 620 m$\mu$ vorhanden ist, die das Vorliegen von Sulf-Hb anzeigt. Die Bande ist oft auch im einfachen Handspektroskop schon erkennbar (Finch). Zur Berechnung der Sulf-Hb-Menge müßten entweder der Extinktionskoeffizient bekannt oder eine Lösung von 100% Sulf-Hb vorhanden sein. Sulf-Hb ist aber ein schlecht definiertes schwefelhaltiges Hb-Denaturierungsprodukt, stellt wahrscheinlich nicht einmal eine homogene Substanz dar und läßt sich in vitro nicht in reiner Form herstellen.

Prunty et al. und Page u. Culver geben eine Berechnung nach folgender Formel an:

$$\frac{1000 \cdot E - (8{,}5\,M + 4{,}4\,H)}{100} = \text{g Sulf-Hb/100 ml Blut}$$

$E$ = Extinktion bei 618 m$\mu$, $M$ = Met-Hb in g/100 ml, $H$ = Gesamt-Hb in g/100 ml Blut.

Dieser Formel ist zugrunde gelegt, daß die Erythrocyten von 0,1 ml Blut hämolysiert werden und das Hämolysat auf 10,0 ml verdünnt wird. Die Bestimmung der gesamten Hb-Konzentration geschieht durch Messung der Extinktion bei 540 m$\mu$ nach Zugabe von $K_3[Fe(CN)_6]$ und KCN (gleicher Ansatz wie für Messung 4 der Met-Hb-Bestimmung). Der erhaltene Wert ist nicht genau, da das aus $K_3[Fe(CN)_6]$, KCN und Sulf-Hb gebildete Produkt bei 540 m$\mu$ eine etwa 22% geringere Extinktion aufweist als CN-Met-Hb (Page u. Culver). Da aber die Sulf-Hb-Menge im Blut praktisch immer unter 10% ist, wirkt sich dieser Fehler relativ geringfügig aus. Die Formel wurde von den oben zitierten Autoren der 1938 erschienenen Arbeit von Evelyn u. Malloy entnommen. Diese Autoren wiederum berufen sich auf früher publizierte Extinktionsmessungen von Drabkin u. Austin. Die Methode gibt approximative Werte, da der Extinktionskoeffizient von Sulf-Hb nicht bekannt ist.

## B. Differenzierung der normalen und anomalen Hämoglobine

Unterscheidung und Identifizierung einzelner Hämoglobine erfordern einen unterschiedlichen Aufwand. Für Elektrophorese, Chromatographie und Alkalidenaturierung ist geschultes und eingearbeitetes Personal erforderlich, und es ist für ein Krankenhaus ratsam, entweder eine spezielle Station zur Hb-Differenzierung einzurichten oder diese Untersuchung einem Speziallaboratorium zu überlassen. Andere Methoden sind einfacher und eignen sich auch für nicht spezialisierte Laboratorien.

### 1. Herstellung einer konzentrierten Hämoglobinlösung

Eine Hb-Lösung soll aus möglichst frischen Erythrocyten hergestellt werden. Wenn das Blut bei +4°C im Kühlschrank aufbewahrt wird und nicht bakteriell verunreinigt ist, lassen sich aber nach einigen Tagen noch brauchbare Hb-Lösungen gewinnen. Man kann sich an die Regel halten, daß das Hb nicht denaturiert ist, solange keine spontane Hämolyse der Erythrocyten auftritt.

*Ausführung:* Nach der Methode von BETKE (1960a) und BETKE et al. (1959c) werden Erythrocyten aus Citrat-, Oxalat- oder Heparinblut bei 1500—2000 U/min abzentrifugiert und dreimal mit 0,9%iger NaCl-Lösung gewaschen. Beim Absaugen des Überstandes soll auch die Leukocytenschicht entfernt werden. 1 Volumen Erythrocytensediment wird alsdann mit 1½ Volumen Aqua dest. versetzt und gut geschüttelt, dann gibt man etwa ¼ des totalen Volumens Tetrachlorkohlenstoff dazu. Durch kräftiges Schütteln der Mischung (3 min) kommt es zur vollständigen Hämolyse, zur Überführung des Hb in Oxy-Hb und zum Übertritt der lipoidlöslichen Substanzen in die Tetrachlorkohlenstoffraktion. Der Ansatz bleibt nachher 30 min bei +4°C im Kühlschrank stehen, anschließend werden Stromata und Tetrachlorkohlenstoff 30 min bei 3000—6000 U/min abzentrifugiert. Die überstehende Hb-Lösung enthält 10—15 g-% Oxy-Hb. Etwa $^1/_{20}$ der vorhandenen Proteine ist nicht Hb (HAUT et al.). Durch Verdünnung mit einer Lösung von 0,2‰ $K_3[Fe(CN)_6]$ und 0,2‰ KCN läßt sich CN-Met-Hb herstellen. Nach 30 min ist die Umwandlung vollständig, so daß durch spektrophotometrische Messung bei 540 m$\mu$ eine Konzentrationsbestimmung möglich ist. Eine derartige CN-Met-Hb-Lösung kann durch weitere Verdünnung und mehrfache Kontrollmessungen exakt auf eine Konzentration von 50 oder 60 mg-% eingestellt und als Standardlösung zur photometrischen Hb-Bestimmung verwendet werden.

*Aufbewahrung des Hb:* Die konzentrierte Hb-Lösung läßt sich ohne Schaden mehrere Tage im Kühlschrank bei +4°C aufbewahren. Zur Umwandlung des sich bildenden Met-Hb in CN-Met-Hb kann eine geringe Menge KCN zugefügt werden (0,015 ml einer 5%igen KCN-Lösung pro Milliliter Hämolysat); die durch das KCN entstehende, leicht alkalische Reaktion verlangsamt ihrerseits die Oxydation des Hb zu Met-Hb. Soll die Hb-Lösung über Wochen oder Monate aufbewahrt werden, wird das Hb in CO-Hb übergeführt und bei —30°C in der Tiefkühltruhe gelagert. Es ist auch möglich, vitale Erythrocyten tiefgefroren aufzubewahren und nachher die Hb-Lösung unmittelbar vor Gebrauch herzustellen. Dazu kann die Erythrocytenkonservierung mit Glycerin verwendet werden. Für die Arbeitsmethode sei auf die Publikation von HAYNES et al. verwiesen. Die Erythrocyten werden in einer gepufferten Elektrolyt-Lactat-Glucose-Lösung mit 50% Glycerin bei —80°C eingefroren. Sie sind jahrelang haltbar und können nachher für Transfusionen verwendet werden. Damit keine Hämolyse entsteht, muß die Zellsuspension aber fest gefroren sein. In flüssigem Medium geht die Glycerinaufnahme in die Zellen unabhängig vom osmotischen Gleichgewicht weiter, bis der innere osmotische Druck so groß wird, daß es zur Hämolyse kommt (PRANKERD 1961). Die Methode ist also nur brauchbar, wenn eine Tiefkühltruhe von —80°C zur Verfügung steht. Erythrocyten können auch in flüssigem Stickstoff eingefroren und vital erhalten werden (HUNTSMAN et al.).

Wird das Blut mehrere Tage im Kühlschrank bei +4°C aufbewahrt, ist für Hb-Untersuchungen eine Zugabe von Glucose empfehlenswert (ca. $^1/_{10}$ Vol. 5%ige Lösung). Sie verlängert die Vitalität der Erythrocyten und verzögert die Entstehung von Met-Hb. Die Aufbewahrung von gewaschenen, in reiner Salzlösung suspendierten Erythrocyten ist nicht zu empfehlen. Die Zellen sind in einer Salzlösung weniger stabil als im Plasma, da Lipide aus der Zelle eluiert werden und dadurch die Hämolyse begünstigt wird (PRANKERD 1961).

## 2. Elektrophorese

Die Elektrophorese ist heute die wichtigste Laboratoriumsmethode zur Hb-Differenzierung. An sich kommen alle gebräuchlichen Elektrophoresearten in Betracht: Tiselius-Elektrophorese (JONXIS u. HUISMAN), Papierelektrophorese (JONXIS u. HUISMAN, CABANNES u. PORTIER, ORVIS et al.), Stärkegelelektrophorese (GOLDBERG u. ROSS) Stärkeblockelektrophorese (BETKE et al. 1959 c). Für spezielle Zwecke werden noch Hochspannungselektrophorese mit 1200—2000 V (KÜNZER u. AMBS 1958, 1959, KÜNZER), Agar-Gel-Elektrophorese (YAKULIS et al., HOERMAN), Elektrophorese mit Celluloseacetatmembranen (PETRAKIS et al., FRIEDMAN), Acrylamidgel (FERRIS et al.), Carboxymethylcellulosegel (HUEHNS u. JAKUBOVIC) und die Kombination Agargel und Papier (ZAK et al., FESSAS u. KARAKLIS) verwendet. Bei der letztgenannten kombinierten Elektrophorese läuft das Hb zuerst auf Papier in einer Richtung und dann als zweidimensionale Elektrophorese auf Agargel in der zweiten Richtung.

Die Papierelektrophorese ist die einfachste Methode, die den kleinsten Arbeitsaufwand und keine große Apparatur erfordert. Sie hat aber den Nachteil, daß nur kleine Mengen des Untersuchungsmaterials aufgetragen werden können, und daß sich die erhaltenen Hb-Fraktionen nicht vollständig aus dem Papier eluieren lassen. Die Papierelektrophrorese ist deshalb zur quantitativen Bestimmung kleiner Hb-Fraktionen nicht sehr geeignet. Für die Bestimmung des Hb $A_2$ zur Diagnose der Thalassämie und als Universalmethode wird am häufigsten die von KUNKEL u. WALLENIUS angegebene Stärkeblockelektrophorese verwendet. Sie erfordert zwar eine kompliziertere Apparatur und wesentlich mehr Arbeit, ist aber frei von allen Nachteilen der Papierelektrophorese.

*Stärkeblockelektrophorese-Apparatur.* Es gibt käufliche, gute Mehrzweckapparate (BODEMANN), die allerdings recht kostspielig sind. Das technische Problem der Apparatur besteht in der wirksamen Kühlung des Stärkeblocks, dessen Temperatur bei einer Leistung von 40—100 W auf +4°C gehalten werden muß. Wenn sich der

Stärkeblock erwärmt, trocknet er aus, und zudem wird das Hb bei einer Temperatur über 10°C rasch denaturiert. Wir haben in Zusammenarbeit mit der Firma Therma A.G., Schwanden (GL Schweiz) selbst einen Apparat konstruiert (MARTI 1961b): Als Kühlelement dient eine 80 × 120 cm messende Kühlplatte Therma aus Metall, wie sie für industrielle und gewerbliche Zwecke serienmäßig hergestellt wird. Sie ist mit einer Therma-Kühlmaschine vom Typ LT 2 F 33 mit wassergekühltem Kondensator und $^1/_3$ PS Drehstrommotor verbunden und durch ein thermostatisch gesteuertes Expansionsventil auf eine Oberflächentemperatur von +4°C eingestellt. Auf der Kühlfläche liegt eine Glasplatte mit guter Wärmeleitfähigkeit, auf welche ein 2 cm hoher Kunststoffrahmen wasserdicht aufgeschweißt ist. Dadurch entstehen zwei je 36 × 40 cm messende und 2 cm tiefe Kammern für die Stärke (Abb. 7). Ein guter und gleichmäßiger Wärmeabfluß ist aber nur möglich, wenn Metalloberfläche und Glasplatte durch ein Bindemittel mit hoher Wärmeleitfähigkeit fest miteinander verbunden sind. Diese Verbindung geschieht durch einen von der Firma Therma gelieferten Spezialkitt, der eine fast ebenso hohe Wärmeleitfähigkeit aufweist wie Metall. Auf diese Weise ist ein besserer Wärmeabfluß gewährleistet als bei der sonst üblichen Kühlung durch Flüssigkeitsgemische.

Auf zwei einander gegenüberliegenden Seiten der Stärkekammern befindet sich in einer Vertiefung von 10 cm je ein Puffergefäß aus Kunststoff mit einem Platindraht als Elektrode. Der Rahmen der Kühlplatte ist beidseitig ebenfalls durch einen Kunststoffüberzug isoliert und durch eine eingebaute Heizspirale vor Kondenswasserbildung geschützt. Als Stromquelle dienen zwei handelsübliche Gleichrichter, die eine konstante Spannung von 600 V liefern. Es wird mit einer Stromstärke von 40—60 mA pro Kammer gearbeitet. Schließlich sind noch alle erforderlichen Sicherungsvorrichtungen angebracht: Einbau in einen Schrank, Erdung und Absicherung der gesamten elektrischen Anlage, ferngesteuerter Motorschütz, rotes Betriebslicht, Sicherungsschalter zum Unterbrechen des Stromkreises bei Öffnung des Schrankes.

*Arbeitsmethode:* Sie folgt im wesentlichen der von BETKE (1960a) und BETKE et al. (1959c) angegebenen Arbeitsweise. Es wird üblicherweise Veronal/Veronal-Na-Puffer verwendet mit einem $p_H$ von 8,6, Ionenstärke 0,1 (14,20 g Veronal + 103,00 g Veronal-Na auf 5000 ml Aqua dest.).

Die Herstellung des Stärkeblocks geschieht folgendermaßen: Gewöhnliche Kartoffelstärke wird in einer Glasschale zuerst mit Brunnenwasser, dann mit Veronalpuffer Ionenstärke 0,025 und zuletzt mit Veronalpuffer Ionenstärke 0,1 von 57°C gewaschen. Sie wird jedesmal gut aufgerührt und sedimentiert im Laufe von 1 Std. Dann wird die Stärke mit etwas Pufferlösung zu einem gerade noch fließenden Stärkebrei gemischt und in die Kammern der Apparatur eingefüllt. Während etwa 1 Std setzt sie sich am Boden der Kammern zu einer flachen Platte ab. Die überschüssige Pufferflüssigkeit läßt sich mit Fließpapier absaugen; der $2^1/_2$—3 mm dicke Block wird nachher mit Fließpapier so lange getrocknet, bis das aufgedrückte Papier nicht mehr feucht wird. Dann werden mit einer Blutzuckerpipette je 0,05 ml einer 10—15 g-%igen Hb-Lösung strichförmig aufgetragen. Wenn der Stärkeblock während dieser Zeit zu sehr austrocknet, kann er durch einen Zerstäuber mit Puffer wieder etwas angefeuchtet werden. Schließlich wird der Kontakt zwischen Pufferschalen und Stärkeblock mittels puffergetränkter mehrschichtiger Filterpapier- oder Leinwandbrücken hergestellt, die mit einer Folie aus Celluloseacetat (Dialysierfolie, Dicke 0,1 mm) bedeckt sind. Etwa 4—5 mm über dem Stärkeblock liegt gemäß dem Vorschlag von GERALD u. DIAMOND (1958b) eine Glasplatte, welche gleichzeitig die Leinwandbrücken auf der Stärke andrückt (Abb. 7).

Die Elektrophorese läuft über Nacht, und nach 8—14 Std ist eine gute Auftrennung erreicht (vgl. Abb. 8). Die einzelnen Hb-Fraktionen werden im Stärkeblock ausgeschnitten und lassen sich auf einer Glasfritte mit 5 ml Aqua dest. quantitativ eluieren. Das Eluat wird 30 min bei 3000—6000 U/min zentrifugiert. Im Überstand wird spektrophotometrisch die Extinktion gemessen. Bei stark verdünnten Lösungen, also bei Eluaten kleiner Fraktionen, erfolgt die Messung in der Soretbande bei 415 m$\mu$. Die Konzentration größerer Fraktionen wird wie diejenige des Ausgangshämolysats durch Messung von CN-Met-Hb bei 540 m$\mu$ bestimmt. Aus

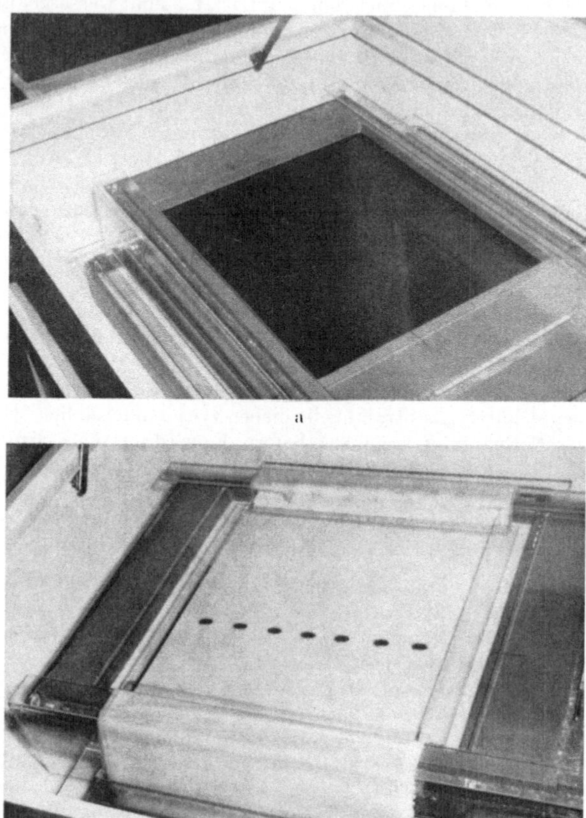

Abb. 7a u. b. Apparat für Stärkeblock-Elektrophorese. Teilansicht schräg von oben. a Apparat leer: Stärkekammer auf Kühlplatte montiert, links Gefäß mit Platinelektrode und Pufferflüssigkeit. b Apparat betriebsbereit: strichförmig aufgetragene Hb-Proben auf dem Stärkeblock, Stromübertragung von Pufferschalen auf Stärkeblock mittels Leinwandbrücken

den Extinktionswerten und Verdünnungsfaktoren kann die Hb-Menge einer Fraktion in Prozent des Ausgangshämolysates errechnet werden. Das Verhältnis der Extinktion für Oxy-Hb bei 415 m$\mu$ und CN-Met-Hb bei 540 m$\mu$ beträgt

$$\frac{E^{O}_{415}}{E^{CNM}_{540}} = 11{,}3 .$$

Alle verdünnten Hb-Lösungen sind unbeständig. Eluieren, Zentrifugieren und Messen am Spektrophotometer nehmen für 10—20 Fraktionen einige Stunden in

Anspruch, und während dieser Zeit sinkt die Extinktion der Hb-Lösungen deutlich ab. Fortlaufende Messungen frisch hergestellter Eluate von Hb $A_2$ und gleicher Mengen Hb $A_1$ zeigen, daß sich der auf der Unstabilität von Oxy-Hb-Lösungen beruhende Meßfehler durch Zusatz von KCN auf etwa die Hälfte reduzieren läßt (Abb. 9) (MARTI 1961 b).

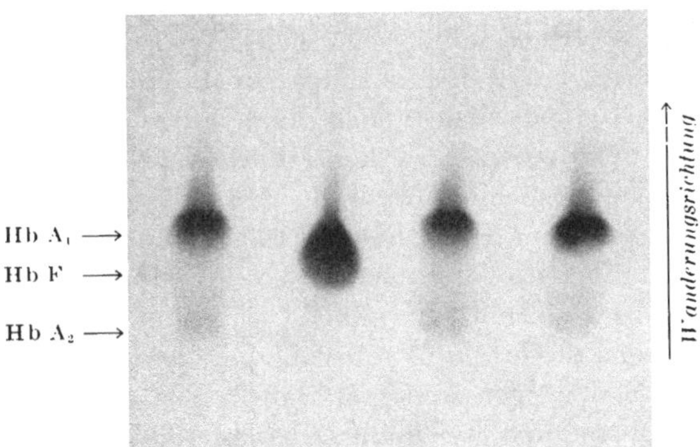


Abb. 8. Wanderungsgeschwindigkeit der normalen Hämoglobine. Stärkeblock-Elektrophorese pH 8,6, 600 V, 60 mA, 8 Std

Auch wenn das Hämolysat vorher mit kleinen Mengen KCN versetzt wurde, so wandert KCN während der Elektrophorese aus dem Hb-Bereich heraus, und die eluierten Hb-Fraktionen enthalten den Zusatz nicht mehr. Wir verwenden deshalb zur Elution Aqua dest., dem $^1/_{50}$ Vol. 5%ige KCN-Lösung zugegeben wird. Durch Umwandlung von Met-Hb in das stabilere CN-Met-Hb wird der Meßfehler verkleinert; die Soretbande des CN-Met-Hb liegt derjenigen von Oxy-Hb sehr nahe (420/415 m$\mu$). Trotzdem sinkt aber die Extinktion des Eluates innerhalb von 4 Std um 5,5% und innerhalb von $6^1/_2$ Std um 6,7% ab. Es ist deshalb unerläßlich, alle Arbeitsgänge von der Elution bis zur Messung am Spektrophotometer in möglichst kurzer Zeit vorzunehmen, jede stärkere Erwärmung der Hb-Lösungen zu vermeiden und wenn möglich zum Zentrifugieren eine Kühlzentrifuge zu verwenden.

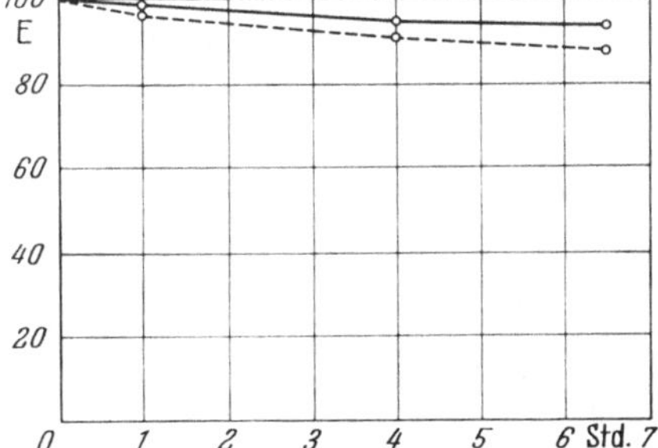


Abb. 9. Unstabilität eluierter Hb-Fraktionen bei Zimmertemperatur. Meßwerte bei 415 m$\mu$. Extinktion zu Beginn als 100% gerechnet. ——— Oxy-Hb-Lösung mit Zusatz von KCN, – – – – Oxy-Hb-Lösung ohne KCN

Bei pH 8,6 wandern alle Hämoglobine in Richtung zur Anode. Nach dem Unterschied der Wanderungsgeschwindigkeit ergibt sich für die wichtigsten Hb-Varianten folgende Reihenfolge:

$$C < E = A_2 < S = D < G = \text{Zürich} < F < A_1 = M < K < J < \text{Bart's} < H = I.$$

Die hinter Hb $A_1$ zurückbleibenden Fraktionen werden als langsam wandernde, die dem Hb $A_1$ vorangehenden als schnell wandernde Hämoglobine bezeichnet. Aus der oben angeführten Aufstellung geht hervor, daß zwei verschiedene Hämoglobine eine gleiche Wanderungsgeschwindigkeit besitzen können. In diesen Fällen müssen andere Differenzierungsmethoden herangezogen werden. Die Unterscheidung von Hb $A_2$ und Hb E ist dadurch erleichtert, daß Hb $A_2$ in der Größenordnung von nur wenigen Prozenten, Hb E aber beim heterozygoten Individuum zu 20—50% vorliegt, und daß Hb E zudem in unseren Gegenden nicht beobachtet wird. In speziellen Fällen kann zur Differenzierung die Chromatographie herangezogen werden. Hb S und Hb D lassen sich auf Grund verschiedener Löslichkeit unterscheiden, Hb $A_1$ und Hb M durch Unterschiede im Spektrum, Hb H und Hb I auf Grund unterschiedlicher Wanderung in der Elektrophorese bei $p_H$ 6,5. Hb H wandert bei $p_H$ 6,5 als einziges Hb in Richtung zur Anode, die anderen Hämoglobine wandern gegen die Kathode. Die Wanderungsgeschwindigkeit von Hb $A_1$ und Hb F unterscheidet sich wenig, so daß in der Stärkeblockelektrophorese keine vollständige Trennung zustande kommt. Hb F wird deshalb mit chemischen Methoden bestimmt.

## 3. Bestimmung von Hämoglobin F mittels Alkalidenaturierung

Hb F wird durch NaOH etwa 100mal langsamer denaturiert als Hb $A_1$ und Hb $A_2$. Auf diesem Unterschied beruht der allgemein übliche Nachweis von Hb F.

Bei der *Methode nach* Jonxis u. Visser wird der Denaturierungsvorgang direkt im Spektrophotometer gemessen: 0,1 ml einer etwa 10 g-%igen Hb-Lösung werden mit 10,0 ml Wasser verdünnt und mit zwei Tropfen 10%iger $NH_4OH$-Lösung versetzt. Die Extinktion wird bei 576 mμ gemessen (= $E_1$). Dann werden 0,1 ml derselben Hb-Lösung mit 10,0 ml 0,06 n NaOH und zwei Tropfen 10%iger $NH_4OH$-Lösung verdünnt. ¼ Std lang wird jede Minute die Extinktion gemessen (= $E_t$). Zuletzt wird der Ansatz für 15 min in ein Wasserbad von 37°C gebracht. Nach Abkühlung auf Zimmertemperatur erfolgt nochmals eine Bestimmung der Extinktion (= $E_2$). Der Prozentsatz des undenaturierten Hb kann für jede Minute nach folgender Formel berechnet werden:

$$\frac{E_t - E_2}{E_1 - E_2} \cdot 100 = \text{Prozent undenaturiertes Hb}.$$

Da die Denaturierung als monomolekulare Reaktion abläuft, ergibt die logarithmische Auftragung der Werte eine Gerade, aus der durch Extrapolieren nach Null der Prozentsatz des alkaliresistenten Hb im Ausgangshämolysat abgelesen werden kann. Die Methode ist sehr genau, aber etwas zeitraubend und für Serienuntersuchungen weniger geeignet.

Die von Betke et al. (1959a) *angegebene Modifikation der Methode nach* Singer et al. (1951) ist rascher durchführbar:

*Reagentien:* 1. 0,2 g $K_3[Fe(CN)_6]$ + 0,2 g KCN auf 1000 ml Aqua dest.,
2. 1,2 n NaOH,
3. 100% gesättigte Ammonsulfatlösung: gleiche Volumina Ammonsulfat und Aqua dest. werden 10 min lang bei 70°C erhitzt, dabei muß ein größerer Bodensatz

erhalten bleiben. Die Lösung wird heiß filtriert und gut verschlossen aufbewahrt. Beim Abkühlen kristallisiert wieder Ammonsulfat aus.

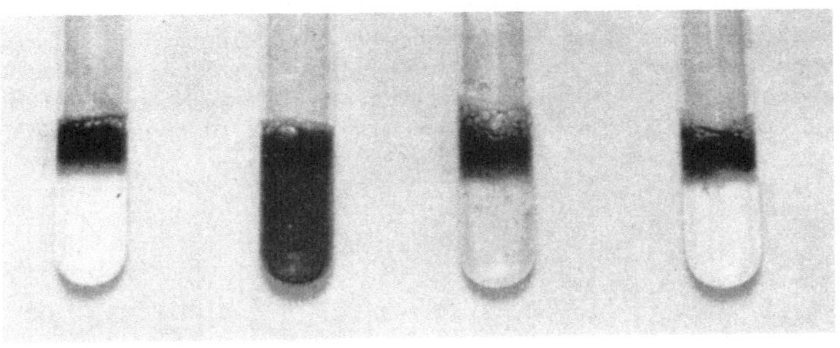


Abb. 10. Bestimmung von Hb F mittels Alkalidenaturierung. Ansatz nach Einwirkung von NaOH und Zugabe von $(NH_4)_2SO_4$. Das denaturierte und ausgefällte Hb A ist als überstehende Schicht erkennbar. Hämolysate von verschiedenen Blutproben: *1* Normalblut, *2* Nabelschnurblut, *3* Blut eines Patienten mit Thalassaemia minor mit leicht vermehrtem Hb F, *4* Blut eines Patienten mit Thalassaemia minor ohne Hb F-Vermehrung

Verwendete Filter: Schleicher & Schüll Nr. 576 und 587 E (als Doppelfilter zur Entfernung des präzipitierten denaturierten Hb).

*Ausführung:* Aus einem konzentrierten Hämolysat wird durch Verdünnung mit $K_3[Fe(CN)_6]$-KCN-Lösung eine etwa 500 mg-%ige CN-Met-Hb-Lösung hergestellt. Nach 30 min ist das Hb umgewandelt. 2,8 ml dieser CN-Met-Hb-Lösung werden bei 20° C im Wasserbad mit 0,2 ml 1,2 n NaOH versetzt. Nach genau 2 min (Stoppuhr!) wird der Denaturierungsprozeß durch rasche Zugabe von 2,0 ml Ammonsulfatlösung unterbrochen. Der ganze Ansatz weist nachher eine 40%ige Sättigung von Ammonsulfat auf. Dadurch wird das als alkalisches Hämatinglobin bezeichnete Denaturierungsprodukt ausgefällt, während nicht denaturiertes Hb in Lösung bleibt (Abb. 10). Nach Entfernung des Präcipitates durch Filtrieren wird die Hb-Konzentration des Filtrates bei 540 mμ im Spektrophotometer gemessen. Zur Bestimmung der Ausgangskonzentration wird eine Verdünnung von 0,4 ml Hb-Lösung und 6,75 ml Aqua dest. gemessen, die ein zehnmal größeres Verdünnungsverhältnis aufweist als der Ansatz. Aus den erhaltenen Extinktionswerten kann Hb F direkt in Prozent errechnet werden nach der Formel:

$$\frac{\text{Extinktion des Filtrates}}{\text{Extinktion der Kontrollösung}} \cdot 10 = \text{Prozent Hb F.}$$

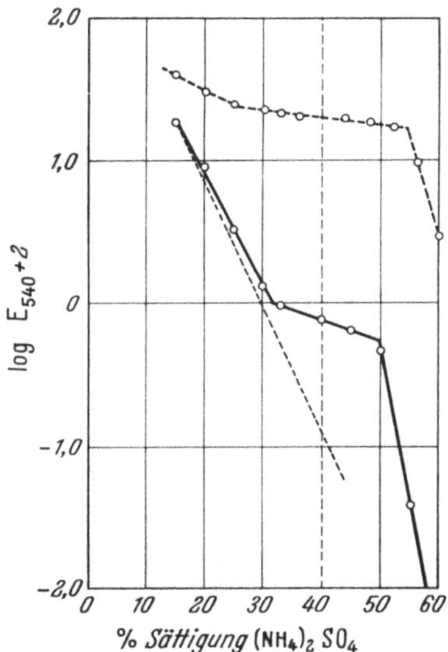


Abb. 11. Ausfällung von alkalischem Hämatinglobin und Hb durch verschiedene $(NH_4)_2SO_4$-Konzentrationen nach Alkalidenaturierung. Extinktion im Filtrat. -o--o- Hämolysat aus Gemisch von 80% Erwachsenen- und 20% Nabelschnurerythrocyten, —o—o— Hämolysat aus Erwachsenenerythrocyten, ---- errechnete Extinktion von Hämatinglobin im zweiten Beispiel (BETKE, MARTI, SCHLICHT 1959b)

Die Methode ergibt bei gesunden Erwachsenen Normalwerte von 0,25 bis 0,75% Hb F.

Zusammen mit BETKE u. SCHLICHT (Abb. 11) konnten wir nachweisen, daß die günstigste Ammonsulfatkonzentration bei 40%iger Sättigung liegt. Bei weniger als 35% Sättigung wird das denaturierte Hb F nicht vollständig ausgefällt, und bei mehr als 50% Sättigung wird nicht denaturiertes Hb präzipitiert. Die Modifikation ist etwas genauer als die ursprünglich von SINGER et al. (1951) angegebene Methode,

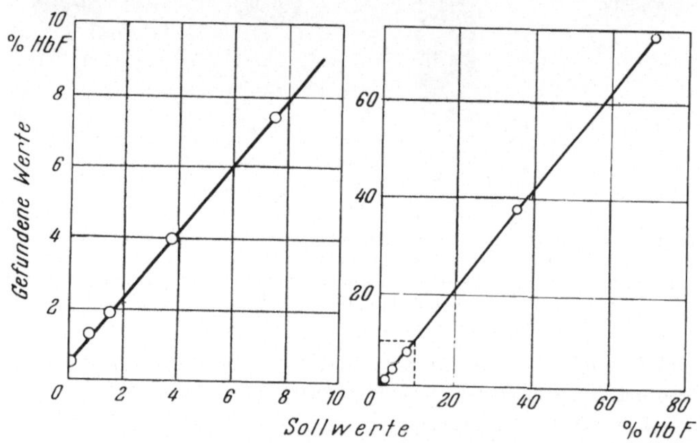


Abb. 12. Gefundene und errechnete Hb F-Werte in künstlichen Gemischen aus Nabelschnur- und Erwachsenenhämolysaten (BETKE, MARTI, SCHLICHT 1959b)

bei der nur eine $33^1/_3$%ige Sättigung mit Ammonsulfat erreicht wird. Der durch unvollständige Fällung entstehende Fehler macht sich namentlich bei kleinen Hb F-Mengen bemerkbar. Mit 40%iger Ammonsulfatsättigung erhält man Werte, die den Sollwerten künstlicher Gemische von Hb F und Hb $A_1$ weitgehend entsprechen (Abb. 12).

## 4. Nachweis von Hämoglobin F in fixierten Blutausstrichen

Nach der von KLEIHAUER u. BETKE (1960) und BETKE u. KLEIHAUER (1958) angegebenen Methode kann fetales Hb in fixierten Erythrocyten nachgewiesen und so die Hb F-Verteilung in einer Erythrocytenpopulation untersucht werden. Die beiden Autoren haben gefunden, daß aus den Erythrocyten eines fixierten Blutausstriches mittels einer sauren Pufferlösung Hb A herausgelöst werden kann, während Hb F in den Zellen bleibt.

*Lösungen:* 1. Äthylalkohol 80%.
2. Citronensäure-Phosphatpuffer nach McILVANE, pH 3,2.
3. saure Hämatoxylinlösung nach EHRLICH 1%.
4. wäßrige Eosinlösung 0,1%.

Herstellung der Pufferlösung: Lösung A: 35,6 g $Na_2HPO_4 \cdot 2H_2O$ auf 1000 ml Aqua dest. Lösung B: 21,01 g $C_6H_8O_7 \cdot H_2O$ auf 1000 ml Aqua dest. 24,7 ml Lösung A + 75,3 ml Lösung B ergeben $p_H$ 3,2. Lösung im Kühlschrank aufbewahren.

Vorbereitung der Objektträger: in Chromschwefelsäure gut entfetten, wässern, mit Alkohol abreiben und trocknen lassen.

*Durchführung:* Ein kleiner Tropfen Nativ- oder Citratblut wird mit einem Tropfen AB-Serum gemischt. Davon wird eine kleine Menge auf einem Objektträger sehr dünn ausgestrichen und 10—60 min an der Luft getrocknet. Der Ausstrich wird 5 min in 80%igem Äthylalkohol fixiert, anschließend gut gewässert und wieder luftgetrocknet. Nun kommt der Objektträger, Schicht nach innen, in ein Becherglas, das Pufferlösung $p_H$ 3,2, 37°C enthält (Wasserbad). Die Pufferlösung wird durch ein Rührwerk in leicht rotierender Bewegung gehalten und soll 3—4 min einwirken (die Zeit muß je nach verwendetem Rührwerk empirisch festgelegt werden). Anschließend wird der Ausstrich gut gewässert, getrocknet und 2 min mit Hämatoxylin

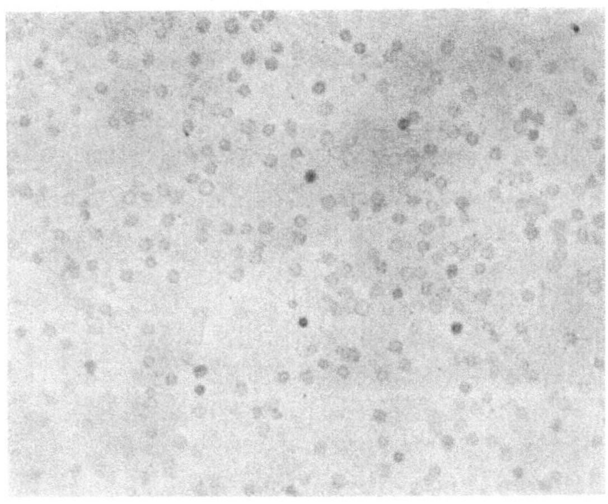

Abb. 13. Hb F-Nachweis in fixierten Ausstrichpräparaten. Erythrocyten eines 20jährigen Mannes mit 2,7 % Hb F. Man erkennt neben Stromaschatten vereinzelte mehr oder weniger stark Hb F-haltige Zellen

und 3½ min mit Eosin gefärbt. Die Beurteilung erfolgt im Mikroskop mit größter Vergrößerung des Trockensystems und weitgehend geschlossener Blende, evtl. mit vorgeschaltetem Blau- oder Grünfilter. Hb F-freie Erythrocyten erscheinen als schwach sichtbare Stromaschatten, die Hb F-haltigen Zellen sind je nach ihrem Gehalt mehr oder weniger stark angefärbt (Abb. 13). Auch die anomalen Hämoglobine werden eluiert.

Die Methode ist äußerst einfach, eignet sich auch für größere Serienuntersuchungen und gestattet die zuverlässige Erfassung einer Hb F-Vermehrung von einigen Prozent. Mit etwas Übung werden auch Hb F-Vermehrungen geringeren Grades erkannt, sofern das Hb F nicht gleichmäßig über alle Zellen verteilt ist. Die Methode erlaubt zudem den Nachweis fetaler Erythrocyten im mütterlichen Kreislauf und ermöglicht damit die Diagnose einer feto-maternellen Transfusion als Ursache von Neugeborenenanämien (Apley et al., Zipursky et al.). Kürzlich wurde durch immunologische Methoden bestätigt, daß es sich bei den Zellen mit sehr hohem Hb F-Gehalt tatsächlich um Erythrocyten handelt, die aus dem fetalen Kreislauf stammen (Borst-Eilers, Helderweirt u. Sokal), und Fraser u. Raper konnten beobachten, daß blutgruppeninkompatible fetale Erythrocyten rascher aus der mütterlichen Zirkulation verschwinden. MATIOLI et al. haben im einzelnen Erythrocyten den Anteil des nicht eluierten Hb spektrophotometrisch gemessen, und MATIOLI u. THORELL haben den Hb F-Gehalt der Einzelzelle auch mittels Alkalidenaturierung bestimmt.

## 5. Chromatographie

Die Chromatographie führt wie die Elektrophorese zur Trennung der verschiedenen normalen und anomalen Hb-Varianten. Sie dient zur quantitativen Bestimmung einzelner Hämoglobine, zur Gewinnung größerer Mengen einer Hb-Fraktion und zur Trennung zweier Hämoglobine mit ähnlicher elektrophoretischer Wanderungsgeschwindigkeit.

Noch vor wenigen Jahren war für die Säulenchromatographie vor allem das Kationenaustauscherharz Amberlite IRC-50 im Gebrauch (JONXIS u. HUISMAN), dann wurde mehr die Carboxymethylcellulose verwendet (HUISMAN et al. 1958, HUISMAN 1959, HUISMAN u. MEYERING, HUISMAN et al. 1960a, MEYERING et al.), und neuerdings wird die Chromatographie auch mit Diäthylaminoäthyl-(DEAE)-Cellulose (HUISMAN u. DOZY, HUISMAN 1962a) ausgeführt. HUISMAN u. DOZY haben die DEAE-Cellulose mit gutem Erfolg zur routinemäßigen Bestimmung von Hb $A_2$ und HENNESSEY et al. zur Trennung von Hb und Erythrocytenfermenten verwendet. Es handelt sich um einen Anionenaustauscher, der fertig im Handel erhältlich ist (z. B. Selecta cel-DEAE, Typ 40, Brown Company, Main Street Berlin N. H. U.S.A.). Am häufigsten wird immer noch mit Carboxymethylcellulose (CMC)-Chromatographie gearbeitet. CMC ist ein Kationenaustauscher. Das Prinzip der Trennung besteht darin, daß Hb an der Oberfläche einer CMC-Säule adsorbiert wird. Dann wird die Säule langsam von einem Puffergemisch durchströmt, dessen $p_H$ sich laufend ändert. Es entsteht ein Puffergradient, und die verschiedenen Hb-Varianten werden bei bestimmtem $p_H$ eluiert. Dabei ergibt sich mit aufsteigendem $p_H$ folgende Reihenfolge der Hb-Elution (HUISMAN et al. 1958):

$$H < J < A_1 < F < S < E < A_2 < C.$$

Ähnlich wie die Elektrophorese muß auch die Chromatographie bei Temperaturen unter 10°C vorgenommen werden, weshalb ein genügend großer Kühlraum zur Installation der ganzen Apparatur erforderlich ist. Wir haben statt dessen eine Kühlvorrichtung für das Chromatographierohr konstruiert: In einem Kühlmantel zirkuliert Wasser von 4°C, das durch eine Kühlmaschine auf konstanter Temperatur gehalten wird.

*Bestimmung von Hb $A_2$*: MULLER u. PIK haben eine relativ einfache chromatographische Bestimmungsmethode für Hb $A_2$ angegeben. Das Hb wird in eine Carboxymethylcellulosesäule gebracht und nachher mit vier verschiedenen Pufferlösungen eluiert, ohne daß ein Puffergradient erforderlich ist.

*Reagentien:* 1. Phosphatpuffer 0,01 M, $p_H$ 6,2; 7,1; 7,3; 7,7.

Herstellung: Lösung A 1,78 g $Na_2HPO_4 \cdot 2H_2O$ + 0,1 g KCN in 1000 ml Aqua dest., Lösung B 1,58 g $NaH_2PO_4 \cdot 2H_2O$ + 0,1 g KCN in 1000 ml Aqua dest. Die Gemische werden unter Messung im $p_H$-Meter empirisch hergestellt.

2. Carboxymethylcellulose (CMC)-Suspension in Puffer $p_H$ 6,2.

*Ausführung:* In einem 15—20 cm langen Chromatographierohr von 1 cm Durchmesser wird eine 5 cm hohe CMC-Säule hergestellt. Nachdem der überschüssige Puffer durchgelaufen ist, wird sorgfältig 1,0 ml einer etwa 1 g-%igen CN-Met-Hb-Lösung $p_H$ 6,2 eingefüllt. Wenn alle Flüssigkeit in die Säule eingedrungen ist, werden 2 ml des Puffers $p_H$ 6,2 zugegeben. Nachdem diese abgelaufen sind, folgen 15 ml Puffer $p_H$ 7,1. Sobald das jetzt eluierte Hb den unteren Rand der Säule erreicht, werden 5 ml Puffer $p_H$ 7,3 nachgegeben. Das Eluat wird in einem 200-ml-Meßkolben gesammelt. Durch dieses Verfahren wird außer Hb $A_2$ der gesamte Blutfarbstoff aus der CMC-Säule ausgewaschen. Dann werden zur Elution von Hb $A_2$ 5 ml Puffer $p_H$ 7,7 eingefüllt. Bevor das Hb $A_2$ den unteren Rand der Säule erreicht, wird der 200-ml-Meßkolben durch einen 10-ml-Meßkolben ersetzt. Das Volumen des Eluates wird auf 200 bzw. 10 ml ergänzt. Nach Zentrifugieren (15 min 3—6000 U/min) wird spektrophotometrisch die Extinktion bei 540 m$\mu$ gemessen. Der Prozentsatz Hb $A_2$ ergibt sich aus folgender Formel:

$$\frac{100 \cdot E_{A_2}}{20 \cdot E_R + E_{A_2}} = \text{Prozent Hb } A_2.$$

$E_{A_2}$ = Extinktion des Hb $A_2$-Eluates bei 540 m$\mu$, $E_R$ = Extinktion des in der ersten Fraktion enthaltenen restlichen Hb bei 540 m$\mu$.

Die Methode erfordert eine gewisse Übung, ist aber einfach und wenig zeitraubend. Die erhaltenen Werte stimmen mit denen der Stärkeblockelektrophorese gut überein, und die Genauigkeit der beiden Methoden ist etwa gleich.

*Konzentration verdünnter Hb-Lösungen.* Das Prinzip der Chromatographie kann nach der Methode von Huisman u. Meyering auch zur Konzentration verdünnter Hb-Lösungen verwendet werden.

Das Hämolysat wird zuerst durch Dialyse oder Zugabe kleiner Mengen einer 0,01 M $NaH_2PO_4$-Lösung auf ein $p_H$ von 6,8 eingestellt. Die Na-Konzentration soll in der Lösung weniger als 0,01 M betragen und kann allenfalls durch Zugabe von Wasser gesenkt werden. Dann wird die Hb-Lösung in ein kleines Chromatographierohr auf eine 5 cm hohe CMC-Säule (0,01 M Phosphatpuffer $p_H$ 6,8) gebracht. Der Blutfarbstoff wird an der Oberfläche der Säule adsorbiert und nachher mit 3—5 ml 0,05 M Na-Phosphatpuffer $p_H$ 7,5 eluiert. Je nach Hb-Variante wird zur Elution auch ein höheres $p_H$ gewählt. Dieser Konzentrationsvorgang kann mehrmals wiederholt werden.

Die alleinige Abtrennung von Hb $A_2$ und die Konzentration kleiner Mengen nimmt wenig Zeit in Anspruch, so daß die Untersuchung bei Zimmertemperatur vorgenommen werden kann, ohne daß eine Denaturierung des Hb eintritt. Für die Konzentration größerer Mengen mit entsprechend längerer Durchlaufzeit muß das CMC-Rohr aber auf eine Temperatur unter 10°C gekühlt werden.

Die Arbeitsmethoden mit CMC sind relativ einfach. Etwas komplizierter ist die Herstellung der Ionenaustauschersuspension. Sie kann aber nach der Vorschrift von Peterson u. Sober und Muller (1961) selbst zubereitet werden.

## 6. Löslichkeitstest zum Nachweis von Hämoglobin S

In 2,24 M Phosphatpuffer wird reduziertes Hb S im Gegensatz zu allen anderen Hb-Varianten ausgefällt. Die verminderte Löslichkeit des reduzierten Hb S wurde erstmals von PERUTZ u. MITCHISON beobachtet. Der Test zum Nachweis von Hb S ist von ITANO angegeben.

*Reagentien:* 1. Phosphatpuffer 2,24 M: 16,9 g $KH_2PO_4$ + 22,187 g $Na_2HPO_4 \cdot 2\,H_2O$ auf 100 ml Aqua dest. (im Wasserbad bei 37°C lösen),
2. Natriumhydrosulfit ($Na_2S_2O_4$).

*Ausführung:* In einen 10-ml-Meßkolben werden 0,1 g $Na_2S_2O_4$ gegeben und 9,0 ml Pufferlösung dazupipettiert. Dieser Ansatz wird zuerst mit 0,4 ml Aqua dest. und nachher mit 0,4 ml einer 10—15 g-%igen Hb-Lösung sorgfältig überschichtet, ohne daß das Hb sich mit der Pufferlösung mischt. Der Meßkolben wird in ein Wasserbad von 25°C gestellt. Dann wird das Volumen mit Aqua dest. genau bis zur Marke 10 ml aufgefüllt. Das Kölbchen wird verschlossen und kräftig geschüttelt, damit eine möglichst rasche Mischung der verschiedenen Lösungen zustande kommt. Hb S fällt sofort aus und erzeugt eine starke Trübung. Der Inhalt des Kölbchens bleibt klar, wenn kein Hb S vorhanden ist.

Das präcipitierte Hb S läßt sich durch Abzentrifugieren entfernen. Aus der eingebrachten Hb-Menge und der Endkonzentration der Lösung kann der Hb S-Gehalt errechnet werden. Für die Ausführung der Probe ist wichtig, daß sorgfältig pipettiert und ein Meßkölbchen mit engem Hals verwendet wird.

## 7. Sichelzelltest

Aus der sichelförmigen Deformierung der Erythrocyten kann auf Anwesenheit von Hb S geschlossen werden. Nach Sauerstoffentzug und Reduktion des Hb nehmen alle Hb S-haltigen Erythrocyten innerhalb von ½—1 Std die charakteristischen Sichelformen an (Abb. 45 Seite 103). Die Hb-Reduktion geschieht am einfachsten durch $Na_2S_2O_3$.

*Lösung:* 2%ige Lösung von $Na_2S_2O_3$ (= Natriumhydrosulfit).

*Ausführung:* 1 Tropfen Blut wird mit 1 Tropfen der $Na_2S_2O_4$-Lösung auf dem Objektträger gemischt, mit einem Deckglas zugedeckt und am Rand mit Paraffin abgedichtet. Das Präparat wird nach ½—1 Std und nach 4—6 Std auf Sichelzellen kontrolliert (Beurteilung im Mikroskop mit größter Vergrößerung des Trockensystems und weitgehend geschlossener Blende). LIE-INJO (1953) hat in seltenen Fällen falsch positive Sichelzellteste gesehen, die durch Verunreinigungen an Objektträgern und Deckgläschen entstanden waren. Dieselbe Autorin und später auch CAMINOPETROS et al. und SHAPIRO haben darauf aufmerksam gemacht, daß normale Erythrocyten nach 8—24 Std oft am Rande des Deckgläschens oder im ganzen Präparat fadenförmig ausgezogen sind und als „falsche Sichelzellen" imponieren. Diesem Phänomen und dem Auftreten ganz vereinzelter sichelähnlicher Zellen (BETKE 1961) kommt keine diagnostische Bedeutung zu.

## 8. Spektrophotometrischer Nachweis von Hämoglobin M

In einer gepufferten Met-Hb-Lösung sind die meisten Hb M-Varianten spektrophotometrisch leicht nachzuweisen. Hb M besitzt als Met-Hb keine Absorptionsbande bei 630 m$\mu$, es hat dafür eine erhöhte Absorption bei 600 m$\mu$, sei es in Form einer deutlichen Bande oder einer plateauförmigen Erhebung. Die Anomalie wird sichtbar, wenn im Bereich von 550—650 m$\mu$ eine Spektralkurve aufgezeichnet wird.

Das Spektrum des Met-Hb $M_{\text{Milwaukee I}}$ ist demjenigen des normalen Met-Hb A so ähnlich, daß es kaum davon unterscheidbar ist (SMITH). Kürzlich haben auch REISSMANN et al. sowie BETKE u. KLEIHAUER (1962) über zwei neue Hb M-Varianten berichtet, deren Met-Hb-Spektrum nur schwer erkennbare Besonderheiten aufweist. Alle übrigen bekannten Hb M-Formen werden aber bei spektrophotometrischer Untersuchung leicht erfaßt. Anstelle der Aufzeichnung einer Spektralkurve kann nach dem Vorschlag von GERALD und BETKE (1962 a) nur eine Messung bei 630, 600 und 500 m$\mu$ vorgenommen werden. Diese Methode ist bei Verdacht auf familiäre Methämoglobinämie als erste Untersuchung anzuwenden; sie ist in jedem Laboratorium durchführbar, in dem ein Spektrophotometer zur Verfügung steht.

*Ausführung:* Das Hämolysat wird auf gleiche Art hergestellt wie zur Met-Hb-Bestimmung (Seite 49). Man mißt die mit einem Tropfen 5%iger $K_3[Fe(CN)_6]$-Lösung in Met-Hb umgewandelte Probe bei 630, 600 und 500 m$\mu$. Aus den Extinktionen werden folgende Quotienten errechnet:

$$\frac{\text{Ext.}_{500\,\text{m}\mu}}{\text{Ext.}_{600\,\text{m}\mu}} = \text{A}, \qquad \frac{\text{Ext.}_{630\,\text{m}\mu}}{\text{Ext.}_{600\,\text{m}\mu}} = \text{B}.$$

Wenn der Wert für A nicht unter 2,8 und der Wert für B nicht unter 1,25 liegt, ist kein Hb M vorhanden.

Met-Hb M muß im neutralen oder leicht sauren Bereich gemessen werden, da bei alkalischer Reaktion kein signifikanter Unterschied gegenüber normalem Met-Hb besteht. Werden bei Verdacht auf familiäre Methämoglobinämie normale Quotienten erhalten, muß als nächste Untersuchung die Met-Hb-Rückbildung der Erythrocyten geprüft werden. Erweist sich auch diese als normal, ist wegen der oben erwähnten, schwer differenzierbaren Hb M-Varianten eine elektrophoretische Trennung des Hb mit Untersuchung der Spektralkurve der einzelnen Fraktionen angezeigt.

## 9. Hitzedenaturierung

Die Hitzedenaturierung hat zwar im Gegensatz zur Alkalidenaturierung eine geringe Bedeutung für die Diagnostik; sie kann aber zur Charakterisierung anomaler Hämoglobine herangezogen werden (BETKE et al. 1960b). Die Ausführung ist einfach.

*Technik nach* BETKE (1954): Eine 1 g-%ige Oxy-Hb-Lösung in Phosphatpuffer $p_H$ 6,8 wird in Proben zu 1,0 ml in dünnwandige Reagensgläschen verteilt. Jedes Gläschen wird 2 min bei 50° C vorgewärmt und dann 2 min in ein Wasserbad mit der gewünschten Temperatur gebracht. Nach dieser Zeit wird der Denaturierungsvorgang durch Abkühlen im kalten Wasserbad unterbrochen. Danach werden pro Röhrchen 4,0 ml einer Lösung mit 0,2‰ $K_3[Fe(CN)_6]$ und 0,2‰ KCN zugegeben.

Das denaturierte und präcipitierte Hb wird abfiltriert. Durch Bestimmung der Hb-Konzentration im Ausgangshämolysat und im Filtrat wird der Anteil des nicht denaturierten Hb gemessen. Hb $A_1$ bleibt bei 65°C intakt und wird bei 81°C vollständig denaturiert.

## 10. Säuredenaturierung

Wenn man von den beiden Spezialfällen der Darstellung Hb F-haltiger Erythrocyten in fixierten Blutausstrichen und der Säurehydrolyse des Globin absieht, hat die Säuredenaturierung für die Hb-Differenzierung keine große Bedeutung. Sie gehörte hingegen in den vergangenen Jahrzehnten zu den meistangewendeten hämatologischen Untersuchungsmethoden, beruht doch die Hb-Bestimmung nach SAHLI auf einer Säuredenaturierung des Blutfarbstoffes. Die Prüfung der Säureempfindlichkeit kann zur Charakterisierung eines anomalen Hb beitragen.

*Säuredenaturierung nach* KLEIHAUER (BETKE et al. 1960b): Proben zu je 3,0 ml einer 150 mg-%igen CN-Met-Hb-Lösung werden mit 1,55 ml gesättigter Ammonsulfatlösung, die 3% n HCl enthält, versetzt. Im Abstand von je 5 min wird der Denaturierungsvorgang durch Zugabe von 0,45 ml 2 n NaOH unterbrochen. Das denaturierte und ausgefällte Hb wird abfiltriert. Durch Messung der Extinktion bei 540 m$\mu$ kann der Anteil des nicht denaturierten Farbstoffes bestimmt werden. Hb $A_1$ wird in 15 min vollständig denaturiert.

## 11. Unterscheidung von Hämoglobin und Myoglobin

Myoglobin ist ein Hämprotein mit einem Molekulargewicht von 16700, also einem Viertel des Molekulargewichtes des Hb. Seine Struktur wurde kürzlich von KENDREW röntgenkristallographisch dargestellt. Das Myoglobinmolekül besteht aus einer einzigen Polypeptidkette und einem Häm; es entspricht also auch in seiner Zusammensetzung einem Viertel des Hb. Ein Molekül Myoglobin kann ein Molekül Sauerstoff reversibel binden nach der Formel: $Mb + O_2 \rightleftarrows MbO_2$.

Die Sauerstoffaffinität von Myoglobin ist größer als diejenige von Hb, eine Eigenschaft, die den Sauerstoffübertritt vom Blut in die Muskulatur erleichtert. Da Myoglobin nur eine Häm-Gruppe besitzt, kommt keine „heme-heme-interaction“ zustande. Die Myoglobin-Polypeptidkette ist ungefähr gleich groß wie diejenige des Hb, sie ist aber in der Aminosäurenzusammensetzung verschieden. PERUTZ et al. haben nachgewiesen, daß die Struktur der Myoglobin- und Hb-Polypeptidketten ähnlich ist, und BRAUNITZER et al. (1961) ist es gelungen, die Aminosäurensequenzen des Wal-Myoglobins aufzuklären.

Der Myoglobinnachweis ist vor allem für die Diagnose einer Myoglobinurie von Bedeutung. Bei verschiedenen Zuständen kann Myoglobin aus der Muskulatur in die Blutbahn übertreten, so nach mechanischen oder elektrischen Muskeltraumata, nach Kältetrauma, bei Ischämie durch Arterienverschluß, bei gewissen entzündlichen und degenerativen Muskelerkrankungen, der epidemischen Haffkrankheit, bei

Hypokaliämie (HEITZMAN et al.) und bei endogenen Störungen des Energiestoffwechsels der Muskulatur (SCHMID u. MAHLER). Das Myoglobin geht im Blut keine Haptoglobinbindung ein (JAVID et al. 1959a, b) und kann durch andere Plasmaproteine nur bis zu einer Konzentration von 20—30 mg-% gebunden werden (LATHEM, WHEBY et al.). Überschreitet der Blutspiegel diese Schwelle, passiert freies Myoglobin das Nierenfilter, und es kommt zur Myoglobinurie.

Die Differenzierung von Myoglobin und Hb bietet vor allem bei niedrigen Konzentrationen und gleichzeitigem Vorliegen beider Farbstoffe gewisse Schwierigkeiten. Zur Identifizierung können grundsätzlich Aussalzung, Ultrazentrifuge, Spektraluntersuchung und Elektrophorese verwendet werden. Die Untersuchung mittels Ultrazentrifuge setzt einen entsprechenden technischen Aufwand voraus und hat zudem den Nachteil, daß andere Urinproteine mit gleichen Sedimentationskonstanten das Resultat verfälschen können (WHISNANT et al.).

Bevor andere Untersuchungsmethoden angewandt werden, soll mit dem zellfrei zentrifugierten Urin zunächst die Benzidinprobe angestellt werden. Fällt sie negativ aus, ist eine Myoglobinurie ausgeschlossen. Ist die Benzidinprobe positiv, sind Myoglobin und Hb noch zu differenzieren. Myoglobin ist braun; wenn es aber in geringer Konzentration vorliegt, ist die Erkennung der Farbe unmöglich. Die Farbintensität ist zu gering, es interferieren noch andere Urinfarbstoffe und zudem wird auch Hb braun, wenn es zu Met-Hb oxydiert ist.

### *Ausfällung*

THEORELL u. DE DUVE und später BLONDHEIM et al. haben eine Methode angegeben, die darauf beruht, daß bei 75—80% Ammonsulfatsättigung Hb ausgefällt wird, während Oxymyoglobin in Lösung bleibt. Sie dient aber nur zum Nachweis von Oxymyoglobin, da Metmyoglobin ebenfalls ausgefällt wird (JAVID et al. 1959b). Für den Test ist deshalb nur frischer Urin verwendbar; Myoglobin oxydiert spontan rascher zu Metmyoglobin als Hb zu Met-Hb.

*Ausführung:* In 5,0 ml Urin werden 2,8 g Ammonsulfat gelöst. Hb fällt aus und ergibt einen Niederschlag, der stark benzidinpositiv ist. Ist nur Myoglobin vorhanden, entsteht keine Fällung, hingegen bleibt die Lösung stark benzidinpositiv.

### *Spektrophotometrische Methode*

Wenn kein selbstregistrierendes Instrument zur Verfügung steht, erfordert die Untersuchung einen ziemlich großen Arbeitsaufwand und wird auch dadurch erschwert, daß im Spektrum die Unterschiede zwischen Myoglobin und Hb sehr geringfügig sind: Oxymyoglobin besitzt Absorptionsbanden bei 544 und 582 m$\mu$ (BOWDEN et al., BOWEN) gegenüber denen des Oxy-Hb bei 540 und 578 m$\mu$. CO-Myoglobin zeigt solche bei 540 und 577 m$\mu$ (THEORELL u. DE DUVE) gegenüber denen des CO-Hb bei 538 und 572 m$\mu$. In der Oxy- und CO-Form ist also das Spektrum des Myoglobin ganz leicht nach der langwelligen Seite verschoben. Beim Metmyoglobin ist die Spektralkurve wie beim Met-Hb vom $p_H$ abhängig, und reduziertes Myoglobin sowie CN-Metmyoglobin unterscheiden sich spektrophotometrisch überhaupt nicht von den entsprechenden Formen des Hb (BOWEN, PEARSON et al. 1957).

*Ausführung:* Der zu untersuchende Urin und eine hergestellte Hb-Kontrolllösung werden je zur Hälfte mit CO und mit Luft oder Sauerstoff beschickt. Dann wird bei allen vier Proben das Spektrum zwischen 535—550 m$\mu$ und 565—585 m$\mu$ gemessen und aufgezeichnet. Die Kontrollmessung der Hb-Lösung ist unerläßlich, da die Wellenlängenangabe des Spektrophotometers mit einem Fehler von einigen Millimikron behaftet sein kann.

*Elektrophorese*

Myoglobin kann auf Grund seiner elektrophoretischen Wanderungsgeschwindigkeit identifiziert werden. Die Untersuchung ist einfach und erfordert einen geringeren Arbeitsaufwand als die Spektrophotometrie. Sie ist zudem von der vorliegenden Zustandsform des Myoglobin unabhängig, da der Farbstoff für die Untersuchung in CN-Metmyoglobin umgewandelt wird. Die Beurteilung der Wanderungsgeschwindigkeit erfolgt durch Vergleich mit Hb. Seit den Untersuchungen von SINGER et al. (1955b) ist bekannt, daß Myoglobin bei $p_H$ 8,6 langsamer wandert als Hb $A_1$. Zuerst sind Papierelektrophorese (SINGER et al. 1955a, b, WHEBY u. MILLER, WHISNANT et al.) und Stärkegel-Elektrophorese (JAVID et al. 1959a, b) verwendet worden. Noch zweckmäßiger ist die Stärkeblockelektrophorese, weil sie erlaubt, relativ große Mengen des Untersuchungsmaterials aufzutragen.

*Arbeitsmethode:* 3 ml des zu untersuchenden, zellfrei zentrifugierten Urins werden mit je einem Tropfen einer 5%igen Lösung von $K_3[Fe(CN)_6]$ und einer 5%igen Lösung von KCN versetzt. Dadurch wird allfälliges Myoglobin in CN-Metmyoglobin umgewandelt. Dann werden Proben zu 0,1 ml auf den Stärkeblock aufgetragen.

CN-Metmyoglobin zeigt eine Wanderungsgeschwindigkeit, die zwischen derjenigen von Oxy-Hb F und Oxy-Hb S liegt.

Enthält der aufgetragene Urin mehr als 50 mg-% Myoglobin oder Hb, ist die Fraktion auf dem Stärkeblock sichtbar (Abb. 14); bei geringeren Konzentrationen wird sie durch Färbung mit Benzidin sichtbar gemacht (Abb. 15). Dazu wird mit einem Zerstäuber frisch hergestellte Benzidinlösung als Spray auf die Stärke gebracht. Wanderungsgeschwindigkeit und positive Benzidinreaktion genügen zur Diagnose, denn ein anomales Hb kann durch gleichzeitiges Untersuchen einer Blutprobe leicht ausgeschlossen werden. In einem Gemisch aus Myoglobin und Hb kommt eine einwandfreie Trennung der beiden Farbstoffe zustande (Abb. 14).

Zur quantitativen Bestimmung des Myoglobin können sichtbare Fraktionen aus der Stärke eluiert werden. Um eine etwas größere Konzentration zu erhalten, wird mit 4 ml Aqua dest. ein Eluat aus mehreren Fraktionen hergestellt. Die Messung erfolgt im Spektrophotometer bei 540 m$\mu$. Der millimolare Extinktionskoeffizient beträgt 11,3 (BOWEN), ist also praktisch mit demjenigen für Hb identisch. Damit ergibt sich für die Berechnung der Myoglobinkonzentration folgende Formel:

$$\frac{E}{11{,}3} \cdot 16\,700 \cdot 10^{-1} = \text{mg-\% Myoglobin} \quad \text{oder} \quad E \cdot 147{,}8 = \text{mg-\% Myoglobin}$$

($E$ = Extinktion bei 540 m$\mu$).

Bei kleinen Myoglobinmengen, die erst nach der Benzidinreaktion sichtbar sind, kann die Konzentration durch Vergleich mit aufgetragenen Hb-Verdünnungen geschätzt werden. Die geringste, mit Stärkeblockelektrophorese und Benzidinentwicklung noch nachweisbare Myoglobinkonzentration beträgt 1 mg-% (MARTI 1961 a). Damit der Urin eine erkennbare Braunfärbung aufweist, müssen mindestens 25 mg-% Myoglobin vorhanden sein. Es ist also mit der Stärkeblockelektrophorese möglich, auch in hellen Urinproben allenfalls noch Myoglobin nachzuweisen.

SINGER et al. (1955 a) haben ein fetales Myoglobin (Mb F) gefunden, das bei Neugeborenen vorhanden ist und im Laufe der ersten 6 Lebensmonate durch Erwachsenenmyoglobin (Mb A) ersetzt wird. Met-Mb F wandert bei $p_H$ 8,6 rascher als

Met-Mb A. Bei Trägern anomaler Hämoglobine sind bisher keine Anomalien des Myoglobin nachgewiesen worden. SINGER et al. (1955b) und PRANKERD (1956) konnten zeigen, daß sich Myoglobin von Sichelzellanämiepatienten von demjenigen normaler Kontrollpersonen nicht unterscheiden läßt. Auch bei paroxysmaler idiopathischer Myoglobinurie ist kein anomales Myoglobin gefunden worden (PRANKERD

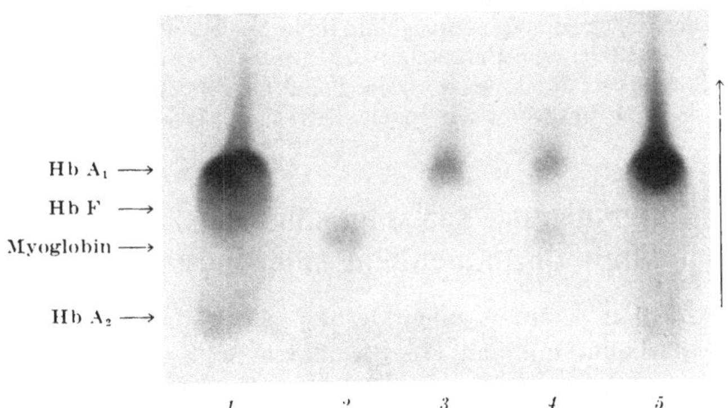


Abb. 14. Nachweis von Myoglobin mittels Stärkeblock-Elektrophorese. *1* Hämolysat mit 13% Hb F, *2* CN-Metmyoglobin aus Urin (150 mg-%), *3* Kontrollurin mit künstlicher Zugabe von Hb, *4* Gemisch von 2 und 3. *5* Hämolysat eines Erwachsenen. (Wir verdanken den myoglobinhaltigen Urin Herrn Dr. K. LAUBER aus dem Medizinisch-chemischen Institut der Universität Bern, Direktor: Prof. Dr. H. AEBI)

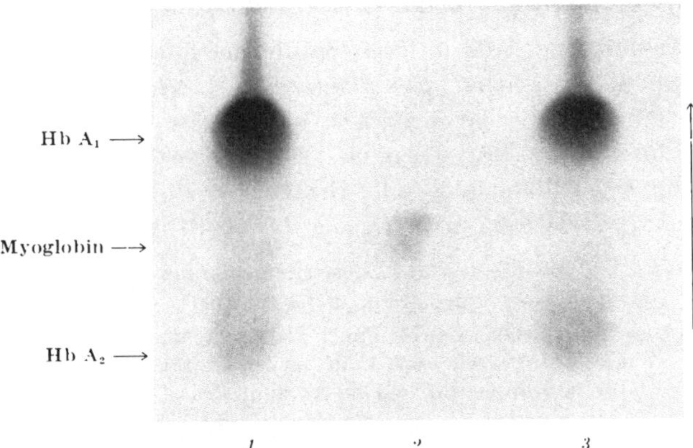


Abb. 15. Myoglobinnachweis mit Stärkeblock-Elektrophorese und Benzidinfärbung. *1* und *3* Hämolysat eines Erwachsenen, *2* Myoglobin aus Urin (ca. 20 mg-%) nach Benzidinreaktion. (Wir verdanken den myoglobinhaltigen Urin Herrn Dr. J. P. JUNOD aus der Medizinischen Universitätspoliklinik Genf, Direktor: Prof. Dr. E. MARTIN)

1956, MARTI 1961a). Einzig bei progressiver Muskeldystrophie haben MERRILL, WHORTON et al. kürzlich auf Grund von Differenzen im Absorptionsspektrum eine Myoglobinanomalie in Betracht gezogen.

### *Immunologische Methoden*

Leider sind Blut- und Muskelfarbstoffe trotz ihres Eiweißcharakters schlechte Antigene, so daß Präcipitationsreaktionen und Immunelektrophorese für Nachweis und Differenzierung der Hämoglobine keine praktische Bedeutung erlangt haben.

Es ist durch Immunisierung von Kaninchen zwar möglich, spezifische Antikörper gegen Hb F (CHERNOFF 1953 a, b, RUCKNAGEL u. CHERNOFF, DIACONO u. CASTAY) und gegen Hb $A_2$ (HELLER 1962a, HELLER et al.) zu erzeugen, die erzielten Antikörpertiter sind aber meist gering. Wie AKSOY (1955), so ist es auch uns nicht gelungen (HÄSSIG u. MARTI, unveröffentlichte Arbeit), einen brauchbaren Präcipitationstest zur Bestimmung von Hb F oder Hb $A_2$ zu entwickeln. YAKULIS u. HELLER haben hingegen Kaninchen mit gereinigtem Myoglobin immunisiert und spezifische Seren mit hohem Titer erhalten, und ERLENBORN u. PILZ haben solche Seren in der Immunelektrophorese zum Nachweis von Myoglobin verwendet. Diese Methoden besitzen aber vorläufig mehr theoretisch-wissenschaftliche als praktische Bedeutung.

## C. Untersuchung der Hämoglobinstabilität und damit zusammenhängender Fermente

Bei hämolytischen Anämien oder Methämoglobinämien ungeklärter Genese, bei denen kein anomales Hb vorhanden ist, können manchmal relativ einfache Untersuchungen diagnostisch weiterführen. Für die beiden wichtigsten Erythrocytenenzymopathien, den Favismus und den Diaphorasemangel, gibt es Nachweismethoden, die praktisch jedem Krankenhaus gestatten, die Diagnose zu stellen.

### 1. Nachweis Heinzscher Innenkörper

Heinzsche Innenkörper sind in fixierten und nachher gefärbten Ausstrichpräparaten nicht sichtbar. Sie verschwinden auch, wenn Innenkörperpräparate mit Giemsa nachgefärbt werden. Größere Innenkörper lassen sich im Phasenmikroskop erkennen. Die beste Nachweismethode ist aber die Färbung mit Nilblausulfat oder Brillantkresylblau. Nilblausulfat stellt die Innenkörper etwas kontrastreicher dar als Brillantkresylblau.

*Benötigte Lösung:* 0,5% Nilblausulfat in absolutem Alkohol gelöst.

*Ausführung:* Auf sorgfältig entfettete Objektträger wird je 1 Tropfen Nilblausulfatlösung ausgestrichen. Die Gläschen sind nach Trocknung an der Luft gebrauchsbereit. 1 Tropfen Blut kommt zwischen zwei mit der Farbseite aufeinandergelegten Objektträgern, so daß eine dünne Blutschicht entsteht. Das Ganze wird in einer feuchten Kammer 7—10 min bei Zimmertemperatur oder 37°C inkubiert. Dann werden die Objektträger auseinandergenommen, ein kleiner Flüssigkeitstropfen wird gesammelt und auf saubere Objektträger ausgestrichen. Die Beurteilung erfolgt mit Ölimmersion: Innenkörper sind als blaue, meist exzentrisch gelegene Kügelchen sichtbar.

*Nachweis von Hb H-Innenkörpern:* Die Abweichung von der oben angegebenen Methode besteht lediglich darin, daß der Ansatz mindestens 1 Std bei 37°C inkubiert wird. Hb H-haltige Erythrocyten weisen besonders zahlreiche aber teilweise kleine Innenkörper auf (Abb. 39, Seite 97).

### 2. Innenkörperbildung durch Phenylhydrazin

Acetylphenylhydrazin führt über eine oxydative Denaturierung des Hb in allen Erythrocyten zur Innenkörperbildung. An sich ist Acetylphenylhydrazin zwar eine reduzierende Substanz; wahrscheinlich entstehen aber Stoffwechselprodukte, die als Oxydationsmittel wirken. ALLEN u. JANDL haben nachgewiesen, daß Acetylphenylhydrazin sowohl Glutathion als auch Hb oxydiert, daß aber die Oxydation von Glutathion in äquimolarer Lösung etwa 5mal rascher erfolgt. Reduziertes Glutathion gewährleistet die Hb-Stabilität und schützt das Hb-Molekül vor weiterer Oxydation. Liegt das Glutathion in der oxydierten GSSG-Form vor, geht diese Schutzwirkung verloren, es erfolgt eine raschere oxydative Denaturierung des Hb und schließlich eine Präcipitation in Form Heinzscher Innenkörper. Wenn Erythrocyten zu wenig reduziertes Glutathion enthalten, wenn also das Gleichgewicht zwischen GSH und GSSG von Anfang an zugunsten von GSSG verschoben ist, führt Acetylphenylhydrazin viel rascher zur Innenkörperbildung als bei normalem GSH-Gehalt. Auf diesem Prinzip beruht der von BEUTLER et al. angegebene *Heinzkörpertest*. Er ist nicht spezifisch für einen Mangel an reduziertem Glutathion, denn die oxydative Wirkung trifft das Glutathion und gleichzeitig direkt das Hb-Molekül. Der Test ist aber praktisch brauchbar und gibt einen Hinweis auf eine Verminderung des reduzierten Glutathion oder eine erhöhte Oxydierbarkeit des Hb-Moleküls. Die Ausführung ist einfach und an keine besonderen technischen Voraussetzungen gebunden.

*Lösungen:* 1. 0,9%ige NaCl-Lösung.

2. Isotonische Phosphatpufferlösung $p_H$ 7,4: 4,404 g $KH_2PO_4$ + 18,545 g $Na_2HPO_4 \cdot 2H_2O$ in 1000 ml Aqua dest. gelöst.

3. $\beta$-Acetylphenylhydrazinlösung 1 g-%. Herstellung: 1 g $\beta$-Acetylphenylhydrazin (Schuchardt, München) wird in 88 ml Pufferlösung + 12 ml 0,9% NaCl-Lösung im Wasserbad bei 37° C aufgelöst. Bis zur vollständigen Lösung sind 3—4 Std erforderlich.

*Ausführung:* Der Test muß wenige Stunden nach der Blutentnahme ausgeführt werden. Testblut und normales Kontrollblut werden nebeneinander untersucht. Je 1,0 ml Citratblut + 0,5 ml Acetylphenylhydrazinlösung werden im Reagensröhrchen bei 37°C im Wasserbad inkubiert. Zu Beginn und nachher alle 30 min wird ein Innenkörperpräparat hergestellt. Der Ansatz mit Nilblausulfat wird dabei 30 min bei 37°C inkubiert.

Nach 1½—2 Std enthalten auch normale Erythrocyten Innenkörper. Eine allfällige Differenz zwischen Testerythrocyten und Kontrolle kommt durch den unterschiedlichen Beginn der Innenkörperbildung und durch den unterschiedlichen Prozentsatz innenkörperhaltiger Erythrocyten zum Ausdruck.

## 3. Methämoglobinrückbildung

Zur Prüfung der Met-Hb-Rückbildungsfähigkeit der Erythrocyten muß zunächst der größte Teil des Blutfarbstoffes in Met-Hb umgewandelt werden. Die vitalen Erythrocyten werden nachher in gepufferter NaCl-Lösung suspendiert und mit Zugabe von Glucose oder Lactat bei 37°C inkubiert. Zu Beginn und in stündlichen Abständen wird der Met-Hb-Gehalt der Erythrocyten bestimmt. Um diese zeitraubende

Bestimmung zu vermeiden, führen BETKE et al. (1962) den Versuch in CO-Atmosphäre durch und messen den Anteil an gebildetem CO-Hb. Die vorhandene Met-Hb-Menge ergibt sich aus der Differenz zwischen Ausgangswert an Met-Hb und neu gebildetem CO-Hb, da sich Met-Hb ja nicht mit CO verbindet.

Bei der Inkubation mit Glucose oder Lactat wird hauptsächlich der DPNH-abhängige Met-Hb-Rückbildungsmechanismus geprüft, da der Hexosemonophosphatshunt wenig stoffwechselaktiv ist. Lactat bewirkt eine raschere Rückbildung, da durch Verschiebung des Pyruvat-Lactat-Gleichgewichtes die Umwandlung von DPN in DPNH stark beschleunigt wird. Nach 3—4 Std wird dem Ansatz eine geringe Menge Methylenblau zugegeben. Durch Aktivierung des Hexosemonophosphatshunts kommt es nun zur TPNH-Bildung und damit zu einer Beschleunigung der TPNH-abhängigen Met-Hb-Rückbildung. Beim Ansatz mit Glucose ist die Zunahme der Met-Hb-Rückbildung wesentlich ausgeprägter als bei demjenigen mit Lactat, da die Glucose das Substrat für den Hexosemonophosphatshunt liefert. Der Versuch mit Lactat ist also zur Beurteilung des DPNH-abhängigen und der Versuch mit Glucose zur Beurteilung des TPNH-abhängigen Rückbildungsmechanismus geeignet. Ein Ausfall der DPNH-abhängigen Met-Hb-Reduktion wird bei der auf Fermentmangel beruhenden Form der familiären Methämoglobinämie und ein Ausfall der TPNH-abhängigen Met-Hb-Rückbildung beim Glucose-6-phosphatdehydrogenasemangel beobachtet. BETKE et al. (1962) und CAWEIN et al. haben gezeigt, daß in Familien mit hereditärer Reductaseinsuffizienz mit dieser Methode auch heterozygote Individuen erfaßt werden. Die Untersuchung erfordert außer einem Spektrophotometer keine besonderen apparativen Einrichtungen und kann in jedem Laboratorium vorgenommen werden; sie ist allerdings mit einem gewissen Arbeitsaufwand verbunden.

*Lösungen:* 1. *Na-Nitritlösung:* 0,23 g $NaNO_2$ werden in 80 ml 0,9% NaCl + 20 ml Aqua dest. gelöst.

2. *Isotonische NaCl-Phosphatpufferlösung* $p_H$ *7,0*, hergestellt aus 9 Teilen 0,9% NaCl und 1 Teil isotonischem Phosphatpuffer $p_H$ 7,0. Isotonischer Phosphatpuffer $p_H$ 7,0 nach SØRENSEN: Lösung A = 2,31 g $KH_2PO_4$ in 100 ml Aqua dest. Lösung B = 1,81 g $Na_2HPO_4$ in 100 ml Aqua dest. (wenn $2H_2O$ Kristallwasser dazugerechnet: 2,266 g/100 ml). Mischungsverhältnis für $p_H$ 7,0: 38,8 ml Lösung A + 61,2 ml Lösung B.

*Ausführung:* Je 2,0 ml Test- und Kontrollblut werden mit 8,0 ml Na-Nitritlösung versetzt; der Ansatz bleibt 30 min bei Zimmertemperatur stehen. Dann werden die Erythrocyten viermal mit NaCl-Phosphatpuffer gewaschen und zuletzt in 8,0 ml NaCl-Phosphatpuffer suspendiert. Die Hb-Konzentration der beiden Suspensionen wird kontrolliert; beide Ansätze werden auf denselben Hb-Gehalt gebracht. Nachher kommen je 2,0 ml der Erythrocytensuspensionen in Reagensgläser, die 4 mg Glucose enthalten und je 2,0 ml in solche, die 4 mg Na-Lactat enthalten, und werden im Wasserbad bei 37°C inkubiert. Bei Beginn der Inkubation und nach 2 und 3 Std wird in allen 4 Proben eine Met-Hb-Bestimmung vorgenommen. Dazu gibt man 0,2 ml Erythrocytensuspension zu 5,0 ml im Kühlschrank vorgekühlter 0,9%iger NaCl-Lösung. Durch die Abkühlung wird der Met-Hb-Rückbildungsvorgang unterbrochen. Die Erythrocyten werden abzentrifugiert und nachher in 6,0 ml Aqua bidest. hämolysiert. Nach 5 min ist die Hämolyse vollständig, dann werden 0,4 ml 2 M Phosphatpuffer $p_H$ 6,8 zugegeben. Nach Abzentrifugieren der Stromata (10 min 6000 U/min oder 30 min 3000 U/min) bestimmt man das Met-Hb nach der auf Seite 49 angegebenen Methode.

Nach einer Versuchsdauer von 3 oder 4 Std wird jedem Ansatz 1 Tropfen einer $10^{-3}$ M Methylenblaulösung zugegeben; 1 und 2 Std später erfolgt wiederum eine Met-Hb-Bestimmung. Die erhaltenen Werte werden als Kurve aufgezeichnet (Abb. 31, Seite 92).

Da die Stoffwechselaktivität vom Durchschnittsalter der Erythrocytenpopulation abhängt und auch individuelle Unterschiede vorhanden sind, dürfen nur erhebliche Abweichungen vom normalen Verlauf der Met-Hb-Rückbildung als pathologisch gewertet werden. Ein geringeres Durchschnittsalter der Erythrocyten, wie es bei hämolytischen Anämien vorliegt, führt zu einer wesentlich rascheren Met-Hb-Rückbildung. Die verwendeten Kontrollerythrocyten müssen deshalb von einer hämatologisch gesunden Versuchsperson stammen. Erythrocyten von Neugeborenen weisen nach den Untersuchungen von ROSS eine etwas verminderte Diaphoraseaktivität auf.

## 4. Aktivität der Glucose-6-phosphatdehydrogenase

Alle Methoden zur Bestimmung der Glucose-6-phosphatdehydrogenase-(G-6-PD)-Aktivität beruhen auf einer direkten oder indirekten Bestimmung des gebildeten TPNH. Dazu gehört auch die Prüfung der Glutathionstabilität, wie sie von BEUTLER angegeben wurde. Der Test beruht darauf, daß bei G-6-PD-Mangel das Gleichgewicht zwischen Oxydation und Reduktion des Glutathion zugunsten der Oxydation verschoben ist. Die Messung des Glutathion ist jedoch mit einer erheblichen Fehlerbreite verbunden. STEVENSON et al. haben eine Methode angegeben, die erlaubt, das Glutathion colorimetrisch zu bestimmen, indem mit einem aromatischen Disulfid ein gelber Farbstoff gebildet wird. Die Methode scheint den früher verwendeten Farbreaktionen (GRUNERT u. PHILIPS) überlegen zu sein. Der Glutathionstabilitätstest wird aber als diagnostische Untersuchung nur noch selten gebraucht; eine leichtere Verminderung der G-6-PD wird oft nicht erfaßt. TARLOV et al. haben bei Frauen mit heterozygoter Anlage eines G-6-PD-Mangels in 30—50% der Fälle falsch negative Resultate gefunden. Die heute am meisten verwendeten Labormethoden beruhen auf der direkten spektrophotometrischen Messung des TPNH, auf der Bestimmung der TPNH-abhängigen Met-Hb-Reduktion oder auf der Reduktion von Farbstoffen durch TPNH. Die Farbreaktionsmethoden sind praktisch in jedem Laboratorium durchführbar, sie erfordern einen geringen Arbeitsaufwand und eignen sich besonders für Serienuntersuchungen. Sie ermöglichen die sichere Erfassung eines ausgeprägten Fermentmangels; bei heterozygoten Frauen mit geringer Verminderung der Fermentaktivität sind allerdings falsche negative Resultate möglich (ALLISON 1960). Für die gelegentliche Untersuchung einzelner Fälle ist der auf der Met-Hb-Rückbildung basierende Brewer-Test einfacher. Er stellt in bezug auf Reagentien und Apparate keinerlei Anforderungen und ist ohne besondere Übung ausführbar. Kürzlich wurde von FAIRBANKS u. BEUTLER ein Papierstreifentest beschrieben, der auf der Reduktion eines Tetrazoliumfarbstoffes durch TPNH beruht und als recht zuverlässig angegeben wird. Er eignet sich für größere Serienuntersuchungen, während er für Einzelfälle doch etwas umständlich ist. Die allen diesen Testen zugrundeliegenden physiologischen und pathophysiologischen Reaktionsmechanismen sind auf Seite 32 beschrieben.

### a) Modifikation des Motulsky-Tests nach TÖNZ u. BETKE

*Lösungen:* 1. Tris-Puffer 0,74 M $p_H$ 7,6: 89,54 g Tris-(hydroxymethyl)-aminomethan in 1000 ml Aqua dest. Einstellung des $p_H$ auf 7,6 mit konz. HCl.

2. Glucose-6-phosphat-Lösung: 100 mg Glucose-6-phosphat als Na-Salz in 10 ml Aqua dest.

3. Triphosphopyridinnucleotidlösung (TPN-Lösung): 5 mg Triphosphopyridinnucleotid in 10 ml Aqua dest.

4. Methylenblaulösung $10^{-3}$ M: 0,0374 g Methylenblau in 100 ml Aqua dest.

Alle Lösungen sind monatelang haltbar. Lösung 1 und 4 können im Kühlschrank aufbewahrt werden. Von den Lösungen 2 und 3 sind kleine Portionen abzufüllen und in der Kühltruhe einzufrieren. Einmal aufgetaute Portionen sollen aufgebraucht und nicht nochmals eingefroren werden. (Für DPNH konnte von FAWCETT et al. eine Veränderung des Moleküls nach wiederholtem Auftauen und Einfrieren nachgewiesen werden.)

*Ausführung:* 0,05 ml Capillarblut werden in 3,5 ml Aqua dest. hämolysiert. 1,0 ml des Hämolysates + 2,0 ml einer Lösung mit je 0,2‰ $K_3[Fe(CN)_6]$ und KCN dienen zur Bestimmung der Hb-Konzentration: Nach 30 min wird die Extinktion bei 540 m$\mu$ gemessen ($E \cdot 0{,}431 =$ g-% Hb im Hämolysat).

In einem etwa 8 cm langen und 1 cm weiten Röhrchen wird nun folgender Ansatz hergestellt: 1,0 ml Hämolysat + 0,2 ml Tris-Puffer + 0,1 ml TPN-Lösung + 0,1 ml Glucose-6-phosphat-Lösung + 0,25 ml Methylenblaulösung. Dann werden die Röhrchen 2 min mit CO oder CO-haltigem Leuchtgas durchperlt, sofort mit Gummistopfen fest verschlossen und bei 37°C im Wasserbad inkubiert. Während dieser Inkubation sollen sie seitlich durch eine 100-W-Lampe im Abstand von 10 cm beleuchtet werden. Die Zeit bis zur vollständigen Entfärbung des Methylenblaus wird mit der Stoppuhr gemessen; die Farbe schlägt von blau nach rosa um. Die Berechnung in internationale Einheiten ($\mu$Mol/min/1000 ml) erfolgt nach der Formel:

$$IE = \frac{12}{T \cdot \mathrm{Hb}}$$

$T$ = Zeit bis zur Entfärbung in Minuten. Hb = g-% Hb im Hämolysat. Normalwerte: Zeit bis zur Entfärbung 10—30 min entsprechend 3—6 $IE$.

Die Berechnung in $IE$ gibt keine genauen Werte; es handelt sich um einen Test, der die Größenordnung der G-6-PD-Aktivität anzeigt. Darum kann auch nur die Zeit bis zur Entfärbung des Methylenblaus gemessen werden: 10—30 min entsprechen einer normalen G-6-PD-Aktivität.

Im Unterschied zum ursprünglich von MOTULSKY angegebenen Test wird hier nach TÖNZ u. BETKE Methylenblau statt Brillantkresylblau verwendet. Damit ist der Farbumschlag genauer festzulegen, da der entstehende Farbunterschied viel ausgeprägter ist. Eine weitere Verbesserung liegt in der Verwendung von CO anstelle einer Überschichtung des Ansatzes mit Öl: Durch Umwandlung des Oxy-Hb in CO-Hb entstehen vollständig anaerobe Bedingungen, und zudem wird die Reinigung der Röhrchen erleichtert. Die künstliche Belichtung des Ansatzes hat wahrscheinlich eine katalytische Wirkung auf die Umwandlung von TPN in TPNH. Die wirksame Strahlung liegt bei 600—610 m$\mu$.

Durch normalen Ausfall dieses Testes kann ein erheblicher G-6-PD-Mangel, wie er bei homo- oder hemizygoten Individuen vorliegt, mit großer Sicherheit ausgeschlossen werden. Bei stark verminderter Aktivität der G-6-PD tritt erst nach Stunden eine Entfärbung auf, oder sie kommt überhaupt nicht zustande. Erhält man pathologische Werte, ist die Untersuchung zunächst zu wiederholen, und bei Bestätigung des Resultates muß eine weitere Methode zur Sicherung der Diagnose G-6-PD-Mangel herangezogen werden. Die wichtigsten Fehlermöglichkeiten, die zum Ausbleiben oder zur starken Verzögerung der Entfärbung führen, sind ungenügende Sauerstoffentfernung oder Alteration der TPN-Lösung. Nach der Beschickung mit CO ist darauf zu achten, daß keine Luft zutritt, während das Röhrchen mit dem Gummistopfen verschlossen wird, und daß dieser genügend festsitzt.

Der Test kann innerhalb von 24 Std nach der Blutentnahme vorgenommen werden, wenn das Blut im Kühlschrank aufbewahrt wird. Das übliche für die Hb-Differenzierung hergestellte Hämolysat läßt sich für diese Untersuchung nicht verwenden, da die Fermentaktivität durch Tetrachlorkohlenstoff sehr stark herabgesetzt wird.

### b) Brewer-Test

Der Brewer-Test (BREWER et al. 1960, 1962, TARLOV et al.) eignet sich für Serienuntersuchungen (SALVIDIO et al.), ebensogut aber auch für gelegentliche Untersuchungen spezieller Fälle, und er kann bei Verdacht auf G-6-PD-Mangel in jedem Laboratorium ausgeführt werden. Der Test beruht auf der Wirkung von Methylenblau auf den Hexosemonophosphatshunt und der dadurch entstehenden Aktivierung der TPNH-abhängigen Met-Hb-Rückbildung. Beim G-6-PD-Mangel bleibt diese Aktivierung aus. Im Gegensatz zum exakteren Met-Hb-Rückbildungsversuch erfolgt im Brewer-Test die Met-Hb-Bildung durch Nitrit und die Met-Hb-Rückbildung in ein und demselben Ansatz.

*Lösungen:* 1. $NaNO_2$-Glucoselösung: 1,25 g $NaNO_2$ + 5,0 g Glucose in 100 ml Aqua dest. (0,18 M $NaNO_2$ und 0,28 M Glucose).

2. Methylenblaulösung: 0,15 g Methylenblau in 1000 ml Aqua dest. (0,0004 M).

*Ausführung:* Es werden in Reagensröhrchen folgende Mischungen hergestellt: Teströhrchen: 2,0 ml Citratblut + 0,1 ml $NaNO_2$-Glucoselösung + 0,1 ml Methylenblau. Kontrollröhrchen A: 2,0 ml Citratblut + 0,1 ml $NaNO_2$-Glucoselösung. Kontrollröhrchen B: 2,0 ml Citratblut.

Nach gutem Durchmischen bleiben die Reagensröhrchen 3 Std im Wasserbad bei 37°C (± 1°C) inkubiert (ohne erneutes Mischen). Die Beurteilung erfolgt nach 3 Std durch Vergleich der Farben hergestellter Hämolysate: Dazu werden aus jedem Röhrchen 0,1 ml Erythrocytensuspension in 10,0 ml Aqua dest. hämolysiert. Die Ablesung wird 5—10 min später mit bloßem Auge vorgenommen:

normale G-6-PD-Aktivität: Teströhrchen ist rot wie Kontrolle B,

stark verminderte G-6-PD-Aktivität: Teströhrchen ist braun wie Kontrolle A,

leicht verminderte G-6-PD-Aktivität: Farbe des Teströhrchens liegt zwischen derjenigen der Kontrollen A und B.

Der bei der Reduktion von Met-Hb in Hb zustandekommende Farbumschlag von braun zu rot ist leicht zu erkennen.

Der Brewer-Test kann dazu dienen, einen erheblichen G-6-PD-Mangel mit Sicherheit auszuschließen. Bei pathologischem oder zweifelhaftem Ausfall ist die Diagnose G-6-PD-Mangel durch andere Methoden wie direkte Messung der TPNH-Bildung im Spektrophotometer oder durch den ausführlichen Met-Hb-Rückbildungstest zu bestätigen. Es empfiehlt sich auch beim Brewer-Test, immer ein normales Kontrollblut mitlaufen zu lassen. Bei der Untersuchung von Neugeborenen- und Säuglingsblut kann der Testansatz mit viermal kleineren Mengen hergestellt und für die Kontrollen A und B kann normales Erwachsenenblut verwendet werden.

Bei Verwendung von Heparin- oder Citratblut soll die Untersuchung nach den Vorschriften von Tarlov et al. innerhalb von 8 Std nach der Blutentnahme erfolgen. Bei ACD-Blut (ACD = Acid. Citric. Dextrose (Glucose)) kann sie innerhalb von 36 Std und bei ACD-Blut mit Inosin-Zusatz (2,45 g Inosin auf 100 ml ACD-Lösung) innerhalb von 14 Tagen vorgenommen werden, sofern das Blut im Kühlschrank bei $+4^0$C aufbewahrt wird. Liegt der Hämatokrit des untersuchten Blutes unter 30, muß er durch Abhebern von Plasma auf einen Wert über 30 korrigiert werden, da sonst im Testansatz ein Überschuß an $NaNO_2$ zustandekommt. Die Vitalität der Erythrocyten kann in einer aufbewahrten Blutprobe auch durch Zusatz von 0,7 mg Adenin oder 1 mg Adeninsulfat auf 10 ml Blut wesentlich verlängert werden (Simon).

## c) Spektrophotometrische Messung von TPNH

Reduziertes Triphosphopyridinnucleotid (TPNH) weist im Ultraviolett bei 340 m$\mu$ eine größere Absorption auf als die oxydierte Form (TPN). Die Umwandlung von TPN in TPNH kann durch Messung der Extinktionszunahme bei 340 m$\mu$ quantitativ erfaßt werden. Für den Test ist ein Spektrophotometer mit Ultraviolettmeßbereich und Temperaturkonstanz der Meßcuvette erforderlich. Die Methode eignet sich nicht für Reihenuntersuchungen, besitzt aber für die Sicherung der Diagnose eines G-6-PD-Mangels und für die Erfassung einer geringgradigen Verminderung der G-6-PD-Aktivität die größte Spezifität und Genauigkeit (vgl. Seite 40).

*Lösungen:* 1. Tris-Puffer 0,74 M $p_H$ 7,6 (Zusammensetzung vgl. Motulsky-Test),

2. Triphosphopyridinnucleotid-Lösung 50 mg-% (wie für Motulsky-Test),

3. Glucose-6-phosphat-Lösung 1 g-% (wie für Motulsky-Test),

4. Digitonin zur Hämolyse: 20 mg Digitonin in 100 ml Aqua dest. im Wasserbad bei $60^0$C gelöst,

5. NaCl-Lösung 0,9%.

*Ausführung:* Testblut und normales Kontrollblut werden nebeneinander untersucht. Die Erythrocyten von 0,2 ml Blut werden zweimal mit 3,0 ml NaCl-Lösung gewaschen und dann in 1,1 ml Digitoninlösung hämolysiert: Gemisch gut schütteln, 30 min stehen lassen und 10 min bei 3000—6000 U/min zentrifugieren. Digitonin führt an der Zelloberfläche zur Ausfällung von Cholesterin und erzeugt eine vollständige Hämolyse. Dann werden 0,6 ml des Überstandes mit 4,75 ml Aqua dest. verdünnt und bilden das zu verwendende Hämolysat. (Anstelle der Digitoninhämolyse kann auch einfach mit Aqua. dest. hämolysiert werden: 0,15 ml Blut + 7,5 ml Aqua dest., 3 min kräftig schütteln, 30 min im Kühlschrank stehen lassen und zentrifugieren.) Die Hämolysate des Test- und des Normalblutes werden auf gleiche Hb-Konzentration eingestellt. Dann wird folgender Ansatz hergestellt: 0,75 ml Hämolysat + 1,5 ml Aqua dest. + 0,2 ml Tris-Puffer + 0,5 ml TPN-

Lösung in der Photometercuvette mischen, im Spektrophotometer zum Temperaturausgleich 5 min stehen lassen, dann 0,1 ml Glucose-6-phosphat-Lösung zugeben, mischen und bei konstanter Temperatur von 25°C gegen folgende Vergleichslösung messen: 0,75 ml Hämolysat + 2,0 ml Aqua dest. + 0,2 ml Tris-Puffer. Die Extinktion bei 340 m$\mu$ wird 5 min lang jede Minute abgelesen. Die Werte werden auf Millimeterpapier linear aufgezeichnet und liegen auf einer Geraden, die beim normalen Blut ziemlich steil ansteigt und bei G-6-PD-Mangel fast horizontal verläuft. Die Aktivität der G-6-PD wird als Änderung der Extinktion pro Minute und pro Gramm Hb angegeben: $\Delta$E/min/gr Hb = Anzahl Einheiten. Die Hb-Konzentration der verwendeten Hämolysate muß bekannt sein. Wenn der Berechnung die Extinktionszunahme während 4 min ($\Delta E_4$) und die Konzentration des Hämolysates in Milligrammprozent ($K$) zugrundegelegt werden, ergibt sich für den angegebenen Ansatz die Formel

$$\frac{\Delta E_4 \cdot 1000}{3 \cdot K} = \text{Einheiten Aktivität der G-6-PD.}$$

Die Normalwerte liegen zwischen 7—12 E.

Es ist auch bei diesem Versuch wichtig, Kontrollblut einer hämatologisch gesunden Person zu verwenden. Wenn bei vermehrter Hämolyse oder nach Blutverlust eine gesteigerte Erythrocytenregeneration und damit ein vermindertes Durchschnittsalter der Erythrocytenpopulation vorhanden ist, liegt die Aktivität der G-6-PD wesentlich höher und ist nicht als normal zu werten.

Der hier beschriebene Test ist so eingestellt, daß dieselben Reagentien wie für den Motulsky-Test gebraucht werden können, sowie Digitonin, das im medizinisch-chemischen Laboratorium für die Cholesterinbestimmung verwendet wird und deshalb fast überall vorrätig ist. Es gibt auch einen käuflichen Satz standardisierter Reagentien, wie er z. B. von der Firma Boehringer geliefert wird.

## d) Colorimetrische Glutathionbestimmung

Der Test beruht auf der erstmals von Ellman beobachteten Reaktion des aromatischen Disulfides Bis(p-nitrophenyl)disulfid mit Mercaptan und wurde in der vorliegenden Form von Stevenson et al. angegeben.

*Reagentien*

1. Bis(p-nitrophenyl)disulfid (PNPD)-Lösung: PNPD Eastman Organic Chemicals T 1855 wird zunächst umkristallisiert, indem Eisessig mit PNPD 15 min auf Siedetemperatur erhitzt und dann abgekühlt wird. Nach Auskristallisation des PNPD gießt man die Flüssigkeit ab. Die Kristalle werden danach bei Laboratoriumstemperatur während 12 Std vorgetrocknet, dann im Heißluftschrank auf 105°C erhitzt und vollständig getrocknet. 30,8 mg PNPD in 100 ml Aceton ergeben die Gebrauchslösung. Sie ist in Plastikflaschen im Dunkeln 6—8 Wochen haltbar.
2. Phosphatpuffer 1/15 M $p_H$ 8,4: Lösung A = 9,08 g $KH_2PO_4$ in 1000 ml Aqua dest., Lösung B = 11,88 g $Na_2HPO_4 \cdot 2H_2O$ in 1000 ml Aqua dest. Mischung für $p_H$ 8,4 = 2 ml Lösung A + 98 ml Lösung B.
3. Acetylphenylhydrazinlösung: 1 g Acetyphenylhydrazin in 10 ml Methylalkohol gelöst.
4. 1/12 n $H_2SO_4$.
5. Glutathionstandardlösung: pro 1 ml 0,4 mg reines reduziertes Glutathion Sigma. Die Standardlösung ist nicht länger als 1 Tag verwendbar.
6. Vorbereitete Reagensröhrchen mit Phenylhydrazin: 600 mg Acetylphenylhydrazin werden in 30 ml absolutem Alkohol gelöst. 0,5 ml dieser Lösung werden in Reagensgläser pipettiert und über Nacht bei 85—90°C getrocknet. Es entsteht

ein weißer Niederschlag im Gläschen, der mit einem runden Glasstab vorsichtig vom Glas gelöst wird.

7. Natrium-Wolframat-Lösung 10%.

*Ausführung*

*Bestimmung des Glutathiongehalts der Erythrocyten:* In einer Erlenmeyerflasche werden 2,0 ml Citratblut zu 16,0 ml 1/12 n Schwefelsäure gegeben. Das Gemisch bleibt bis zur vollständigen Hämolyse 10 min stehen; dann werden 2,0 ml 10%ige Na-Wolframatlösung zugegeben. Es entsteht ein feines Präcipitat, das man abfiltriert. Daraufhin wird folgender Ansatz zubereitet: 4,0 ml des Filtrats + 1,0 ml Phosphatpuffer $p_H$ 8,4 + 4,0 ml Aceton + 1,0 ml PNPD-Lösung. Nach Zugabe von PNPD entsteht eine Gelbfärbung. Im erhaltenen Produkt wird spektrophotometrisch die Extinktion bei 412 m$\mu$ bestimmt. Die Messung erfolgt gegen einen Leerwert, bestehend aus dem gleichen Ansatz mit Ausnahme des Filtrats, das durch 4,0 ml Aqua dest. ersetzt ist. Die für den Leerwert verwendete Lösung ist unstabil und muß frisch hergestellt und sofort verwendet werden. Anschließend wird der ganze Versuch mit Glutathionstandardlösung anstelle des Blutes wiederholt. Die Glutathionmenge wird angegeben in Milligramm Glutathion pro 100 ml Erythrocyten und berechnet nach der Formel:

$$\frac{\frac{E_t}{E_s} \cdot C_s \cdot D}{H} \cdot 100 = \text{mg GSH/100 ml Erythrocyten.}$$

$E_t$ = Extinktion des Testansatzes,
$E_s$ = Extinktion des Ansatzes mit der Standardlösung,
$C_s$ = Glutathionkonzentration im Ansatz der Standardlösung in Milligramm-Prozent (1,6),
$D$ = Verdünnung des Hämolysates im Ansatz (= 25),
$H$ = Hämatokrit.

Die Normalwerte liegen über 40 mg GSH/100 ml Erythrocyten.

*Bestimmung der Glutathionstabilität mit Phenylhydrazin:* 2,0 ml Citratblut werden im vorbereiteten Phenylhydrazinröhrchen 2 Std im Wasserbad bei 37°C inkubiert. Nachher wird die Glutathionbestimmung in der oben angegebenen Weise vorgenommen. Das reduzierte Glutathion wird durch die Inkubation mit Phenylhydrazin normalerweise nicht mehr als um 20% vermindert.

Damit der Test zuverlässige Werte ergibt, soll der Hämatokritwert des Blutes nicht unter 30 liegen oder entsprechend korrigiert werden. Das $p_H$ im Filtrat muß mehr als 7,8 betragen, damit die volle Farbintensität mit PNPD erreicht wird.

## 5. Aktivität der Erythrocytenkatalase

Die Katalasebestimmung hat für die hämatologische Diagnostik eine geringe Bedeutung, wird aber für wissenschaftliche Zwecke gebraucht, da ein hereditärer Katalasemangel vorkommt und Beziehungen zwischen Katalase und Hb-Stabilität zu vermuten sind.

Die Katalase ist ein Hämprotein, das sich als außerordentlich beständig erweist. In Hämolysaten, die mehr als ein Jahr aufbewahrt werden, ist noch eine normale Katalaseaktivität vorhanden. Das Ferment ist auch gegen Hitze sehr resistent. Es wird im Gegensatz zu Hb bei 75°C nicht denaturiert. Konzentriertere Lösungen von $H_2O_2$ oder KCN inaktivieren das Enzym; kleinere KCN-Mengen, wie sie dem Hämolysat zur Erhöhung der Hb-Stabilität zugesetzt werden (Seite 51), beeinträchtigen hingegen die Aktivität nicht. Es werden unten einige geeignete Methoden angegeben, die gestatten, Aktivitätsverminderungen verschiedenen Grades zu erfassen. Auf andere brauchbare Methoden (MILLER, HAMILTON et al. 1961, BRANDE u. BERKOWITZ) wird aus Raumgründen nicht näher eingegangen.

### a) Qualitativer Test zum Nachweis eines Katalasemangels nach AEBI et al. (1961)

Das Blut wird mit 0,9%iger NaCl-Lösung 10fach verdünnt. Davon kommt 1 Tropfen in einem Reagensröhrchen zu ungefähr 5 ml einer 1%igen $H_2O_2$-Lösung, die mit Phosphatpuffer auf $p_H$ 7,2 eingestellt ist. Normale Erythrocyten führen zu starker Schaumbildung; bei erheblich verminderter Katalaseaktivität schäumt der Ansatz nicht. Die einfache Methode erlaubt, Fälle von Akatalasie mit Sicherheit zu erfassen.

### b) Katalasebestimmung nach FEINSTEIN

Die Methode beruht nicht auf der Messung der $H_2O_2$-Spaltung, da $H_2O_2$ seinerseits die Katalase inaktiviert, sondern auf der Spaltung von Na-Perborat.

*Lösungen:* 1. 0,1 M Na-Perborat $p_H$ 7,0: 7,694 g $NaBO_3 \cdot 4\,H_2O$ werden mit 20 ml fünffach verdünnter konz. HCl versetzt und in 530 ml Aqua dest. gelöst. Durch Zugabe von HCl oder NaOH stellt man das $p_H$ auf 7,0 ein. Dann wird das Volumen mit Aqua dest. auf 500 ml aufgefüllt. Die Lösung ist im Kühlschrank 5 Tage haltbar.

2. 1/15 M Phosphatpuffer nach SØRENSEN: Lösung A = 9,08 g $KH_2PO_4$ in 1000 ml Aqua dest., Lösung B = 11,88 g $Na_2HPO_4 \cdot 2\,H_2O$ in 1000 ml Aqua dest. Mischung für $p_H$ 7,0 = 39,2 ml Lösung A + 60,8 ml Lösung B. Zur Herstellung und Verdünnung von Hämolysaten wird dieser Puffer zehnfach mit Aqua dest. verdünnt.

3. 2 n $H_2SO_4$: 900 ml Aqua dest. + 100 ml konz. $H_2SO_4$.

4. 0,1 n $KMnO_4$: 7,9 g $KMnO_4$ (Titrisol Merck) auf 1000 ml Aqua dest. = 0,25 n Stammlösung. Gebrauchslösung: 400 ml Stammlösung + 600 ml Wasser.

*Ausführung:* In einer Serie von Reagensgläschen werden je 2,0 ml 1/15 M Phosphatpuffer $p_H$ 7 + 6,0 ml Perboratlösung gemischt und im Wasserbad von 37°C inkubiert, bis die Temperatur erreicht ist. Dann werden zum Teströhrchen 2,0 ml Hämolysat und zum Leerwert 2,0 ml Aqua dest. zugefügt. Nach genau 5 min wird die Reaktion durch Zugabe von 10,0 ml $H_2SO_4$-Lösung unterbrochen. Zuletzt wird das nicht umgesetzte Perborat mit 0,1 n $KMnO_4$ titriert. Der $KMnO_4$-Verbrauch muß für den Leerwert zwischen 11—13 ml betragen, sonst ist das verwendete Perborat unbrauchbar. Die Werte für den Testansatz sollen zwischen 2,5 und 9,5 ml liegen. Die Verdünnung des Hämolysates muß empirisch so gewählt werden, daß der richtige Meßbereich für die Titration erreicht wird.

Die Aktivität der Katalase wird in mval umgesetztes Perborat pro Milliliter Hämolysat ausgedrückt nach der Formel

$$\frac{\text{ml}_{\text{Leerwert}} - \text{ml}_{\text{Testansatz}}}{20} \cdot \text{Verdünnung des Hämolysates} = \text{mval Perborat/ml}.$$

Der Katalasewert kann auf das Hb bezogen und nach der von AEBI et al. (1961) verwendeten Formel als Quotient angegeben werden:

$$\frac{\text{mval}}{\text{mg Hb}} = Q.$$

Die Normalwerte für Q liegen über 2.

## c) Katalasenachweis mittels Stärkeblockelektrophorese

Die Katalase wandert bei $p_H$ 8,6 mit dem Hb $A_1$, bei $p_H$ 6,5 hingegen trennt sie sich vom Hb. Bei $p_H$ 6,5 wandern alle Hämoglobine mit Ausnahme der seltenen anomalen Hämoglobine H und Bart's in Richtung zur Kathode, die Katalase aber zur Anode (BLUMBERG u. MARTI, Abb. 16 u. 17). Man kann die Fraktion aus

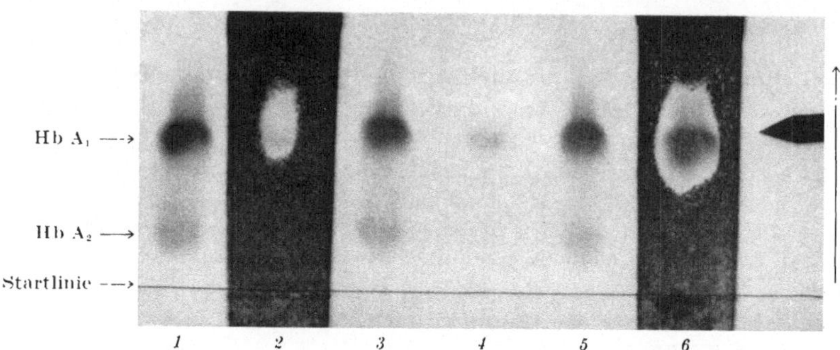


Abb. 16. Färberischer Nachweis der Erythrocytenkatalase auf dem Stärkeblock: Elektrophorese bei $p_H$ 8,6. Proben *1, 3, 5, 6* Hämolysate mit 15 g-% Hb, Proben *2, 4* 100fache Verdünnung

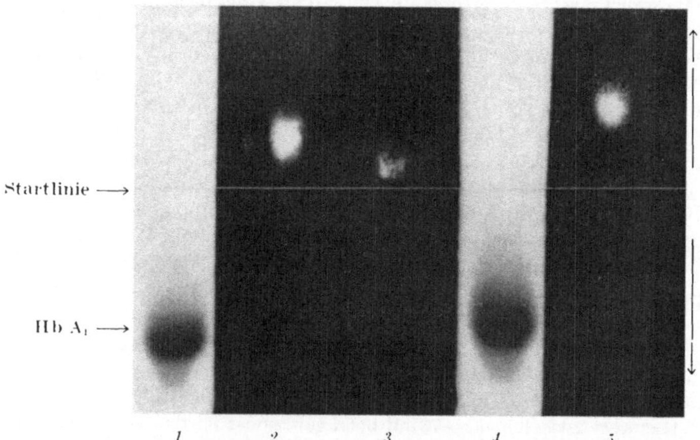


Abb. 17. Färberischer Nachweis der Erythrocytenkatalase auf dem Stärkeblock bei $p_H$ 6,5. Hb wandert zur Kathode, Katalase zur Anode mit einer Wanderungsgeschwindigkeit, die mit dem Alter des Hämolysates zunimmt. Proben *1, 4* Hämolysate mit 15 g-% Hb, Proben *2, 3, 5* 100fache Verdünnung

der Stärke ausschneiden, die Katalase eluieren und nach der Feinstein-Methode bestimmen. Die Katalase kann auch färberisch auf dem Stärkeblock nachgewiesen werden. Die *von* BLUMBERG u. MARTI *modifizierte Färbemethode nach* THORUP et al. beruht auf einer Stärkefärbung durch $J_2$, das durch $H_2O_2$ aus KJ gebildet wird.

*Lösungen:* 1. $H_2O_2$-$Na_2S_2O_3$-Lösung: frisch hergestellte wäßrige Lösung, die 3% $H_2O_2$ und ungefähr 3% $Na_2S_2O_3$ enthält. $Na_2S_2O_3$ darf erst unmittelbar vor Gebrauch zugegeben werden.

2. KJ-Lösung: 1,5%ige wäßrige KJ-Lösung.

*Färbeverfahren:* Der Stärkeblock wird zuerst mit Warmluft etwas getrocknet, dann wird ein Filterpapierstreifen mit der $H_2O_2$-$Na_2S_2O_3$-Lösung getränkt und feucht in der Laufrichtung der Elektrophorese auf den Stärkeblock gelegt, leicht angedrückt und nach etwa 20 sec sorgfältig wieder entfernt, ohne daß der Stärkeblock verletzt wird. Anschließend wird ein neuer Filterpapierstreifen mit der KJ-Lösung getränkt und feucht auf dieselbe Stelle gelegt. Durch das gebildete molekulare Jod kommt es zu einer dunkelvioletten bis schwarzen Verfärbung der Stärke mit Ausnahme katalasehaltiger Bezirke, welche als weiße Flächen ausgespart bleiben.

Die Methode dient dazu, die elektrophoretische Wanderungsgeschwindigkeit der Katalase zu prüfen. Gleichzeitig kann durch eine Verdünnungsreihe des aufgetragenen Hämolysates die Größenordnung der Katalaseaktivität ermittelt werden. Die Methode ist so empfindlich, daß die geringen Katalasemengen, die bei Akatalasie vorhanden sind, noch nachgewiesen werden können.

Die Stärkeblockelektrophorese hat gegenüber der von URIEL gebrauchten Agargel- und der von THORUP et al. verwendeten Stärkegelelektrophorese den Vorteil, daß sich das Enzym wieder eluieren läßt.

# III. Ergebnisse eigener Untersuchungen

Die eigenen Erfahrungen betreffen rund 5000 Blutproben, bei denen Hb-Untersuchungen vorgenommen wurden. Die ersten Fälle wurden 1959 mit BETKE zusammen in Freiburg i. Br. untersucht, alle anderen im Laboratorium für Hb-Differenzierung der Medizinischen Universitäts-Poliklinik Basel. Im folgenden Kapitel werden die wichtigsten Ergebnisse zusammengefaßt und die seltenen in der Schweiz angetroffenen Fälle mit anomalen Hämoglobinen beschrieben. Die Thalassämie ist auf Seite 123 besprochen.

## A. Die Verteilung der normalen Hämoglobine

Mit BETKE zusammen haben wir früher über Serienuntersuchungen berichtet, die in Freiburg i. Br. vorgenommen wurden (BETKE et al. 1959b, MARTI u. BETKE 1960). Für die Untersuchungen bei der Schweizer Bevölkerung wurden dieselben quantitativen Methoden verwendet, so daß die Resultate vergleichbar sind.

### 1. Hämoglobin $A_2$

#### a) Normale Verteilung von Hb $A_2$ bei Erwachsenen

Zur Bestimmung der normalen Streubreite wurden Blutproben gesunder Personen herangezogen und solche von Patienten, bei denen keine Krankheit aus der Gruppe der Hämoglobinopathien vorlag. Es handelte sich um Erwachsene und Kinder vom 5. Altersjahr an. Die bei 757 Fällen gefundenen Werte sind in Abb. 18 wiedergegeben. Der arithmetische Mittelwert beträgt 2,2% Hb $A_2$, der Bereich der doppelten Standardabweichung liegt zwischen 1,6—3,0% bei beobachteten Extremwerten von 1,0 und 3,0%. Die Verteilung entspricht im wesentlichen derjenigen der Fälle von Freiburg i. Br. (MARTI u. BETKE 1960, Abb. 19); der arithmetische Mittelwert liegt bei der jetzigen Serie um 0,2% höher. Man erkennt, daß das Bild der Hb $A_2$-Verteilung einer Gaußschen Kurve sehr ähnlich ist.

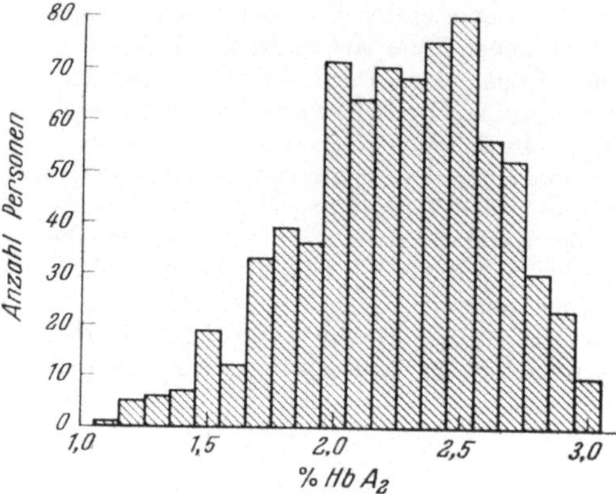


Abb. 18. Normalwerte für Hb $A_2$ bei 757 in Basel untersuchten Personen (Erwachsene und Kinder vom 5. Altersjahr an)

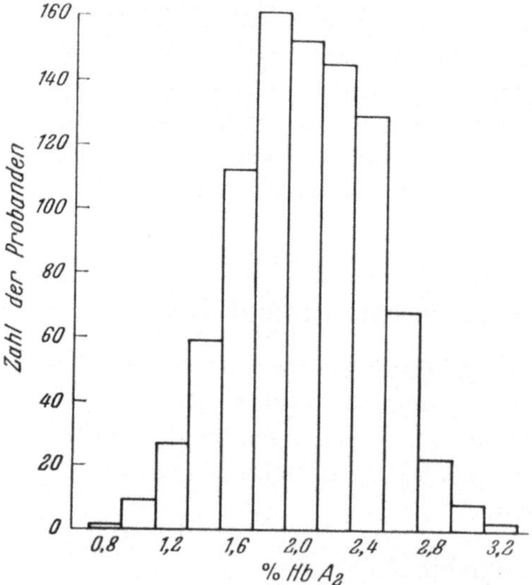


Abb. 19. Normale Streubreite für Hb $A_2$ bei der von BETKE in Freiburg i. Br. untersuchten Serie von 895 Erwachsenen und Kindern über 2 Jahren (MARTI u. BETKE 1960)

Alle in Abb. 18 angegebenen Hb $A_2$-Werte sind durch vierfache Bestimmung mittels Stärkeblockelektrophorese ermittelt worden. Es geht aus der Darstellung hervor, daß die Verteilung nicht ganz symmetrisch ist; eine physiologische Streuung läßt aber ein symmetrisches Bild erwarten. Man erkennt aus Abb. 18, daß es eine kleine Zahl normaler Hb $A_2$-Werte über 3% geben muß, ungefähr gleichviel wie solche, die unter 1,5% liegen. Daraus läßt sich schließen, daß etwa 2—3% aller Personen 3—3,5% Hb $A_2$ aufweisen, ohne daß eine Thalassaemia minor vorliegt. In diesem Bereich überschneiden sich normale Werte und solche heterozygoter Thalassämiefälle, wie auf Seite 127 ausführlicher besprochen wird. Abgesehen von der Thalassämie wurden von JOSEPHSON et al. noch bei seltenen Fällen unbehandelter Perniciosa erhöhte Werte für Hb $A_2$ gefunden, und BRIDGES et al. haben eine Zunahme von Hb $A_2$ bei Erwachsenen nach Transfusion fetaler blutbildender Zellen nachgewiesen. Es ist uns bei Kontrollen unbehandelter Perniciosafälle nie gelungen, eine Hb $A_2$-Vermehrung nachzuweisen.

### b) Normale Verteilung von Hb $A_2$ bei Kindern

Hb $A_2$ tritt im 1. bis 2. Lebensjahr in Erscheinung. Bereits bei der Geburt sind oft sehr kleine Mengen vorhanden, die sich bei der Stärkeblockelektrophorese mit Benzidinfärbung nachweisen lassen. Wir haben die Hb $A_2$-Werte von 60 Neugeborenen und Kindern vom 1. bis 4. Lebensjahr untersucht (Abb. 20). Es handelt sich um gesunde Kinder und

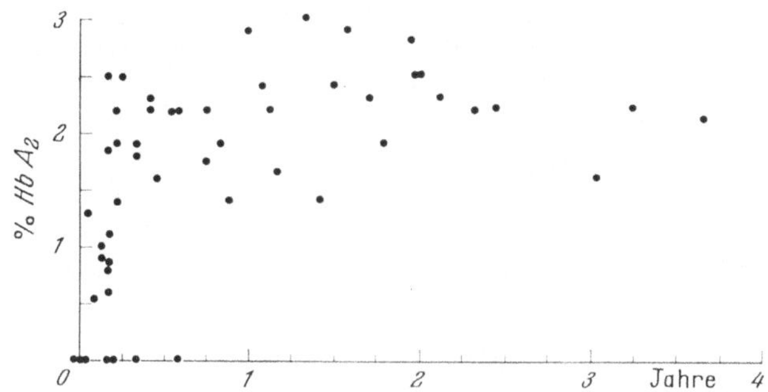


Abb. 20. Hämoglobin $A_2$ bei 60 Neugeborenen und Kindern vom 1.—4. Lebensjahr

Patienten mit Ausschluß von Krankheiten aus der Gruppe der Hämoglobinopathien. Man erkennt aus Abb. 20, daß meistens schon in den ersten 6 Monaten Hb $A_2$-Mengen erreicht werden, die denen des späteren Kindesalters und des Erwachsenenalters entsprechen. Die Hb $A_2$-Vermehrung bei Fällen von Thalassaemia minor kann tatsächlich im 1. Lebensjahr schon nachweisbar sein.

## 2. Hämoglobin F

### a) Normale Verteilung von Hb F bei Erwachsenen

Um ein dem Bevölkerungsdurchschnitt eines Landesteiles entsprechendes Bild über die Hb F-Verteilung in der gesamten Erythrocytenpopulation zu erhalten, haben wir 1960 in Zusammenarbeit mit Bütler vom Zentrallaboratorium des Blutspendedienstes des Schweizerischen Roten Kreuzes Bern eine Serie von Rekrutenblutproben untersucht (Marti u. Bütler). Das Blut stammte von 19jährigen Rekruten aus den Kantonen Wallis, Tessin und Graubünden, das heißt aus den Gebieten der Alpen und südlich der Alpen. Die Blutproben wurden den Probanden anläßlich der Rekrutierung für die Armee entnommen und dienten zur Blutgruppenbestimmung. Wir verwendeten das übrigbleibende Material, 2—3 ml Citratblut, das im Zeitpunkt unserer Untersuchung 3—4 Tage alt war. Der Transport der Blutproben als Eilsendung dauerte wenige Stunden. Während der übrigen Zeit wurden die Röhrchen im Kühlschrank bei $+4^0$C aufbewahrt. Die Blutproben wiesen nach dieser Zeit weder morphologische Zellveränderungen der Erythrocyten, noch Zeichen von Hämolyse auf. Mehrfache Kontrollen haben gezeigt, daß identische Resultate gefunden werden, wenn das Blut am 1. und am 4. Tag nach der Entnahme untersucht wird.

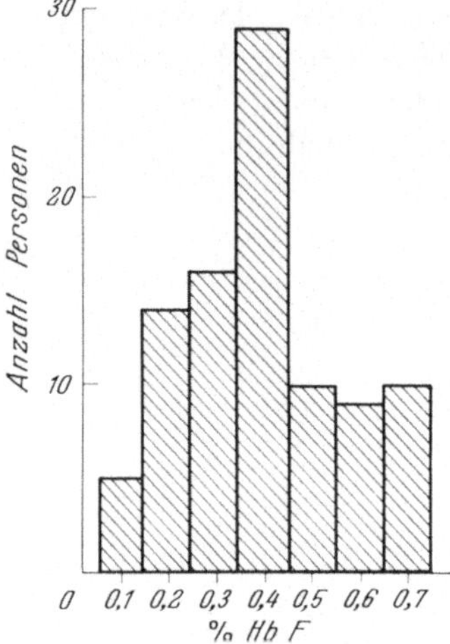


Abb. 21. Hämoglobin F bei 93 gesunden 19jährigen Rekruten

Es wurden bei insgesamt 2845 Blutproben in fixierten Ausstrichpräparaten nach der auf Seite 58 beschriebenen Methode von BETKE u. KLEIHAUER (1958) Hb F-haltige Erythrocyten gesucht; jedes Präparat wurde 1 min lang durchgemustert. Von allen Blutproben, in denen vereinzelte Erythrocyten mit vermehrtem Hb F-Gehalt nachweisbar waren, wurden Hämolysate hergestellt und Hb F quantitativ mit der von BETKE et al. (1959a) angegebenen Modifikation der Singerschen Alkalidenaturierung (vgl. Seite 56) bestimmt. Gleichzeitig wurde eine Stärkeblockelektrophorese zur Bestimmung von Hb $A_2$ vorgenommen.

Von den 2845 Rekruten wiesen 33, das entspricht 1,17%, eine Vermehrung des Hb F-Gehaltes im Gesamtblut auf. Diese Fälle sind auf Seite 85 besprochen. Für die restlichen 2812 ergaben sich zwei Gruppen: Bei 2805 Fällen (98,58% aller untersuchten Rekruten) waren keine Hb F-haltigen Erythrocyten nachweisbar und bei 7 Fällen (0,25 %) waren vereinzelte Erythrocyten mit vermehrtem Hb F-Gehalt vorhanden, die bei der Alkalidenaturierung gefundenen Hb F-Werte waren aber normal.

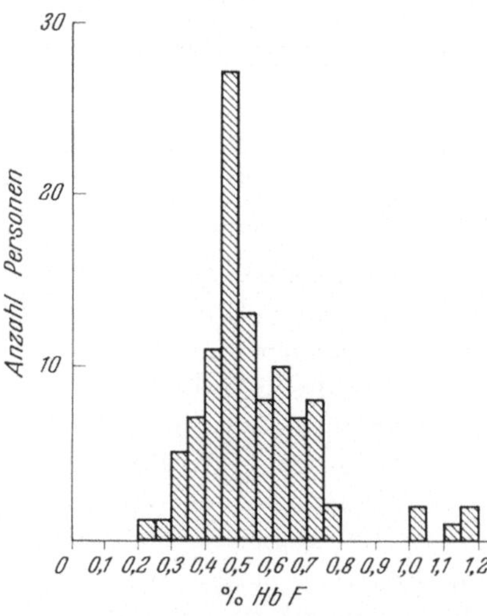


Abb. 22. Hämoglobin F bei 104 in Freiburg i. Br. untersuchten Erwachsenen (BETKE, MARTI u. SCHLICHT 1959b)

Bei 93 Fällen ohne nachweisbare Hb F-haltige Erythrocyten wurde Hb F mittels Alkalidenaturierung bestimmt. Die Resultate sind in Abb. 21 wiedergegeben. Sie bestätigen die früher zusammen mit BETKE erhobenen Befunde, daß mehr als $^9/_{10}$ aller Werte zwischen 0,25 und 0,75% Hb F liegen (BETKE et al. 1959a, b) (Abb. 22). Man erkennt aus Abb. 21, daß die Zahl der Personen mit 0,7 % Hb F etwas erhöht ist, und daß diese Gruppe bereits einige besondere Fälle enthalten muß als Übergang zu denjenigen mit leichter Hb F-Vermehrung.

Von dem hier nachgewiesenen „alkaliresistenten Hb" besteht wahrscheinlich ein Teil aus denaturiertem Hb $A_1$, das nicht vollständig eliminiert werden kann, und die wirklichen Hb F-Werte liegen etwas tiefer (vgl. Abb. 11, Seite 57).

Aus der Versuchsserie kann geschlossen werden, daß bei mehr als 98% der Bevölkerung die im Erwachsenenalter vorhandenen geringen Hb F-Mengen gleichmäßig in der Erythrocytenpopulation verteilt sind, jedenfalls so, daß keine Erythrocyten mit besonderer Hb F-Vermehrung nachweisbar sind. Bei weniger als 1‰ der Fälle ist eine Hb F-Vermehrung einzelner Erythrocyten vorhanden, ohne daß aber der Gesamtgehalt des Blutes an Hb F über der Norm liegt.

### b) Normale Verteilung von Hb F bei Kindern

Der Rückgang von Hb F im frühen Kindesalter geschieht zur Hauptsache im 1. Lebenshalbjahr. Nach der Zusammenstellung von BETKE (1954) gehen im Durchschnitt in dieser Zeit die Hb F-Werte von 80 auf 10% zurück, wobei eine recht große Streubreite vorhanden ist.

Wir haben 60 Blutproben von Neugeborenen, Säuglingen und Kindern bis zum 4. Altersjahr kontrolliert. Die mittels Alkalidenaturierung bestimmten Hb F-Werte sind in Abb. 23 wiedergegeben. Dem Erwachsenenalter entsprechende Verhältnisse waren im frühesten Fall bereits mit 17 Monaten erreicht: der fetale Blutfarbstoff wurde hier also in den ersten $1^1/_2$ Lebensjahren durch Hb $A_1$ ersetzt. Die Möglichkeit einer vorher verabreichten Bluttransfusion konnte ausgeschlossen werden.

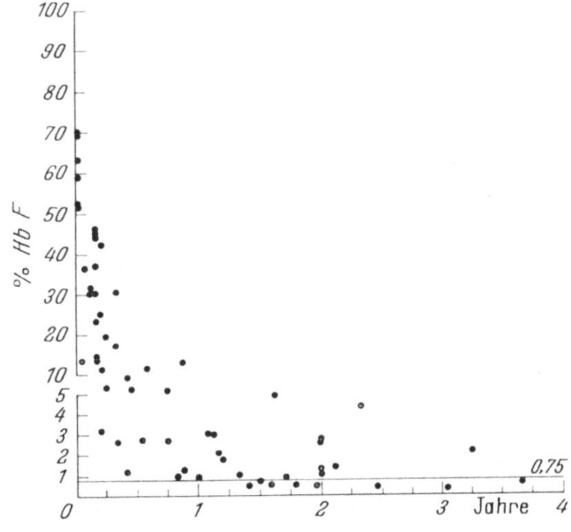


Abb. 23. Hämoglobin F bei 60 Neugeborenen und Kindern vom 1.—4. Lebensjahr

Im 2. bis 4. Lebensjahr kann Hb F entweder bereits dem Erwachsenenalter entsprechen oder noch leicht vermehrt sein. Nach dem 4. Altersjahr haben wir immer Werte gefunden, die im Bereich derjenigen von Erwachsenen liegen. Unsere Befunde stimmen mit den von BETKE (1960b) und von JONXIS (1959a) angegebenen Zahlen überein.

### c) Vermehrung von Hb F bei erworbenen und hereditären Krankheiten mit Ausnahme der Hämoglobinopathien

Es gibt eine ganze Reihe erworbener Krankheiten und außer den Hämoglobinopathien andere hereditäre Affektionen, die zu einer Hb F-Vermehrung führen können. Hb F erreicht dabei nie sehr hohe Werte, meist kommt es nur zu einer Vermehrung auf wenige Prozent. JONXIS (1961b) hat bei Kindern mit Fanconi-Anämie jenseits des 3. Altersjahres

Hb F-Werte zwischen 5 bis 25% gefunden und konnte durch Untersuchung der Eltern nachweisen, daß nicht etwa eine hereditäre Hb F-Vermehrung vorliegt. Ähnliche Hb F-Vermehrungen wurden von DIAMOND bei aplastischen Anämien beschrieben; auch hier wiesen Eltern und gesunde Geschwister normale Hb F-Werte auf. Mit dem Auftreten von Remissionen gingen die Hb F-Mengen etwas zurück (DIAMOND, SHAHIDI et al.). Bei Patienten mit Sphärocytose hat LEHMANN (1959a) eine Vermehrung von Hb F beobachtet, die nach Splenectomie und Beseitigung der Anämie zurückging. Unter den erworbenen Krankheiten kommen Hb F-Vermehrungen bei Hämoblastosen und Knochenmarkscarcinosen (CHERNOFF 1958) vor, ferner bei megaloblastären Anämien (BEAVEN et al.), bei chronischer Lymphadenose, Myelom, Lymphogranulom (KORNERUP u. FABER) und bei einer ganzen Reihe weiterer erworbener Anämien. Die gesteigerte Hb F-Bildung darf bei den erst im Erwachsenenalter aufgetretenen Krankheiten nicht mehr als Überbleibsel aus der fetalen Lebenszeit betrachtet, sie muß vielmehr als Reaktion auf das Krankheitsgeschehen aufgefaßt werden. Es kann deshalb in diesen Fällen von einer reaktiven Hb F-Vermehrung gesprochen werden. Bei vielen Fällen ist nicht nur die relative, sondern auch die absolute Hb F-Menge vermehrt. Die Erscheinung kann also nicht allein darauf beruhen, daß bei Anämie die Hb $A_1$-Synthese stärker gehemmt ist als die Hb F-Synthese. Es werden bei dieser reaktiven Hb F-Vermehrung vermehrt $\gamma$-Polypeptidketten gebildet. Der Mechanismus dieser Reaktivierung der $\gamma$-Polypeptidkettensynthese ist bisher nicht geklärt.

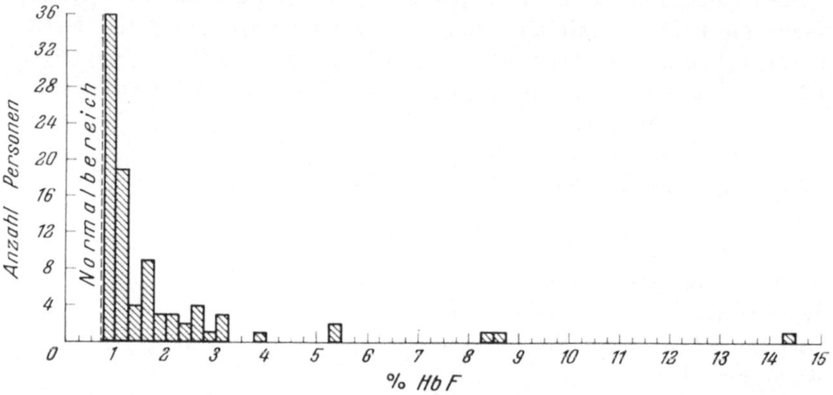


Abb. 24. Unspezifische Hb F-Vermehrung bei 90 Erwachsenen mit erworbenen und hereditären Anämien ohne Hämoglobinopathien

Wir haben selbst aus unserem Untersuchungsgut 90 Fälle mit Hb F-Vermehrung bei erworbenen und hereditären Anämien zusammengestellt (Abb. 24). Viele Hb F-Werte sind knapp über der Grenze des Normalbereiches, die größte Zahl liegt zwischen 1—3%, und nur wenige sind höher. Die höchsten Hb F-Mengen wurden bei unreifzelligen Leukosen beobachtet. Die Reihe der Grundkrankheiten umfaßt noch folgende Diagnosen: chronische Lymphadenose, Morbus Waldenström, Panmyelopathie, Sphärocytose, erworbene hämolytische Anämie, Perniciosa, Blutungsanämie, Infektanämie, Bleivergiftung, Osteomyelofibrose, Hyperthyreose, Hypothyreose, Diabetes mellitus, Phenacetinabusus, metastasierendes Magencarcinom und verschiedene Anämien ungeklärter Genese.

Bei einigen Fällen wurden gleichzeitig auch fixierte Ausstrichpräparate nach der Methode von Betke u. Kleihauer (1958) untersucht. Es ließen sich regelmäßig einzelne Erythrocyten mit vermehrtem Hb F-Gehalt nachweisen. Hb F ist auch hier ungleichmäßig auf die Erythrocytenpopulation verteilt. In zwei Fällen mit erworbener hämolytischer Anämie wurden Hb F-haltige Erythrocyten im Ausstrichpräparat gefunden, ohne daß die Alkalidenaturierung erhöhte Hb F-Werte ergab.

### d) Vermehrung von Hb F bei gesunden Erwachsenen

Betke (1960b) und Kleihauer u. Betke (1962) haben über seltene Beobachtungen einer leichten Hb F-Vermehrung bei gesunden Erwachsenen berichtet. Bei der Untersuchung von 2845 Rekruten aus den Kantonen Wallis, Tessin und Graubünden haben wir zweimal eine Vermehrung von Hb F und Hb $A_2$ gefunden, also Veränderungen, die einer Thalassaemia minor entsprechen, und in 31 Fällen eine leichte Vermehrung von Hb F bei normalem Hb $A_2$. Die Befunde sind in Abb. 25 zusammengestellt. Die 31 Fälle mit alleiniger Hb F-Vermehrung

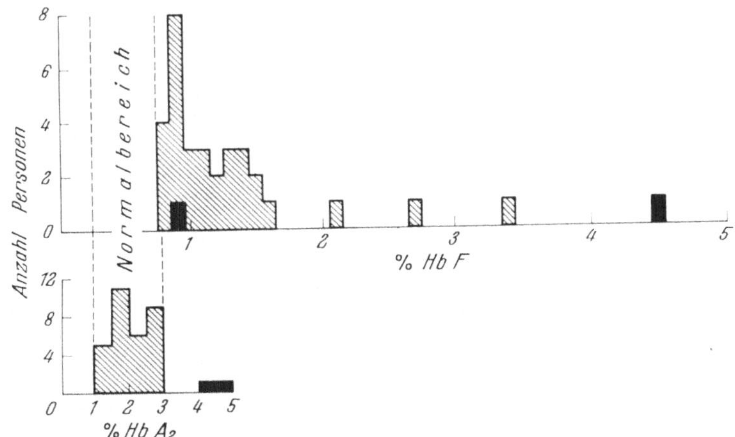


Abb. 25. Fälle mit alleiniger Hb F-Vermehrung und solche mit vermehrtem Hb F und Hb $A_2$ unter 2845 Rekruten

unterschieden sich im eluierten Ausstrichpräparat in keiner Weise von Thalassämiefällen; sie zeigten eine ebenso ungleichmäßige Hb F-Verteilung in der Erythrocytenpopulation mit zum Teil stark Hb F-gefüllten Zellen

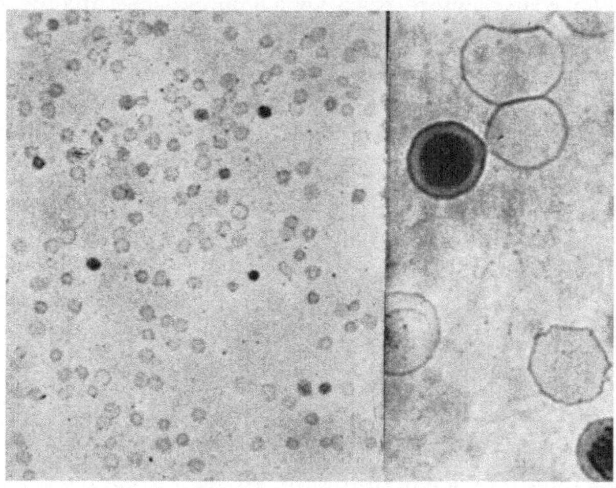

Abb. 26. Darstellung Hb F-haltiger Erythrocyten im fixierten Ausstrichpräparat. Die dunklen Zellen enthalten Hb F, die übrigen Zellen sind nur als Stromaschatten zu erkennen. 19jähriger Rekrut mit 2,7 % Hb F und 2,7 % Hb $A_2$

(Abb. 26). Die nicht eluierten gefärbten Blutausstriche ergaben hingegen keinen abnormen Befund. Die Hb F-Vermehrung wurde in den Blutproben aus den Kantonen Tessin und Wallis fast doppelt so häufig angetroffen wie in denjenigen aus dem Kanton Graubünden (Tabelle 1). Bei einer gleichartigen Reihenuntersuchung von 404 Patienten der Basler Universitäts-Poliklinik wurde kein einziger Fall mit Hb F-haltigen Erythrocyten erfaßt.

Tabelle 1. *Hb F-Vermehrung bei Reihenuntersuchung der Schweizer Bevölkerung*

| Untersuchungsserie | Anzahl untersuchter Personen | Personen mit Vermehrung von Hb F und Hb $A_2$ | | Personen mit alleiniger Vermehrung von Hb F | |
|---|---|---|---|---|---|
| | | Zahl | % | Zahl | % |
| Rekruten | | | | | |
| Kanton Tessin | 965 | 2 | 0,2 | 12 | 1,24 |
| Kanton Wallis | 1130 | 0 | 0 | 14 | 1,24 |
| Kanton Graubünden | 750 | 0 | 0 | 5 | 0,67 |
| Total | 2845 | 2 | 0,07 | 31 | 1,1 |
| Personen aus Basel und Umgebung | 404 | 0 | 0 | 0 | 0 |

Bei 10 Rekruten mit Hb F-Vermehrung konnten Familienuntersuchungen vorgenommen werden (MARTI 1962a). Die dabei gefundenen Werte für Hb F und Hb $A_2$ sind in Tabelle 2 wiedergegeben. Alle Personen mit Vermehrung des alkali-

resistenten Hb wiesen in fixierten Ausstrichpräparaten einzelne stärker Hb F-haltige Erythrocyten auf. In den Fällen 1—7 waren auch bei einem Elternteil und in den Fällen 8—9 bei einem Geschwister des erstuntersuchten Probanden derartige Hb F-Zellen und vermehrtes alkaliresistentes Hb nachweisbar. Bei den Familien 9—10 konnten beide Elternteile untersucht und spärliche Erythrocyten mit erhöhtem Hb F-Gehalt gefunden werden, hingegen lag der mittels Alkalidenaturierung bestimmte Wert für Hb F noch im Bereich der Norm. Eine erweiterte Sippenuntersuchung wurde bei Familie 6 vorgenommen (Abb. 27 u. Tabelle 3); trotz der vorhandenen Konsanguinität ließ sich die Hb F-Vermehrung nur auf einer Elternseite nachweisen. 1 Jahr nach der ersten Untersuchung konnten vier Individuen mit Hb F-Vermehrung nachkontrolliert werden, wobei gleichwertige Befunde erhoben wurden (vgl. Tabelle 2). Bei sämtlichen untersuchten Personen zeigten nach Pappenheim gefärbte Blutausstrichpräparate keine pathologischen Veränderungen: Es lag weder eine Hypochromie, noch eine wesentliche Mikrocytose oder Anisocytose vor, und basophil punktierte Erythrocyten und Schießscheibenzellen waren nicht vorhanden; Hb $A_2$ war nie vermehrt. Der Durchschnittswert der 21 Personen mit leicht erhöhten Hb F-Werten lag bei 1,4%. Bei zwei Personen der Familie 6 wurde das alkaliresistente Hb als Oxy-Hb durch Adsorption an Carboxymethylcellulose konzentriert. Die durch Elution erhaltene Hb-Lösung zeigte spektrophotometrisch eine kleine Absorptionsbande bei 290 mμ und in der Stärkeblockelektrophorese eine Wanderungsgeschwindigkeit, die dem Hb F entspricht. Quantitative Messungen ergaben, daß zwei Drittel der theoretisch errechneten Hb F-Menge gewonnen werden konnten. Damit ist nachgewiesen, daß es sich beim alkaliresistenten Hb tatsächlich um Hb F handelt.

Tabelle 2. *Familienuntersuchung bei zehn hämatologisch gesunden Erwachsenen mit leichter Hb F-Vermehrung.* Die in Klammern gesetzten Hb F-Werte entsprechen einer Nachkontrolle nach Ablauf eines Jahres

| Nr. | Familien | Hb F % | Hb $A_2$ % |
|---|---|---|---|
| 1 | CA ♂ 1941 | *2,7 (2,7)* | 2,8 |
| | Vater | 0,72 | 2,5 |
| | Mutter | *0,95* | 2,8 |
| 2 | AR ♂ 1941 | *1,3* | 1,5 |
| | Vater | *1,1* | 2,2 |
| | Mutter | 0,69 | 2,2 |
| 3 | BF ♂ 1941 | *3,4* | 2,1 |
| | Vater | 0,35 | 2,2 |
| | Mutter | *1,6* | 2,0 |
| 4 | DJC ♂ 1941 | *1,5 (1,5)* | 2,3 |
| | Vater | 0,34 | 2,7 |
| | Mutter | *0,95* | 2,5 |
| 5 | GD ♂ 1941 | *1,1* | 2,0 |
| | Vater | 0,37 | 2,5 |
| | Mutter | *1,1* | 2,3 |
| 6 | LMRL ♂ 1941 | *1,5 (1,0)* | 1,8 |
| | Vater | 0,24 | 1,9 |
| | Mutter | *0,90* | 2,4 |
| 7 | BR ♂ 1941 | *1,6* | 2,2 |
| | Mutter | *0,77* | 2,3 |
| 8 | IH ♂ 1941 | *1,2* | 1,2 |
| | Mutter | 0,56 | 2,1 |
| | Schwester | *1,8* | 2,0 |
| 9 | HH ♂ 1941 | *1,5 (1,6)* | 2,6 |
| | Vater | 0,31 | 1,6 |
| | Mutter | 0,52 | 1,8 |
| | Schwester | *0,85* | 2,8 |
| 10 | VF ♂ 1941 | *1,4* | 1,6 |
| | Vater | 0,40 | 2,1 |
| | Mutter | 0,39 | 2,3 |
| | Normalwerte | bis 0,75 | bis 3,0 |

Die beschriebene leichte Vermehrung des alkaliresistenten Hb bei hämatologisch gesunden Erwachsenen stellt eine familiäre Eigenschaft dar. Sie wurde bei 10 betroffenen Familien unter 39 untersuchten Personen 21mal gefunden. Es handelt sich um eine vererbte Anlage zur Bildung einer geringen Zahl von Erythrocyten mit erhöhtem Hb F-Gehalt. Dadurch kommt es zu einem leicht vermehrten Anteil des Hb F am

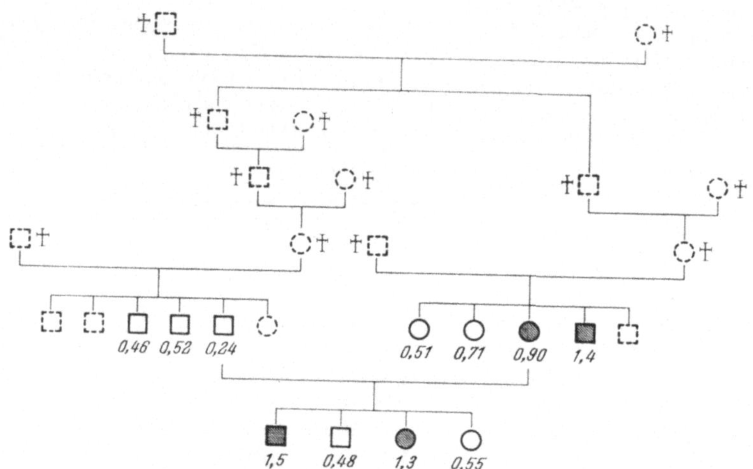


Abb. 27. Stammbaum einer Sippe mit leichter Hb F-Vermehrung bei hämatologisch gesunden Erwachsenen. Zahlen = % Hb F

Tabelle 3. *Hämatologische Befunde bei elf Personen der in Abb. 27 dargestellten Sippe. Leichte Hb F-Vermehrung bei vier Individuen*

| Nr. | Geschl. | Geburtsjahr | Erythrocyten Mill./mm³ | Hb g-% | Hämatokrit (%) | $Hb_E$ γγ | Erythrocytenvolumen $\mu^3$ | Hb F (%) | Hb $A_2$ (%) |
|---|---|---|---|---|---|---|---|---|---|
| 1 | ♂ | 1941 | 5,2 | 16,9 | 48 | 33 | 92 | 1,5 | 1,8 |
| 2 | ♀ | 1938 | — | — | — | — | — | 1,3 | 2,2 |
| 3 | ♀ | 1909 | 4,5 | 14,6 | 42 | 32 | 93 | 0,9 | 2,4 |
| 4 | ♂ | 1902 | 5,4 | 17,0 | 45 | 31 | 83 | 1,4 | 2,0 |
| 5 | ♀ | 1943 | 4,8 | 15,4 | 43 | 32 | 90 | 0,55 | 2,6 |
| 6 | ♂ | 1939 | 5,5 | 18,1 | 45 | 33 | 82 | 0,48 | 2,6 |
| 7 | ♀ | 1896 | 3,9 | 13,0 | 38 | 33 | 97 | 0,71 | 2,5 |
| 8 | ♀ | 1900 | 4,9 | 16,2 | 44 | 33 | 90 | 0,51 | 2,4 |
| 9 | ♂ | 1905 | 4,9 | 16,3 | 46 | 33 | 94 | 0,46 | 2,5 |
| 10 | ♂ | 1915 | 4,7 | 16,2 | 46 | 34 | 98 | 0,52 | 2,6 |
| 11 | ♂ | 1911 | — | — | — | — | — | 0,24 | 1,9 |

gesamten Blutfarbstoff, ohne daß sonst irgendwelche pathologischen hämatologischen Befunde zu erheben sind. Als Träger der Anlage kommen auch Personen in Betracht, die so wenig Hb F-haltige Erythrocyten aufweisen, daß der bei der Alkalidenaturierung gefundene Wert für Hb F noch normal ist. Die Hb F-Vermehrung liegt in der gleichen Größenordnung wie bei der Thalassaemia minor. Im Gegensatz zur Thalassämie sind aber keine Hb $A_2$-Vermehrung, keine Mikrocytose und keine Hypochromie vorhanden, ebenso fehlen basophil punktierte Erythrocyten und Schießscheibenzellen. Es kann sich also bei dieser Hb F-Vermehrung nicht um eine Form der Thalassämie handeln. Die Anlage ist auch vom „High F Gene" (KRAUS et al., WHEELER u. KREVANS) zu unterscheiden, da die Hb F-Werte dort viel höher liegen. Hier handelt es sich immer nur um eine Hb F-Vermehrung auf wenige Prozent; die Werte von 44 Fällen sind in Abb. 28 zusammengestellt.

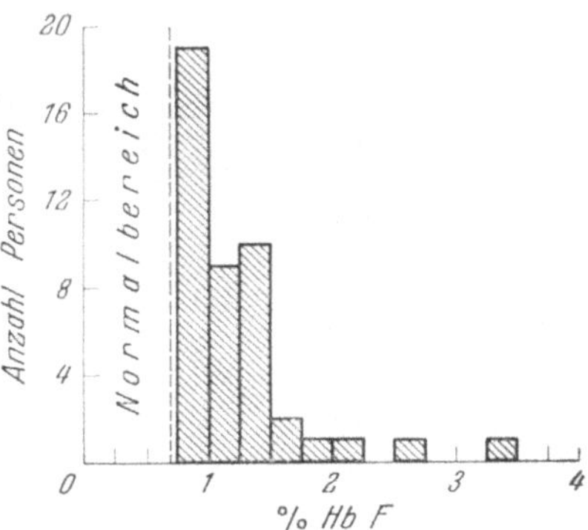

Abb. 28. Hb F-Vermehrung bei 44 hämatologisch gesunden Erwachsenen

Von BETKE (1960b) wurde 1960 eine Familie mit leichter Hb F-Vermehrung beschrieben, bei der das fetale Hb in der Erythrocytenpopulation gleichmäßig verteilt sein muß, da in eluierten Ausstrichpräparaten keine Hb F-Zellen nachweisbar waren. Im Gegensatz dazu ist Hb F bei unseren Sippen immer ungleichmäßig auf die Erythrocyten verteilt. Es scheint also zwei ähnliche Formen familiärer Hb F-Vermehrung zu geben, eine mit ungleichmäßiger und eine mit gleichmäßiger Hb F-Verteilung. Die zweite Form konnte in unserem Untersuchungsgut nie beobachtet werden.

## B. Pseudoanomale Hämoglobine

PEARSON et al. (1961 b) haben im Laufe von 2 Jahren unter 400 untersuchten Blutproben in der Stärkeblockelektrophorese dreimal eine deutlich abgesetzte Hb-Fraktion beobachtet, die sich bei wiederholter Untersuchung derselben Probanden nicht mehr reproduzieren ließ. Die Pseudofraktionen wanderten bei $p_H$ 8,6 entweder schneller als Hb $A_1$ oder zwischen Hb $A_1$ und Hb $A_2$. Es handelt sich bei diesen pseudoanomalen Hämoglobinen um Kunstprodukte, nach Annahme der Autoren um spontane Denatuierungserscheinungen oder um Folgen bakterieller Verunreinigung. Es gelang aber nicht, durch längere Aufbewahrung oder Erhitzung der Hämolysate solche Pseudofraktionen zu erzeugen. In einer anderen Arbeit hat HILL ein früher beschriebenes anomales Hb als artefizielle Fraktion bezeichnet.

Wir konnten selbst ein einziges Mal eine solche artefizielle Fraktion beobachten. Es handelte sich um Blut eines 17 Monate alten Knaben, der eine leichte hypochrome Anämie mit Milzvergrößerung und gesteigerter

Erythropoese aufwies. (Wir verdanken die Blutprobe Herrn Dr. O. Tönz aus der Universitäts-Kinderklinik Bern.) Die Untersuchung erfolgte wegen Verdacht auf Thalassaemia minor. Wir fanden 0,69% Hb F und 2,4% Hb $A_2$. Das Hämolysat wurde 2 Tage nach der Blutentnahme in vier Proben auf den Stärkeblock aufgetragen und zwar zwei Proben in jede der beiden Kammern des Apparates. Die Elektrophorese bei $p_H$ 8,6, +4°C und 68 mA erfolgte gleichzeitig unter den gleichen Bedingungen. In einer Kammer kam bei beiden Proben hinter Hb $A_1$ eine kleine ziemlich scharf abgegrenzte Fraktion zur Darstellung (vgl. Abb. 29), die beim gleichen Hämolysat in der anderen Stärkekammer nicht vorhanden war. Auch bei Wiederholung der Elektrophorese mit demselben Hämolysat ließ sich die Veränderung nicht mehr reproduzieren. Es lag zweifellos ein Kunstprodukt vor. Wie in den oben erwähnten Fällen anderer Autoren ist auch hier keine sichere Erklärung für die Entstehung des Artefaktes möglich. Immerhin kann gesagt werden, daß es nicht eine vorbestehende Alteration des Hämolysates sein kann. Auffallend ist die Beobachtung, daß die artefizielle Fraktion in einer Kammer nebeneinander gleich zweimal aufgetreten ist, in der anderen Kammer aber nicht zustandekam. Es muß eine erst auf dem Stärkeblock eingetretene Veränderung des Hb zur Bildung dieser Pseudofraktion geführt haben.

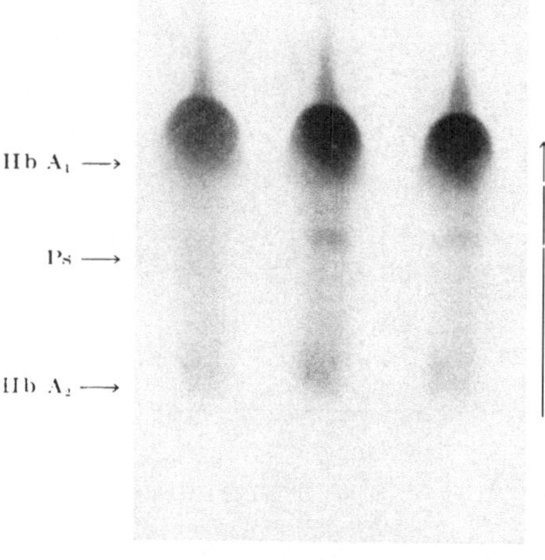


Abb. 29. Pseudofraktion (Ps) als Artefakt bei der Stärkeblock-Elektrophorese $p_H$ 8,6

## C. Das Hämoglobin bei Katalasemangel

Vor kurzem wurden in der Schweiz von Aebi et al. (1961) zwei Sippen mit Akatalasie gefunden. Bei den Trägern der Anomalie ist die Aktivität der Erythrocytenkatalase auf etwa 0,5% der Norm erniedrigt. Wir konnten Citratblut von 4 Fällen mit Akatalasie, 2 Fällen mit Hypokatalasie und einem Fall mit normalem Katalasegehalt dieser Sippen untersuchen (Blumberg et al.).

Das Blut stand uns 6—12 Std nach der Entnahme zur Verfügung. Die Resultate der hämatologischen Untersuchungen sind aus Tabelle 4 ersichtlich. In frischem Citratblut aller Personen war kein Met-Hb nachweisbar, nach neuntägiger Aufbewahrung bei +4°C wiesen zwei Blutproben von Akatalasiefällen 1,1 bzw. 0,62% Met-Hb auf, bei einem dritten Fall enthielt das Hämolysat nach 2 Monaten 0,2% Met-Hb. Im Heinzkörpertest mit Acetylphenylhydrazin war gegenüber normalen

Kontrollerythrocyten keine gesteigerte Innenkörperbildung nachweisbar. Die bei einem Akatalasiefall geprüfte Met-Hb-Rückbildung ließ sich von derjenigen normaler Erythrocyten nicht unterscheiden (Abb. 31).

Die bei Akatalasie noch nachweisbare Erythrocytenkatalase konnte nach elektrophoretischer Wanderung aus dem Stärkeblock quantitativ eluiert werden. Ebenso gelang es, das Enzym färberisch auf dem Stärkeblock direkt nachzuweisen. Bei der Stärkeblockelektrophorese wies die Katalase frischer Hämolysate eines Akatalasiefalles dieselbe Motilität auf wie die Katalase normaler Kontrollpersonen. Wurde das Hämolysat einige Wochen bei + 4° C aufbewahrt, so kam es bei pH 6,5 zu einer Beschleunigung der anodischen Wanderung der Katalase. Diese beschleunigte Wanderung konnte auch in den Hämolysaten der anderen Personen dieser Sippe beobachtet werden und zeigte keine Abhängigkeit vom Katalasegehalt der verschiedenen Probanden (Abb. 30). Auch in Hämolysaten normaler Kontrollpersonen trat mit zunehmendem Alter der Proben eine Beschleunigung der Wanderungsgeschwindigkeit auf, allerdings in weniger ausgeprägtem Maß.

In einer der beiden Sippen konnte eine leichte familiäre Hb F-Vermehrung nachgewiesen werden. Sie stellt wahrscheinlich eine von der Akatalasie unabhängige Erscheinung dar, denn sie ist in einem Fall mit normaler Katalaseaktivität vorhanden und fehlt in einem Fall mit Akatalasie. Alle übrigen hämatologischen Daten waren im Bereich der Norm.

Da $H_2O_2$ ein wirksamer Met-Hb-Bildner ist und geringe Mengen $H_2O_2$ im Intermediärstoffwechsel entstehen, wird der Katalase eine Schutzwirkung auf das Hb zugeschrieben. BREINER u. ALLISON haben die

Tabelle 4. *Hämatologische Daten von sieben Fällen aus Akatalasiesippen.* $Hb_E$ Hb-Gehalt des Einzelreythrocyten. MCHC = Mittlere Zell-Hb-Konzentration

| Nr. | Name | Geschl. | Alter (Jahre) | Katalaseaktivität | Hb (g-%) | Erythrocyten Mill./mm³ | Hämatokrit (%) | $Hb_E$ γγ | MCHC | Erythrocytenvolumen $\mu^3$ | Reticulocyten (‰) | Hb F (%) | Hb $A_2$ (%) | Hb F-haltige Zellen |
|---|---|---|---|---|---|---|---|---|---|---|---|---|---|---|
| 1 | V. P. | ♀ | 49 | normal | 13,5 | 4,0 | 39 | 34 | 35 | 97 | 5 | 1,38 | 2,4 | + |
| 2 | V. F.-M. | ♂ | 56 | Hypokatalasie | 16,7 | 4,8 | 46 | 35 | 36 | 96 | 9 | 0,92 | 2,3 | + |
| 3 | V. Mi. | ♂ | 19 | Hypokatalasie | 14,6 | 4,2 | 42 | 35 | 35 | 100 | 7 | 1,16 | 2,2 | + |
| 4 | V. F.-J. | ♂ | 20 | Akatalasie | 15,0 | 4,7 | 42 | 32 | 36 | 89 | 11 | 1,64 | 2,0 | ++ |
| 5 | V. Ma. | ♀ | 16 | Akatalasie | 13,8 | 5,0 | 41 | 28 | 35 | 82 | 14 | 0,49 | 2,0 | — |
| 6 | V. T. | ♀ | 14 | Akatalasie | 13,7 | 4,4 | 41 | 31 | 33 | 93 | 7 | 0,79 | 2,0 | (+) |
| 7 | B. A. | ♂ | 20 | Akatalasie | | | | | | | | 0,26 | 2,5 | — |
| | | | | | | Normalwerte | | 30—34 | 32—36 | 78—94 | < 15 | 0,25—0,75 | 1,0—3,0 | — |

Entstehung Heinzscher Innenkörper auf eine Inaktivierung der Katalase zurückgeführt und TARLOV u. KELLERMEYER sowie TOWNES u. MORRISON haben kürzlich darauf hingewiesen, daß eine Verminderung der Katalase unter Umständen zu einer Akkumulation von $H_2O_2$ führen und damit eine Oxydation des Hb zu Met-Hb begünstigen kann. Bei den von uns

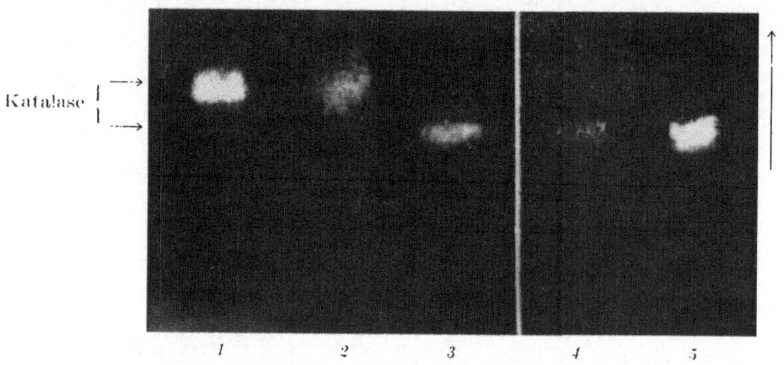


Abb. 30. Wanderungsgeschwindigkeit der Katalase von Akatalasie-Erythrocyten und normalen Erythrocyten. Stärkeblock-Elektrophorese pH 6,5. *1* Hypokatalasie-Hämolysat, 100fach verdünnt, 3½ Monate alt, *2* Akatalasie-Hämolysat, unverdünnt, 3½ Monate alt, *3* und *4* frisches Hämolysat des Falles Nr. 2, *5* frisches Hämolysat einer normalen Kontrollperson, 100fach verdünnt

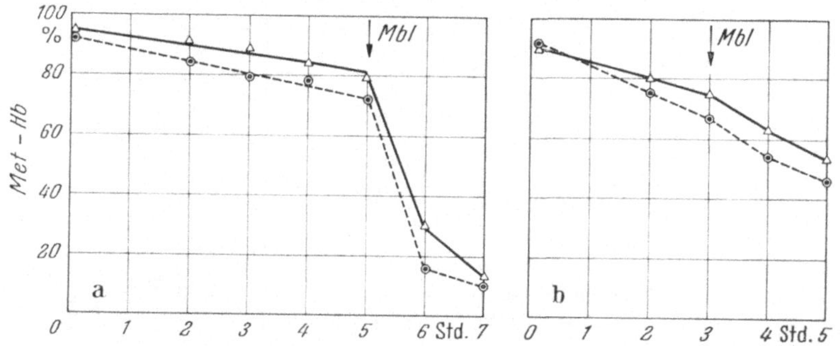


Abb. 31a u. b. Met-Hb-Rückbildung der Erythrocyten bei Akatalasie. Inkubation mit 200 mg-% Glucose, b Inkubation mit 200 mg-% Na-Lactat, ——— Erythrocyten des Probanden, - - - - normale Kontrollerythrocyten, Mbl = Zugabe von Methylenblau

untersuchten Fällen mit Katalasemangel ist jedoch keine vermehrte Neigung zu spontaner Met-Hb-Bildung vorhanden, und auch im Phenylhydrazintest ist keine Unstabilität des Hb nachweisbar.

Da die Katalase ein Hämprotein darstellt, tritt die Frage auf, ob der Akatalasie nicht eine anomale Katalase mit verminderter Aktivität zugrundeliegen könnte, also eine Synthesestörung ähnlicher Art, wie sie für die anomalen Hämoglobine nachgewiesen ist. Durch die elektrophoretischen Untersuchungen konnte gezeigt werden, daß mindestens keine anomale Katalase mit primär veränderter elektrophoretischer Wanderungsgeschwindigkeit vorhanden ist. Bei normalen Kontrollpersonen nimmt die Wanderungsgeschwindigkeit der Katalase bei $p_H$ 6.5 mit dem Alter der Hämolysate langsam zu (BLUMBERG u. MARTI), wobei die Enzymaktivität erhalten bleibt. Diese Zunahme der Wanderungsgeschwindigkeit ist bei der Katalase aller untersuchten Personen der Akatalasiesippen besonders ausgeprägt und beruht wahrscheinlich auf einer sekundären Veränderung des Enzymmoleküls.

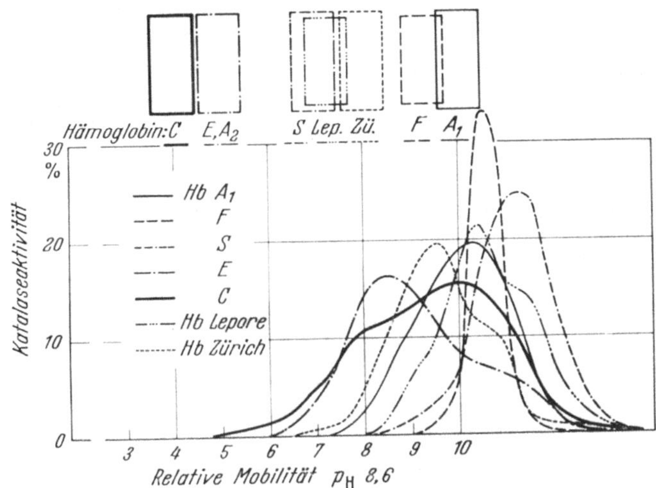


Abb. 32. Wanderungsgeschwindigkeit von Hämoglobin und Erythrocytenkatalase in der Stärkeblockelektrophorese bei $p_H$ 8,6: Hämolysate eines normalen Erwachsenen, eines Neugeborenen und verschiedener heterozygoter Träger anomaler Hämoglobine. Verteilung der als 100% gerechneten Katalase auf 0,5 cm breite Streifen des Stärkeblocks

Wir wissen noch nicht, ob bei der Akatalasie nur eine ganz geringe Menge normaler Katalase synthetisiert oder ob doch ein anomales Fermentmolekül gebildet wird, das sich in seiner elektrophoretischen Wanderungsgeschwindigkeit primär nicht von normaler Katalase unterscheidet. Die dritte Möglichkeit eines Aktivatormangels scheint wenig wahrscheinlich. Wir konnten in wiederholten Versuchen durch Zusatz von Normalblut keine Aktivierung der Katalase erzielen. Wenn sich einerseits keine Auswirkungen des Katalasemangels auf das Hb nachweisen lassen, so ist anderseits auch mit Hb-Anomalien keine Anomalie der Katalase verbunden. Heterozygote Träger der anomalen Hämoglobine C, E, S, Lepore und Zürich weisen nur eine einzige Katalasefraktion auf, deren Wanderungsgeschwindigkeit innerhalb der normalen Streubreite liegt (Abb. 32).

# D. In der Schweiz beobachtete anomale Hämoglobine

Es sind bisher in der Schweiz sieben verschiedene anomale Hämoglobine angetroffen worden. Mit Ausnahme der Träger von Hb Zürich handelte es sich immer um Personen ausländischer Herkunft.

## 1. Hämoglobin Bart's

Von Herrn Dr. K. Baerlocher wurde uns aus dem Kinderspital Basel (Direktor: Prof. Dr. A. Hottinger) Blut eines 5 Tage alten Säuglings mit einer Neugeborenenanämie zugesandt. Es handelte sich um einen Knaben, dessen Eltern aus Sardinien stammen. Wir fanden 41% Hb F und 4% Hb Bart's, der Rest war Hb $A_1$. Das anomale Hb hatte in der Stärkeblockelektrophorese bei $p_H$ 8,6 eine Wanderungsgeschwindigkeit, die dem Hb Bart's zukommt (Abb. 33), blieb bei $p_H$ 6,5 an der Auftragungsstelle liegen (Abb. 34), zeigte bei spektrophotometrischer Untersuchung eine deutliche Absorption bei 290 m$\mu$ und wies eine Alkaliresistenz auf, die fast derjenigen von Hb F entsprach. Damit war die anomale Hb-Variante als Hb Bart's identifiziert. Bei der Untersuchung der G-6-PD-Aktivität der Erythrocyten kam im Motulsky-Test in 10 Std keine Entfärbung zustande, und die spektrophotometrische Messung der TPNH-Bildung bei 340 m$\mu$ ergab eine Aktivität von 2,2 E, d. h. etwa 25% eines normalen mittleren Wertes (Abb. 37). Der Blutausstrich zeigte eine ausgesprochene Anisocytose, einzelne hypochrome Erythrocyten und Schießscheibenzellen (Abb. 35).

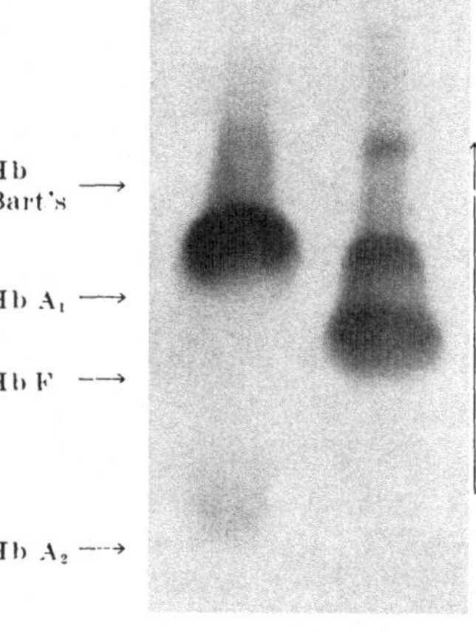


Abb. 33. Hämoglobin Bart's in der Stärkeblock-Elektrophorese $p_H$ 8,6 (links Hämolysat eines normalen Erwachsenen)

Bei der Mutter fand sich eine auf 3,2 E erniedrigte Aktivität der G-6-PD, was etwa einem Drittel der mittleren Normalwerte entspricht, und 0,42% Hb F sowie 2,3% Hb $A_2$; ein anomales Hb war nicht nachweisbar. Die Erythrocyten des Vaters zeigten eine normale G-6-PD-Aktivität von 9,5 E; die Hb-Differenzierung ergab 0,30% Hb F, 2,4% Hb $A_2$ und kein anomales Hb. Die TPNH-abhängige Met-Hb-Rückbildung wurde beim Kind durch Methylenblau nur andeutungsweise stimuliert, zeigte aber bei der Mutter ein fast normales Verhalten (Abb. 38). Die Blutbilder beider Eltern ließen keine Symptome einer $\alpha$-Thalassämie erkennen: Es waren keine Hypochromie, keine Anisocytose, keine Mikrocytose und keine Schießscheibenzellen vorhanden, und die Reticulocytenzahl war nicht vermehrt.

Säugling und Mutter weisen somit einen G-6-PD-Mangel auf. Der Säugling ist hemizygoter Träger und die Mutter wahrscheinlich heterozygote Trägerin der Anomalie. Hb Bart's ist beim Kind in diesem Fall nicht Ausdruck einer α-Thalassämie. Von FESSAS (1962b) wurde bereits

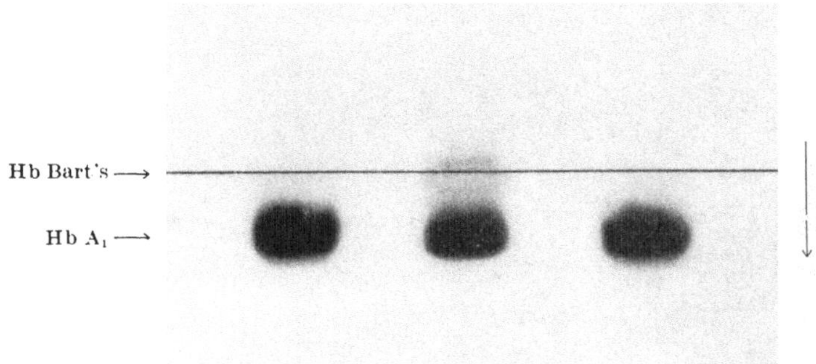


Abb. 34. Hämoglobin Bart's in der Stärkeblock-Elektrophorese pH 6,5 (schwarze Linie: Startlinie, links und rechts Kontrollhämolysate normaler Erwachsener)

darauf hingewiesen, daß der Nachweis kleiner Mengen Hb Bart's bei hohem Gehalt an Hb F für eine α-Thalassämie nicht beweisend ist. Kürzlich konnten auch HORTON et al (1962) Hb Bart's in einer ganzen Reihe von Nabelschnurblutproben nachweisen, ohne irgendwelche Anhaltspunkte für eine α-Thalassämie zu finden. Im Laufe von 3 Monaten ist Hb Bart's bei unserem Fall verschwunden. Ein Versuch, in der Stärkeblockelektrophorese zu diesem Zeitpunkt mittels Benzidinfärbung geringe Mengen Hb Bart's oder Hb H nachzuweisen, schlug zwar fehl, ergab aber als überraschenden Befund eine geringe anomale Hb-Fraktion mit einer Wanderungsgeschwindigkeit, die zwischen derjenigen von Hb $A_2$ und Hb F liegt. Diese anomale Fraktion war ohne Benzidinfärbung nicht zu erkennen und blieb vom 3. bis zum 5. Lebensmonat nachweisbar. Später war sie nicht mehr vorhanden. Kontrollen anderer Säuglingsblutproben zeigten nun, daß diese Hb-Fraktion regelmäßig zwischen dem 1. und 5. Lebensmonat mit Benzidin darstellbar ist und nachher verschwindet. Sie konnte

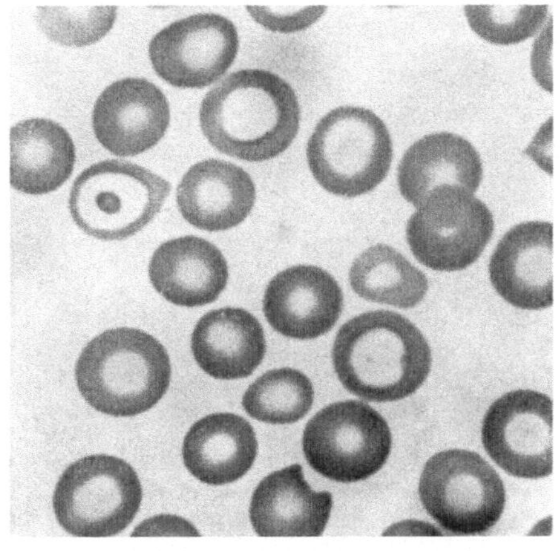

Abb. 35. Blutbild eines 1 Monat alten Säuglings mit 4% Hb Bart's und G-6-PD-Mangel

bisher in 25 Fällen stets nachgewiesen werden (Abb. 36), fand sich aber nie mehr bei älteren Kindern und Erwachsenen. Sie tritt in der Zeit auf, da die Hb $A_2$-Bildung einsetzt. Über die Natur dieses Hb kann

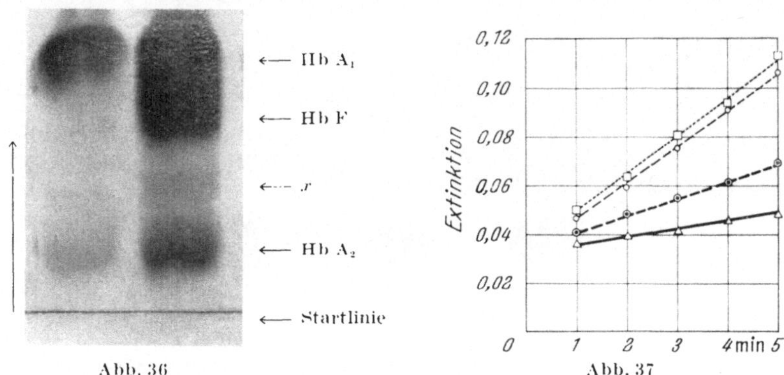


Abb. 36 Abb. 37

Abb. 36. Kleine anomale Hb-Fraktion bei einem 2½ Monate alten Säugling. Stärkeblock-Elektrophorese pH 8,6. Links: Hämolysat eines normalen Erwachsenen (ungefärbt), rechts: Hämolysat des Kindes nach Benzidinfärbung. *x* anomale Fraktion

Abb. 37. Aktivität der G-6-PD bei spektrophotometrischer Messung der TPNH-Bildung. ——— Hämolysat eines 1 Monat alten Säuglings mit G-6-PD-Mangel und 4% Hb Bart's, – – – – Hämolysat der Mutter, - - - - - - Hämolysat des Vaters, ········ Kontrollhämolysat eines normalen Erwachsenen

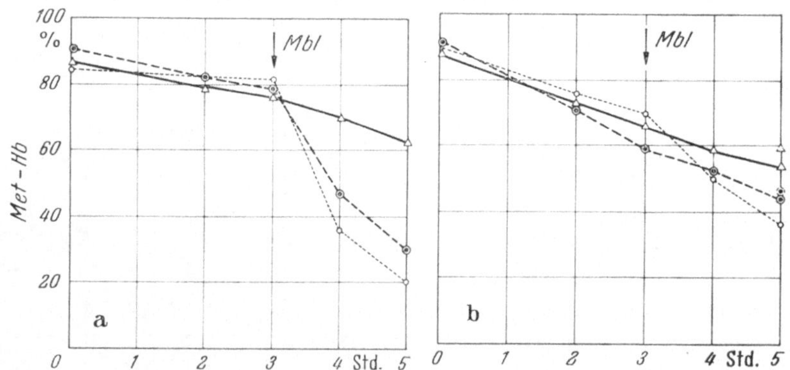


Abb. 38. Met-Hb-Rückbildung der Erythrocyten. a Inkubation mit 200 mg-% Glucose, b Inkubation mit 200 mg-% Na-Lactat, *Mbl* Zugabe von Methylenblau, ——— 1 Monat alter Säugling mit G-6-PD-Mangel und 4% Hb Bart's, – – – – Mutter, - - - - - - Vater. Die punktierten Signaturen geben den Wert nach 5 Std ohne Zugabe von Methylenblau an

noch nichts ausgesagt werden; die geringe Menge hat bisher weitere Untersuchungen unmöglich gemacht. Hingegen läßt sich ausschließen, daß es sich um die Bindung von Hb an ein Plasmaeiweiß handelt. Wenn man künstliche Gemische von Säuglingsplasma und Erwachsenen-Hb und von Säuglingsplasma und Säuglings-Hb mit verschiedenem

Mischungsverhältnis herstellt, gelingt es nicht, eine derartige Fraktion zu erzeugen. Es muß sich also um eine besondere Hb-Variante handeln, die nur in den ersten Lebensmonaten vorübergehend in winzigen Mengen in Erscheinung tritt.

Ein weiterer beobachteter Fall mit geringen Mengen Hb Bart's ist auf S. 99 beschrieben.

## 2. Hämoglobin H

In einer Blutprobe, die uns von Herrn Dr. E. Bütikofer aus der Medizinischen Universitätsklinik Bern (Direktor: Prof. Dr. W. Hadorn) wegen Thalassämieverdacht zugestellt wurde, konnte Hb H nachgewiesen werden (Bütikofer et al.).

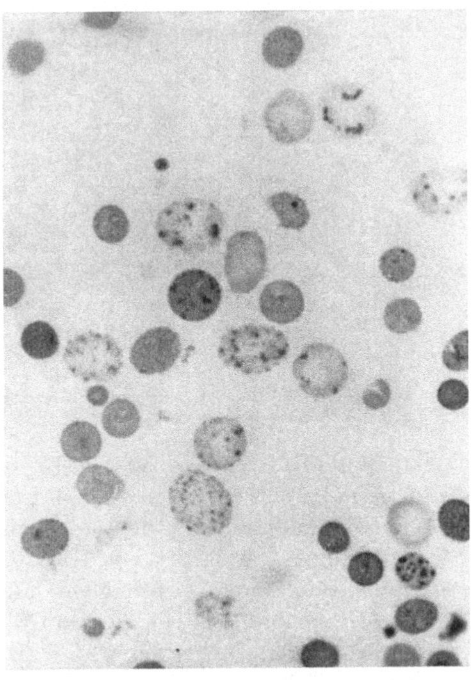

Abb. 39. Innenkörper bei Hb H-Thalassämie

Es handelte sich um eine in der Schweiz wohnhafte Italienerin, die aus der Gegend von Lecce in Süditalien stammt. Im Alter von 29 Jahren wurde im Anschluß an einen Verkehrsunfall erstmals eine hypochrome therapieresistente Anämie festgestellt. Die Patientin war 56 kg schwer und 158 cm groß, hatte ein blasses, gelbliches Kolorit der Haut. Subikterus der Scleren und eine leichte Splenomegalie. Bei wiederholten hämatologischen Kontrollen fanden sich folgende Werte: Hb 58—66%, Erythrocytenzahl 4.4—5.6 Mill./mm³, Färbeindex 0,54—0,62, Hämatokrit 38%, mittleres Erythrocytenvolumen 68 $\mu^3$. Der Blutausstrich zeigte eine ausgeprägte Hypochromie, Aniso- und Poikilocytose, eine mäßige Polychromasie und zahlreiche Schießscheibenzellen. Die Reticulocytenzahl betrug 36—84‰. Nach einstündiger Inkubation mit Nilblausulfat bei 37°C wiesen 70% aller Erythrocyten reichlich Innenkörper auf (Abb. 39). Es lag eine erhöhte osmotische Resistenz vor, der Hämolysebereich ging von 0.38—0.18% NaCl. Die Überlebenszeit der Erythrocyten war bei der Prüfung mit Radiochrom um 40% herabgesetzt. Außerdem war eine leichte Leukopenie vorhanden mit Leukocytenzahlen von 2900—3700 und folgender Verteilung: 5,5% stabkernige, 61% segmentkernige Neutrophile, 2% Eosinophile, 0% Basophile, 9% Monocyten und 22,5% Lymphocyten. Im Sternalmark fand sich eine lebhafte Erythropoese, sonst kein abnormer Befund. Die Blutgruppe war AB Rh pos., antierythrocytäre Autoantikörper ließen sich nicht nachweisen. Bei der chemischen Blutuntersuchung wurden folgende Werte erhoben:

Serumbilirubin direkt 0—0,1 mg-%, indirekt 1,0—2,1 mg-%, Serumeisen 57 bis 95 $\gamma$-%. Die Blutsenkung betrug 5/8 mm in der 1. bzw. 2. Std. Die röntgenologische Untersuchung ergab keine Veränderungen im Sinne eines Bürstenschädels.

Bei der Hb-Differenzierung stellte sich in der Stärkeblockelektrophorese bei $p_H$ 8,6 eine schnell wandernde Fraktion dar (Abb. 40). Durch Elektrophorese bei $p_H$ 6,5 (WOLFF et al.) konnte das anomale Hb mit dem erstmals von RIGAS et al. (1955, 1956) beschriebenen Hb H identifiziert werden. Hb H bewegt sich bei $p_H$ 6,5 als einziges Hb in Richtung zur Anode, während die anderen Hämoglobine zur Kathode wandern. Es ließen sich 7% Hb H nachweisen; Hb $A_2$ war mit 0,7% auf einen abnorm tiefen Wert erniedrigt, Hb F betrug 0,77%.

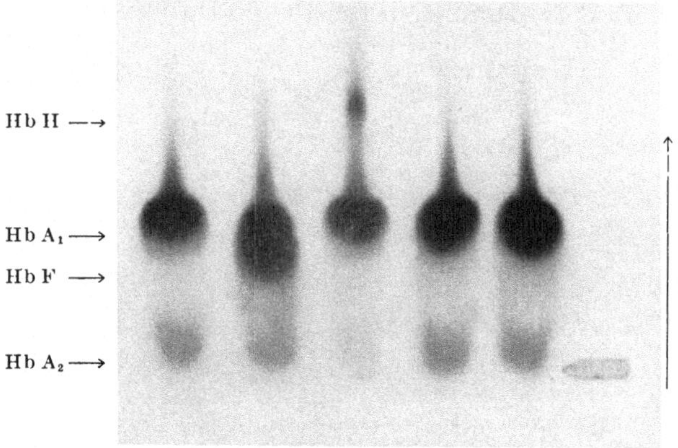

Abb. 40. Hämoglobin H in der Stärkeblock-Elektrophorese $p_H$ 8,6

Auf Grund der Kombination von Hb H und Erythrocytenveränderungen, die einer Thalassaemia minor entsprechen, ergab sich die Diagnose einer Hb H-Thalassämie, analog den von MINNICH et al. (1958), GOUTTAS et al. (1955), WASSERMAN et al. (1962), CABANNES et al., MOTULSKY und WOLFF et al. und anderen Autoren mitgeteilten Fällen. Hb H ist bei Italienern auch schon von SILVESTRONI gefunden worden, und von DITTMAN et al. wurde ein aus Sizilien stammender Träger von Hb H beschrieben.

Die bei unserem Fall vorhandene Menge von 7% Hb H liegt in der gleichen Größenordnung, wie sie von GOUTTAS et al. (1955) und WASSERMAN et al. (1962) angegeben wurde. Die anderen erwähnten Autoren fanden zum Teil größere Mengen.

Das Hb H gilt als unstabiles Hb. Es fällt in den Erythrocyten in Form zahlreicher kleiner Innenkörper aus und wird in vitro bei der Aufbewahrung der Hämolysate oft schneller denaturiert als andere Hämoglobine. HASSERODT u. VINOGRAD haben beobachtet, daß Hb H bei alkalischem $p_H$ rascher in zwei Halbmoleküle gespalten wird als andere Hb-Varianten. Die Zusammensetzung des Globin aus vier $\beta$-Polypeptidketten (JONES et al.) ergibt eine weniger stabile Verbindung als die Zusammensetzung aus zwei verschiedenen Arten von Polypeptidketten. BETKE hat mit KLEIHAUER zusammen die Hb H-Stabilität bei unserem Fall in vitro noch näher untersucht (BETKE et al. 1960b). Er fand eine gegenüber Hb $A_1$ stark gesteigerte Hitzeempfindlichkeit und eine geringere Säureempfindlichkeit. Hb H ist das hitzeempfindlichste und unstabilste der bisher bekannten anomalen Hämoglobine. Es ist im Hämolysat im Kühlschrank allerdings länger haltbar, wenn KCN oder Kohlenmonoxyd zugegeben wird. Dadurch wird die spontane Oxydation verzögert. Im Gegensatz zur stark gesteigerten Hitzeempfindlichkeit wird Hb H durch Salzsäure etwa 50mal langsamer denaturiert als Hb $A_1$. Trotzdem kommt bei der Hb-Elution durch Citronensäurephosphatpuffer nach BETKE u. KLEIHAUER (1958) keine Darstellung Hb-haltiger Erythrocyten zustande. Diese Beobachtung spricht dafür, daß Hb H ziemlich gleichmäßig über alle Erythrocyten verteilt ist.

Es war bei unserem Fall möglich, einige weitere Personen der Familie zu kontrollieren (Tabelle 5). Bei der Mutter und bei einem Bruder der

Tabelle 5. *Familienuntersuchung bei Hb H-Thalassämie*

| | Hb $A_1$ (%) | Hb $A_2$ (%) | Hb F (%) | Hb H (%) |
|---|---|---|---|---|
| Patientin | 91,5 | 0,7 | 0,77 | 7,0 |
| Vater | 97,7 | 1,8 | 0,46 | — |
| Mutter | 95,5 | 3,8 | 0,74 | — |
| Bruder | 95,4 | 4,4 | 0,16 | — |
| Tochter | 97,2 | 2,4 | 0,41 | |
| Normalwerte | | bis 3,0 | 0,25—0,75 | |

Patientin konnte eine Thalassaemia minor mit signifikant erhöhten Hb $A_2$-Werten nachgewiesen werden. Dieser Befund ist außergewöhnlich, wurden doch größere Mengen Hb H bisher nur in Kombination mit der α-Thalassämie beobachtet, also der Thalassämieform, die mit normalen Hb $A_2$-Werten einhergeht (vgl. Seite 118). Hb H wird bei den Eltern der Anomalieträger in vielen Fällen nicht gefunden.

Kleine Mengen Hb H sind für die α-Thalassämie nicht spezifisch und können bei Neugeborenen vorkommen, ohne daß eine hereditäre Synthesestörung der α-Polypeptidketten nachweisbar ist. HORTON et al. (1962) haben über sieben derartige Fälle mit geringen Mengen Hb Bart's und Hb H bei neugeborenen Negerkindern berichtet. Wir konnten selbst bei einem Fall von Neugeborenenikterus ohne Blutgruppeninkompatibilität und ohne Glucose-6-phosphatdehydrogenase-Mangel 2% Hb Bart's und weniger als 1% Hb H nachweisen.

Die Blutprobe verdanken wir Fräulein Dr. H. WIEDEMANN aus dem Kinderspital Zürich (Direktor: Prof. Dr. A. PRADER). Es handelte sich um einen 8 Tage alten Knaben mit schwerem Ikterus. Die Hb-Differenzierung ergab 74,5% Hb F, 2% eines anomalen Hb mit der elektrophoretischen Wanderungsgeschwindigkeit von Hb Bart's und eine nur mit Benzidinfärbung darstellbare Fraktion mit der Wanderungsgeschwindigkeit von Hb H. Der Rest des Blutfarbstoffes war Hb $A_1$;

auch mit Benzidin war kein Hb $A_2$ nachweisbar. Die mittels spektrophotometrischer TPNH-Messung bestimmte G-6-PD-Aktivität ergab mit 11,4 E einen normalen Wert.

Bei der Mutter fand man 0,58% Hb F, 2,1% Hb $A_2$, kein anomales Hb und eine normale G-6-PD-Aktivität von 13,4 E, beim Vater 0,41% Hb F, 2,1% Hb $A_2$, kein anomales Hb und im Motulsky-Test eine normale G-6-PD-Aktivität. Der Vater des Kindes ist Italiener, die Mutter Griechin. Bei beiden Eltern zeigte das Blutbild keine Veränderungen im Sinne einer Thalassämie.

## 3. Hämoglobin I

Eine Blutprobe mit dem seltenen α-anomalen Hb I verdanken wir Herrn Dr. P. Mosimann aus der Medizinischen Abteilung des Bezirksspitals Interlaken (Chefarzt: P. D. Dr. P. Cottier). Ein 21jähriger, aus Italien stammender Patient mit infektiöser Hepatitis wies nach dem Rückgang des Icterus dauernd 25—40‰ Reticulocyten und vereinzelte Schießscheibenzellen auf. Der Blutstatus zeigte 13,5 g-% Hb, 4,4 Millionen Erythrocyten und 32 γγ $Hb_E$. Das alkaliresistente Hb betrug 0,41%; die Stärkeblockelektrophorese bei $p_H$ 8,6 ergab 1,5% Hb $A_2$ und 23% eines schnellwandernden anomalen Hb (Abb. 41). Dieses wanderte bei $p_H$ 6,5 zur Kathode und trennte sich erst nach mehrstündiger Laufzeit von Hb $A_1$. Das Spektrum des anomalen Hb unterschied sich im sichtbaren Licht und im Ultraviolett nicht von demjenigen des Hb $A_1$. In den Erythrocyten waren mit Nilblausulfat auch nach Inkubation bei 37° C keine Innenkörper nachweisbar. Die anomale Hb-Fraktion wurde durch Herrn Prof. Dr. J. H. P. Jonxis und Herrn Dr. C. Pik (Universitäts-Kinderklinik Groningen, Niederlande) mit der Fingerabdruckmethode als Hb I identifiziert.

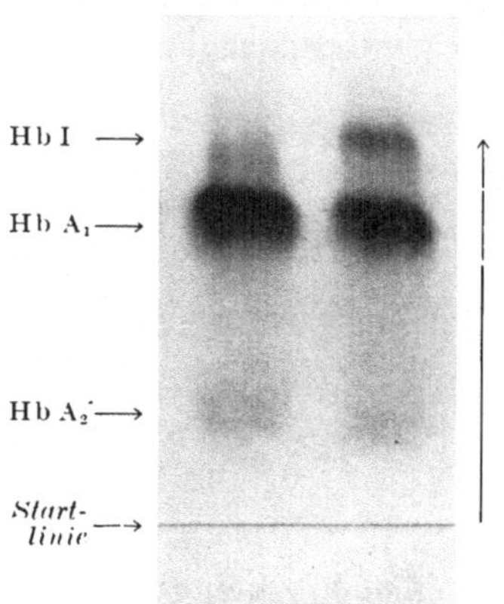

Abb. 41. Hämoglobin I in der Stärkeblock-Elektrophorese $p_H$ 8,6 (links Kontrollhämolysat eines normalen Erwachsenen)

Das anomale Hb unterschied sich in der Hitzeresistenz, Säureresistenz und in der Geschwindigkeit der Alkalidenatuierung nicht von Hb $A_1$. Frisches Citratblut des Probanden enthielt kein Met-Hb; eine 6 Tage bei +4° C aufbewahrte Blutprobe wies 0,26% Met-Hb auf. Im Hämolysat waren nach 6 Tagen 0,55% und nach 13 Tagen 1,15% Met-Hb vorhanden. Das anomale Hb zeigte somit bei +4° keine gesteigerte Spontanoxydation in Met-Hb. Hingegen kam es bei Inkubation der Erythrocyten mit Acetylphenylhydrazin bei 37° C bereits nach 30 min zur Innenkörperbildung, und nach 1 Std waren erheblich mehr Innenkörper vorhanden als in normalen Kontrollerythrocyten. Die Glucose-6-phosphatdehydrogenase-Aktivität erwies sich bei spektrophotometrischer

TPNH-Messung mit 10,7 E als normal. Obwohl dem Hb I eine Anomalie der α-Polypeptidketten zugrundeliegt, war bei der Stärkeblockelektrophorese auch mit Benzidinfärbung kein anomales Hb $A_2$ nachweisbar.

## 4. Hämoglobin S

Im Laufe von 3 Jahren konnten wir bei vier voneinander unabhängigen Fällen Hb S nachweisen. Ein weiterer Träger der Hb S-Anlage wurde von Bachmann (persönliche Mitteilung) in der Medizinischen Universitätsklinik Zürich beobachtet; es handelte sich bei jenem Patienten um einen Afrikaner.

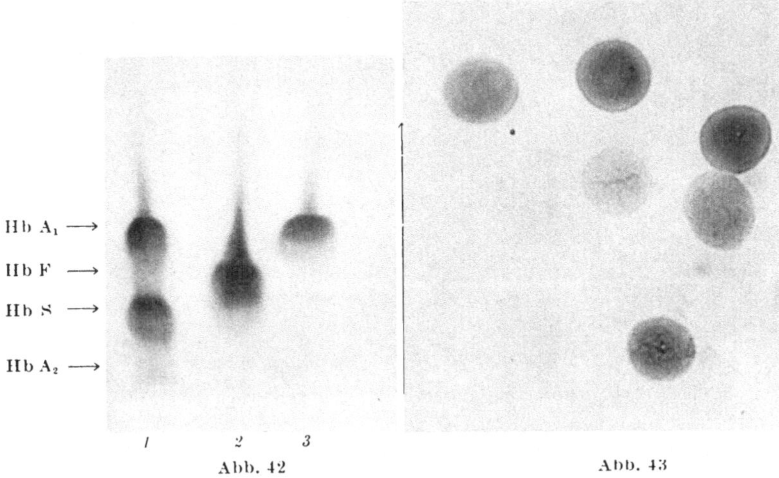


Abb. 42. Hämoglobin S in der Stärkeblock-Elektrophorese. *1* Hämolysat eines heterozygoten Trägers der Hb S-Anomalie, *2* Hämolysat aus Nabelschnurblut mit 7% Hb S, *3* Hämolysat eines normalen Erwachsenen

Abb. 43. Darstellung Hb F-haltiger Erythrocyten (dunkle Zellen) bei einem Neugeborenen mit 7% Hb S

Eine unserer Blutproben verdanken wir Frau Dr. H. Flachsmann aus der Medizinischen Klinik des Kantonsspital Winterthur (Direktor: Prof. Dr. F. Wuhrmann). Es handelte sich um einen 35jährigen in der Schweiz wohnhaften Süditaliener mit leichter Hepatosplenomegalie, der zur Abklärung der Leberfunktion hospitalisiert war. Wir fanden bei der Hb-Differenzierung 46% Hb S, 0,5% Hb F und 2,7% Hb $A_2$, der Rest war Hb $A_1$. Das anomale Hb war in 2,24 M Phosphatpuffer unlöslich, und im Sichelzellpräparat nahmen alle Erythrocyten Sichelform an. Es konnte noch ein Bruder des Patienten kontrolliert werden, der aber kein Hb S aufwies.

Die zweite Blutprobe mit Hb S verdanken wir Herrn Dr. H. Kaufmann aus dem Kinderspital Basel (Direktor: Prof. Dr. A. Hottinger). Wir erhielten Nabelschnurblut eines Kindes, in dessen Familie von Betke bereits früher Hb S nachgewiesen worden war. Der Vater war Träger der Anomalie und stammte aus Algerien, die Mutter war Französin. Ein weiterer 4½jähriger Knabe der Familie war ebenfalls Träger von Hb S.

Bei der Untersuchung des Nabelschnurblutes fand sich in der Elektrophorese bei pH 8,6 eine kleine Fraktion mit der Wanderungsgeschwindigkeit von Hb S (vgl. Abb. 42) in einer Menge, die 7% des Gesamt-Hb entsprach. Im Löslichkeitstest mit 2,24 M Phosphatpuffer kam es zur Präcipitation einer entsprechenden Menge Hb; damit war die anomale Fraktion als Hb S identifiziert. Die Hb-Werte betrugen: 63% Hb F, 7% Hb S, der Rest war Hb $A_1$. Ein nach BETKE u. KLEIHAUER (1958) eluiertes Ausstrichpräparat zeigte das bei Nabelschnurblut übliche Bild mit vielen

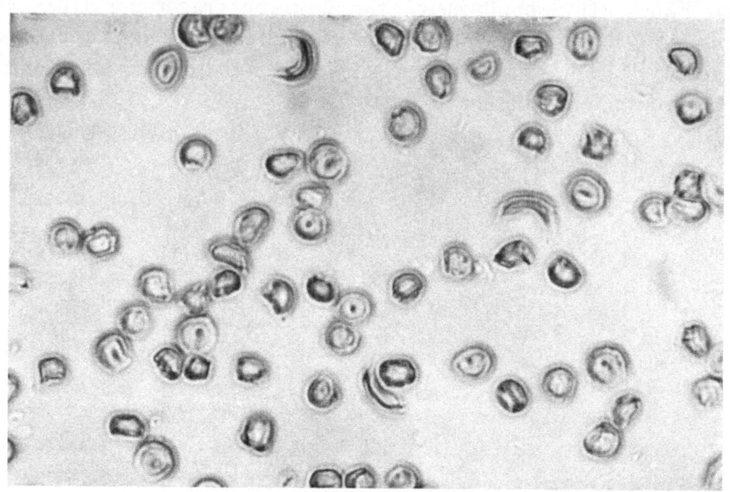

Abb. 44. Sichelzellpräparat aus Blut eines Neugeborenen mit 7% Hb S

ganz mit Hb F gefüllten Zellen, einzelnen Erythrocyten, die bereits der Erwachsenenform entsprechen, und allen dazwischen möglichen Übergängen (Abb. 43). Im Sichelzellpräparat nahm nur ein kleiner Teil der Erythrocyten die typische Sichelform an (Abb. 44). Dadurch ist gezeigt, daß Hb S ungleichmäßig auf die Erythrocytenpopulation verteilt ist. Da die Gene für Hb $A_1$ und Hb S Allele darstellen, wird Hb S anstelle von Hb $A_1$ gebildet, das ja im Nabelschnurblut ebenfalls ungleichmäßig auf die Erythrocyten verteilt ist. Die Zahl der Sichelzellen entspricht in der Größenordnung derjenigen der vollständig eluierten Erythrocyten im Ausstrichpräparat. Der Hb S-Wert und die Anzahl Sichelzellen stimmen mit den von MINNICH et al. (1959) mitgeteilten Befunden bei Neugeborenen überein.

Wir konnten vom gleichen Kind später im Alter von 1½ Jahren nochmals eine Blutprobe bekommen. Jetzt ergab die Hb-Differenzierung 0,53% Hb F, 39% Hb S, 2,9% Hb $A_2$, der Rest war Hb $A_1$. Hb F war inzwischen auf Werte zurückgegangen, die bereits dem Erwachsenenalter entsprechen, in eluierten Ausstrichpräparaten waren keine Hb F-gefüllten Zellen mehr nachweisbar, und im Sichelzellpräparat nahmen jetzt sämtliche Erythrocyten Sichelformen an (Abb. 45). Hb S war also gleichmäßig über alle Zellen verteilt, wie das für Hb $A_1$ bei einem 1½jährigen Kind auch der Fall ist.

Blutproben eines dritten Falles mit Hb S verdanken wir Herrn Dr. W. HEUBERGER aus der medizinischen Abteilung des Bezirksspitals Thun (Chefarzt: Dr. H. HIRSCHEL) und Herrn Dr. L. DE MADDALENA, Steffisburg. Der Patient war 22jährig, stammte aus Süditalien und wies einen vorübergehenden leichten hämolytischen Ikterus auf: Serumbilirubin 5,8 mg-%, Serumtransaminasen nicht erhöht,

Hb 97%, Reticulocyten 32‰. Serumeisen 260 $\gamma$-%. Die Hb-Differenzierung ergab 40% Hb S, 0,45% Hb F und etwa 2% Hb $A_2$. Der Sichelzelltest fiel positiv aus und das anomale Hb war in 2.24 M Phosphatpuffer unlöslich. Der leichte hämolytische Schub klang rasch ab, und der Patient war wieder symptomfrei.

Schließlich verdanken wir einen vierten Fall Herrn Prof. Dr. F. RINTELEN, Direktor der Ophthalmologischen Universitätsklinik Basel. Ein 33jähriger Afrikaner aus Nigeria war wegen Chorioretinitis hospitalisiert. Es bestand keine Anämie:

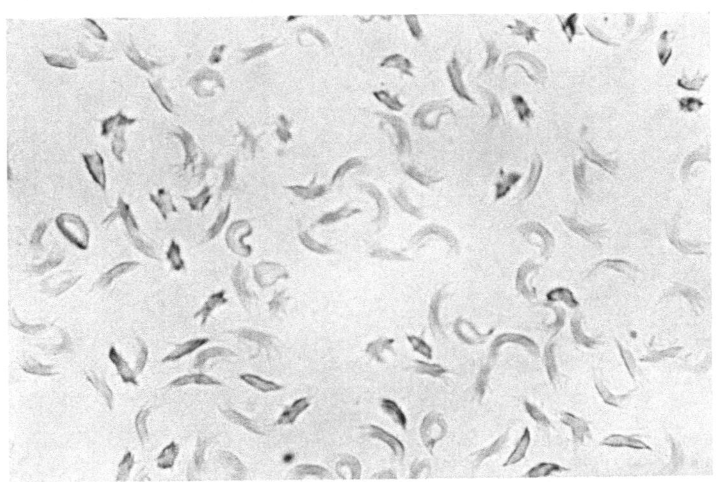

Abb. 45. Sichelzellpräparat des gleichen Falles wie Abb. 44 im Alter von 1½ Jahren. Hb S beträgt jetzt 39%

Hb 15,3 g-%, Erythrocyten 5,1 Mill., $Hb_E$ 30 $\gamma\gamma$, Reticulocyten 7‰. Leukocyten 5500, Thrombocyten 214000. Die Milz war nicht palpabel. Das Blut enthielt 38% Hb S, 0,35% Hb F, 2,3% Hb $A_2$, der Rest war Hb $A_1$. Auch hier war der Sichelzelltest positiv und das anomale Hb fiel in 2,24 M Phosphatpuffer aus.

Die Anomalie wurde dreimal bei Personen weißer Rasse gefunden und lag bei allen beobachteten Fällen in der heterozygoten Form vor, die meistens zu keinen Krankheitserscheinungen führt. Das Sichelzellphänomen ist von der absoluten Menge des im einzelnen Erythrocyten enthaltenen reduzierten Hb S abhängig. Die kritische Menge an reduziertem Hb S wird um so rascher erreicht, je höher der Gehalt an Hb S ist. Bei heterozygoten Trägern der Anomalie kommt es in vivo nur selten zur Sichelbildung, so etwa bei krankheitsbedingter starker Hypoxämie oder bei Flügen in großer Höhe. In Ausnahmefällen können aber doch Hämaturien, Milz- und Leberinfarkte auftreten (LEVIN, CHAPMAN et al., COOLEY et al. (1954), LEVIN et al., CRONE et al., MENGEL et al.). Die Möglichkeit einer heterozygoten Hb S-Anlage muß bei ungeklärter Hämaturie differentialdiagnostisch in Betracht gezogen werden, wenn der Patient aus einem Land stammt, in dem die Hb S-Anlage vorkommt.

## 5. Hämoglobin Zürich

Wir verdanken Herrn Dr. F. BACHMANN aus der Medizinischen Universitätsklinik Zürich (Direktor: Prof. Dr. P. H. ROSSIER) Blutproben eines Trägers der Hb Zürich-Anomalie. Es handelt sich beim Patienten um einen 27jährigen Mann, der nach einer hämolytischen Krise 1960 im Kantonsspital Zürich hospitalisiert war, zu einer Zeit, da die Abklärung der Hb-Anomalie noch im Gange war. Wir fanden bei der Differenzierung

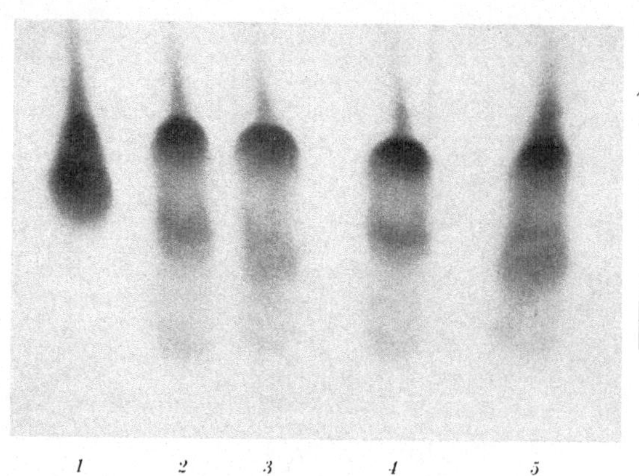


Abb. 46. Elektrophoretische Wanderungsgeschwindigkeit von Hb Zürich bei $p_H$ 8,6. Stärkeblock-Elektrophorese. *1* Hämolysat aus normalem Nabelschnurblut, *2* und *4* Hämolysat mit 21% Hb Zürich, *3* normales Hämolysat mit künstlicher Zugabe von 20% Hb S, *5* Hämolysat mit 45% Hb S

des Hb: 0,24% Hb F, 21% anomales, später als Hb Zürich bezeichnetes Hb, 2,7% Hb $A_2$, der Rest war Hb $A_1$. Das anomale Hb zeigte in der Stärkeblockelektrophorese eine Wanderungsgeschwindigkeit, die zwischen derjenigen von Hb S und Hb F liegt, es lief etwas rascher als Hb S. Die Differenz gegenüber Hb S war auch in einem künstlichen Gemisch mit 20% Hb S erkennbar, ist also nicht von der Menge des anomalen Hb abhängig (vgl. Abb. 46). Bei $p_H$ 6,5 wanderte Hb Zürich etwas langsamer zur Kathode als Hb S. Mit einer Probe Hb Lepore, die uns Herr Dr. H. LEHMANN, St. Bartholomew's Hospital London, freundlicherweise zur Verfügung gestellt hat, konnte auch nachgewiesen werden, daß Hb Zürich etwas rascher wandert als Hb Lepore.

Bei der spektrophotometrischen Untersuchung ließ sich zwischen Hb $A_1$ und Hb Zürich im Ultraviolett und im sichtbaren Bereich kein Unterschied in der Lichtabsorption nachweisen. Die Spontanoxydation ist bei Hb Zürich gegenüber Hb $A_1$ leicht beschleunigt. Verdünnte Oxy-Hb-Lösungen gleicher Konzentration ergaben nach viertägiger Aufbewahrung bei + 4°C für Hb $A_1$ 2,3% Met-Hb, für Hb Zürich 3,5%. Beim Heinzkörpertest mit Acetylphenylhydrazin zeigte sich nach $1^1/_2$ Std bei den Erythrocyten mit Hb Zürich eine im Vergleich zu normalen Kontrollerythrocyten vermehrte Innenkörperbildung (Abb. 47). Der Sichelzelltest fiel negativ aus. Die weiteren Untersuchungen wie Elution nach BETKE u. KLEIHAUER

(1958), Löslichkeit in 2,24 M Phosphatpuffer und Geschwindigkeit der Alkalidenaturierung ergaben keinen Unterschied zwischen Hb Zürich und Hb $A_1$. Das anomale Hb Zürich ließ sich mittels Papierelektrophorese gut vom Hb $A_1$ trennen (BACHMANN u. MARTI).

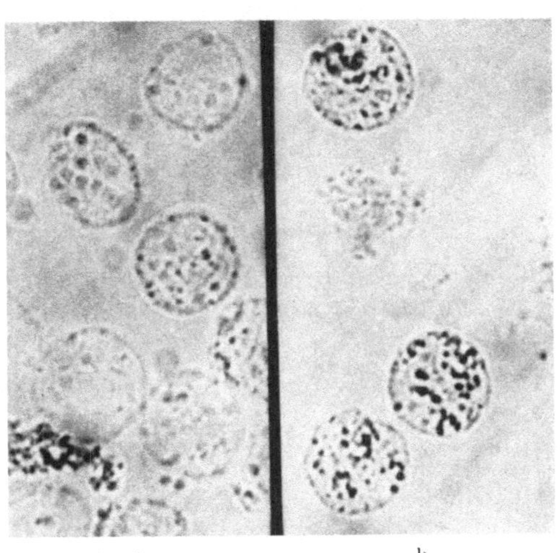


Abb. 47a u. b. Innenkörperbildung durch Phenylhydrazin. a normale Kontrollerythrocyten, b Erythrocyten mit Hb Zürich

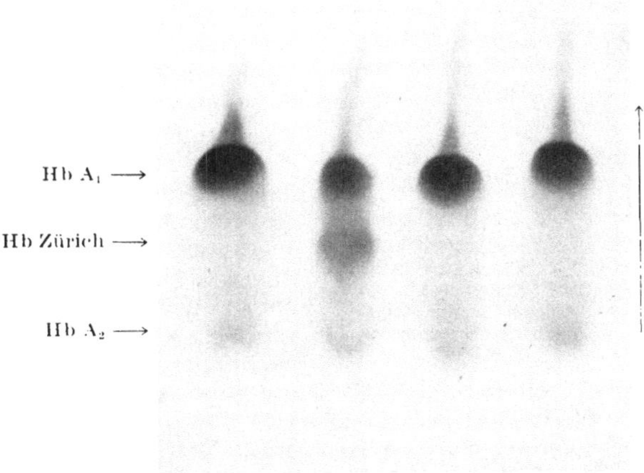


Abb. 48. Hämoglobin Zürich in der Stärkeblock-Elektrophorese. Hämolysat eines Trägers der Anomalie mit 32% Hb Zürich

Im Jahre 1961 haben wir von Herrn Dr. F. BACHMANN noch Blut eines anderen Hb Zürich-Trägers aus derselben Sippe erhalten. Die Hb-Differenzierung ergab hier 0,25% Hb F, 32% Hb Zürich, 2,7% Hb $A_2$, der Rest war Hb $A_1$. Die Stärkeblockelektrophorese dieses Falles ist in Abb. 48 wiedergegeben.

Mit Ausnahme dieser von HITZIG et al. gefundenen Sippe wurde Hb Zürich in unserem Lande seither nie mehr nachgewiesen. Wir haben eine große Zahl von Blutproben erhalten, die von Fällen ungeklärter Hämolyse stammen sowie von Fällen mit Überempfindlichkeit auf Medikamente, konnten aber nie ein anomales Hb beobachten. Das Hb Zürich scheint auf diese einzige Sippe beschränkt oder doch außerordentlich selten zu sein. Die Entdeckung des Hb Zürich zeigt aber anderseits, daß es auch in Mitteleuropa angezeigt ist, bei allen Fällen ungeklärter hämolytischer Anämie eine Hb-Differenzierung vornehmen zu lassen.

## 6. Hämoglobin E

Bei routinemäßiger Kontrolle der Blutprobe eines indonesischen Studenten der Basler Universität konnte als Zufallsbefund eine heterozygote Hb E-Anlage nachgewiesen werden. Beim Träger handelte es sich um einen 25jährigen Patienten mit aktiver Lungentuberkulose. Die Familie war in Java wohnhaft, beide Eltern stammen aber aus dem südlichen China.

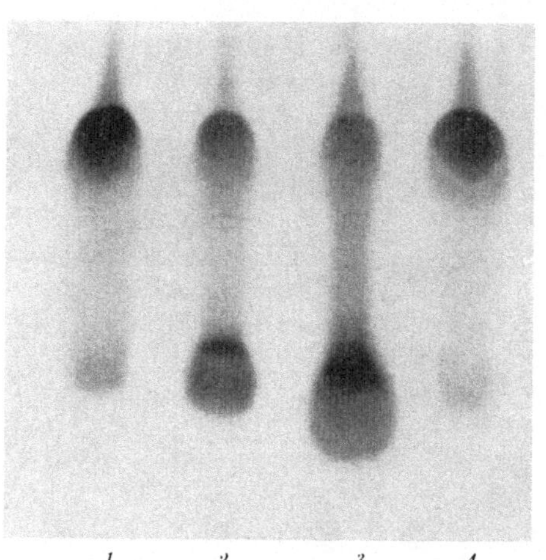


Abb. 49. Hb E und Hb C in der Stärkeblock-Elektrophorese $p_H$ 8,6. *1* Hämolysat eines Falles von Thalassaemia minor, *2* Hämolysat eines heterozygoten Trägers der Hb E-Anlage, *3* Hämolysat einer heterozygoten Trägerin der Hb C-Anlage, *4* Hämolysat eines normalen Erwachsenen

Untersuchungsbefunde: 172 cm großer, 52,2 kg schwerer Patient von asthenischem Habitus mit einer chronisch indurierenden nicht kavernösen Oberlappentuberkulose rechts. Leber und Milz nicht vergrößert, kein Subikterus. Senkungsreaktion 2/5 mm in der 1. bzw. 2. Stunde, Hb 92%, Erythrocyten 4,6 Mill./mm³, Färbeindex 1,02, Reticulocyten 9‰, Hämatokrit 47%, mittleres Erythrocytenvolumen 104 $\mu^3$, im Ausstrich einzelne hypochrome und vereinzelte polychromatische Erythrocyten sowie Schießscheibenzellen, leichte Anisocytose. Osmotische Resistenz der Erythrocyten 0,42—0,30% NaCl. Leukocyten 5800/mm³ mit folgender Verteilung: 4% stabkernige und 55,5% segmentkernige Neutrophile, 1,5% Eosinophile, 1% Basophile, 6% Monocyten, 31,5% Lymphocyten, 0,5% Plasmazellen. Thrombocyten 179000/mm³. Serumeisen 207 $\gamma$-%, Serumbilirubin 0,43 mg-%.

Die Hb-Differenzierung ergab 0,48% Hb F und 32% eines anomalen Hb mit einer Wanderungsgeschwindigkeit, die genau derjenigen des Hb $A_2$ entspricht. Das anomale Hb wanderte bei $p_H$ 8,6 etwas rascher als Hb C (Abb. 49). In Ausstrichpräparaten, die nach der Methode von BETKE u. KLEIHAUER (1958) eluiert wurden, verhielt sich der anomale

Blutfarbstoff wie Hb $A_1$. Nach der elektrophoretischen Wanderungsgeschwindigkeit liegt ein Hb E vor. Beide Eltern des Patienten stammen aus dem chinesischen Grenzgebiet gegen Thailand, und unter allen ostasiatischen Staaten weist Thailand die größte Häufigkeit an Hb E-Trägern auf (LEHMANN 1959c).

Die heterzoygote Hb E-Anlage kann völlig symptomlos bleiben wie in unserem Fall, oder sie kann zu einem ähnlichen Bild wie die Thalassaemia minor führen. Man findet in diesen Fällen eine leichte bis mittelstarke Anämie mit Mikrocytose, basophil punktierten Erythrocyten und reichlich Schießscheibenzellen, die osmotische Resistenz ist meist verbreitert (CHERNOFF et al. 1956, DE SILVA et al., CHATTERJEA, LIE-INJO 1955).

## 7. Hämoglobin C

Hb C konnte in drei voneinander unabhängigen Fällen gefunden werden. Beim ersten Fall handelte es sich um eine aus Dahomey stammende 34jährige Patientin der Basler Universitäts-Poliklinik. Sie suchte die Sprechstunde wegen neurovegetativer Beschwerden auf, und die Entdeckung des Hb C erfolgte als Zufallsbefund im Rahmen einer routinemäßigen Hb-Kontrolle.

Die wesentlichen Untersuchungsbefunde lauteten: 159 cm große und 45,6 kg schwere Patientin, Afrikanerin, bei der allgemeinen Untersuchung keine pathologischen Befunde, Leber und Milz nicht vergrößert, kein Subikterus. Hb 74%, Erythrocyten 4,05 Mill./mm³, Färbeindex 0,92, Erythrocyten zum Teil hypochrom, deutliche Mikrocytose und Anisocytose, einzelne polychromatische Erythrocyten und Schießscheibenzellen. Leukocyten 9600/mm³, davon 0,5% stabkernige, 64,5% segmentkernige Neutrophile, 0,5% Eosinophile, 0,5% Basophile, 5,5% Monocyten, 28,5% Lymphocyten, 0 Plamazellen. Die Aktivität der Glucose-6-phosphat-dehydrogenase der Erythrocyten war im Motulsky-Test mit 5,2 IE im Bereich der Norm.

Bei der Hb-Differenzierung fanden wir 0,52% Hb F, 39% eines anomalen Hb (Abb. 51), der Rest war Hb $A_1$. Die anomale Fraktion zeigte bei $p_H$ 8,6 eine etwas geringere Wanderungsgeschwindigkeit als Hb E, wie sie nur dem Hb C zukommt. Die Patientin stammt aus einer Gegend, in der die Hb C-Anlage häufig ist (LEHMANN 1959c). Die heterozygote Hb C-Anlage ist eine harmlose Anomalie, bei der meist nur mehr oder weniger zahlreiche Schießscheibenzellen auffallen (KAPLAN et al. 1953), die aber zu keiner wesentlichen Anämie führt. EDINGTON fand eine normale Erythrocytenlebensdauer. Auch bei unserer Patientin lag das Hb nur knapp unter der Norm.

Die zweite Trägerin von Hb C war eine 25jährige Krankenschwester, die zuerst im Kantonsspital Zürich und dann im Bürgerspital Basel gearbeitet hat. Das Hb C wurde bei dieser Patientin erstmals von Herrn Dr. F. BACHMANN in der Medizinischen Universitätsklinik Zürich (Direktor: Prof. Dr. P. H. ROSSIER) mittels Papierelektrophorese festgestellt.

Wir verdanken ihm auch die erste Blutprobe. Die Trägerin des anomalen Hb war holländische Staatsbürgerin, stammte aus den holländischen Besitzungen Südamerikas und zeigte einen deutlichen negroiden Einschlag. Wir fanden bei der Differenzierung des Blutfarbstoffes 0,14% Hb F, 52% Hb C, der Rest war Hb $A_1$. Die anomale Fraktion zeigte bei $p_H$ 8,6 und 6,5 die Wanderungsgeschwindigkeit des Hb C, und in der Säulen-

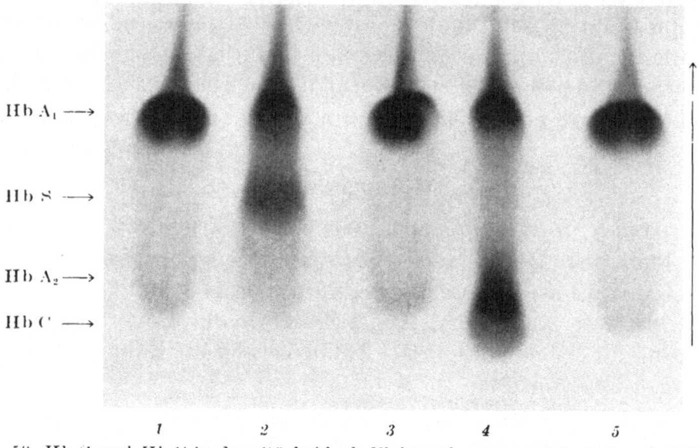


Abb. 50. Hb S und Hb C in der Stärkeblock-Elektrophorese $p_H$ 8,6. *1*, *3* und *5* Hämolysat eines normalen Erwachsenen, *2* Hämolysat eines heterozygoten Trägers der Hb S-Anlage, *4* Hämolysat einer heterozygoten Trägerin der Hb C-Anlage

chromatographie mit Carboxymethylcellulose wurde sie bei einem $p_H$ von 7,85—8,0 eluiert, was ebenfalls dem Hb C entspricht. Die anomale Hb-Fraktion dieser Patientin ist in den Abb. 49 u. 50 wiedergegeben.

Die beiden oben beschriebenen Personen mit Hb C sind heterozygote Träger der Anomalie. Von besonderem Interesse ist nun der dritte Fall. Wir verdanken diese Blutprobe den Herren Dr. M. Rothlin und Dr. G. Keiser aus der Medizinischen Universitätspoliklinik Zürich (Direktor: Prof. Dr. R. Hegglin). Der Patient war 22 Jahre alt, stammte aus Süditalien und wies eine beträchtliche Splenomegalie auf, die anläßlich einer Reihendurchleuchtung entdeckt wurde. In der Stärkeblockelektrophorese stellte sich eine einzige Hb-Fraktion dar, die bei $p_H$ 8,6 deutlich langsamer wanderte als Hb$A_2$ (Abb. 51), die also HbC entsprach. Im Blut betrug die Hb-Konzentration 12 g-% und $Hb_E$ 20 $\gamma\gamma$.

Bei der Alkalidenaturierung wurden 1,6% alkaliresistentes Hb gefunden. In eluierten Ausstrichpräparaten waren spärliche Erythrocyten mit leicht erhöhtem Hb F-Gehalt sichtbar. Das Brillantkresylblaupräparat wies keine Innenkörper und keine intraerythrocytären Hb-Kristalle auf. Der Sichelzelltest fiel negativ aus. In 2,24 M Phosphatpuffer blieb das anomale Hb in Lösung. Die Löslichkeit des anomalen CO-Hb und Oxy-Hb entsprach derjenigen von Hb $A_1$. In frischem Citratblut war kein Met-Hb vorhanden und in einer Probe, die ohne weiteren

Zusatz 6 Tage bei + 4°C aufbewahrt wurde, war der Met-Hb-Gehalt nicht höher als 0,25%. Ein ohne Zusatz von KCN hergestelltes Hämolysat wurde 5 Tage lang bei + 4°C aufbewahrt. Es enthielt nach dieser Zeit nur 1,05% Met-Hb. Im Heinzkörpertest traten weniger Innenkörper auf als bei den verwendeten Kontrollerythrocyten einer gesunden Versuchsperson.

Die Geschwindigkeit der Alkalidenaturierung wurde direkt spektrophotometrisch gemessen: zu 3,0 ml einer 200 mg-%igen CN-Met-Hb-Lösung wurden in der Photometercuvette bei 25°C 0,05 ml n NaOH zugegeben. Die Zunahme der

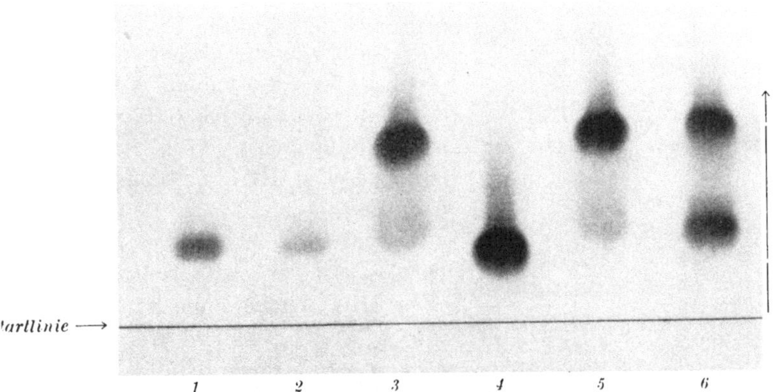


Abb. 51. Hämoglobin C in der Stärkeblock-Elektrophorese $p_H$ 8,6. *1* und *2* gleiche Wanderungsgeschwindigkeit eluierter anomaler Hämoglobine der Hämolysate *4* und *6*, *3* und *5* Hämolysat eines Falles von Thalassaemia minor, *4* Hämolysat eines 22jährigen Italieners mit Hb C, *6* Hämolysat einer heterozygoten Trägerin der Hb C-Anlage

Extinktion wurde mit dem direkt registrierenden Beckman DB-Spektralphotometer bei 630 m$\mu$ aufgezeichnet; die Messung erfolgte gegen dieselbe Hb-Verdünnung ohne NaOH-Zusatz. Die gefundene Denaturierungsgeschwindigkeit war für Hb C und Hb $A_1$ identisch: die 50%ige Denaturierung erfolgte bei Hb C in 73 sec und bei Hb $A_1$ in 75 sec. Auch die Geschwindigkeit der Säuredenaturierung stimmte bei Hb C und Hb $A_1$ vollständig überein: In beiden Ansätzen waren nach 5 min 12% und nach 15 min 98% des Hb denaturiert. Bei der Hitzedenaturierung ergab sich ein gewisser Unterschied: In einer 300 mg-%igen CN-Met-Hb-Lösung waren Hb C und Hb $A_1$ bei 68°C nach 5 min Inkubation nicht denaturiert; nach 10 min war Hb $A_1$ leicht, Hb C stärker getrübt. Auch bei 71°C kam es nach 5 und 10 min zu einer Differenz der entstehenden Trübung; Hb $A_1$ fiel grobflockiger aus, Hb C in Form einer sehr feinen aber intensiven Trübung. Diese feinflockige Präcipitation konnte weder durch Zentrifugieren (30 min bei 3000 U/min) noch durch Filtration entfernt werden, so daß die spektrophotometrische Messung des nicht denaturierten Hb ungenau war und keine signifikante Differenz zwischen Hb C und $A_1$ ergab. Aber auch wenn je 0,1 ml der Ansätze auf die Stärkeblockelektrophorese aufgetragen und das gewanderte Hb nachher bestimmt wurde, konnte keine quantitative Differenz nachgewiesen werden. Damit kann ausgesagt werden, daß die Ausfällbarkeit von Hb C und Hb $A_1$ durch Hitze in der gleichen Größenordnung liegt, daß Hb C aber viel feinflockiger ausfällt als Hb $A_1$. Der Unterschied ist bei der Ausführung des Versuches sehr eindrücklich. Schließlich wurde im sichtbaren Bereich noch das Spektrum von Oxy-Hb, CO-Hb, reduziertem Hb und CN-Met-Hb untersucht. Der Kurvenverlauf war zwischen 380—650 m$\mu$ für Hb C und Hb $A_1$ identisch.

Wir konnten Blut eines ebenfalls in der Schweiz wohnhaften 21jährigen Bruders des oben beschriebenen Probanden erhalten. Die Hb-Differenzierung ergab 0,46% Hb F und 39% Hb C; der Rest war Hb $A_1$ (Abb. 52). Hier liegt also eine heterozygote Anlage der Hb C-Anomalie vor. Beim erstuntersuchten Patienten dieser Familie hingegen besteht fast der gesamte Blutfarbstoff aus dem anomalen Hb. Das Vorkommen von mehr als 98% Hb C bei Fehlen von Hb $A_1$ entspricht einer homozygoten Anlage der Anomalie. Bei der heterozygoten Anlage werden nicht mehr als 50% des anomalen Hb gebildet, und bei der Hb C-Thalassämie ist fast immer etwas Hb $A_1$ vorhanden (Singer et al. 1954, Zuelzer u. Kaplan, Erlandson et al. 1956, Smith u. Krevans). Einzig bei dem von Perosa et al. beschriebenen Fall einer Hb C-Thalassämie konnte kein Hb $A_1$ nachgewiesen werden; die Elektrophorese wurde aber nur auf Papier vorgenommen. Es ließ sich bei unserem Patienten auf der Stärkeblockelektrophorese auch mit Benzidinentwicklung keine Hb $A_1$-Fraktion nachweisen. Die Möglichkeit besteht aber, daß bei einer Hb C-Thalassämie einmal kein Hb $A_1$ vorhanden ist; denn ein vollständiges Fehlen von Hb $A_1$ wird auch bei der Hb S-Thalassämie in seltenen Fällen beobachtet (Fessas 1959a, Singer et al. 1957, MacIver et al., Turpin et al.). Sicherer Aufschluß über den Genotypus der Hb C-Anlage kann nur durch Untersuchung der Familie gewonnen werden. Leider war es trotz intensivster Bemühungen bisher nicht möglich, Blut der Eltern aus Süditalien zu erhalten (Keiser u. Marti).

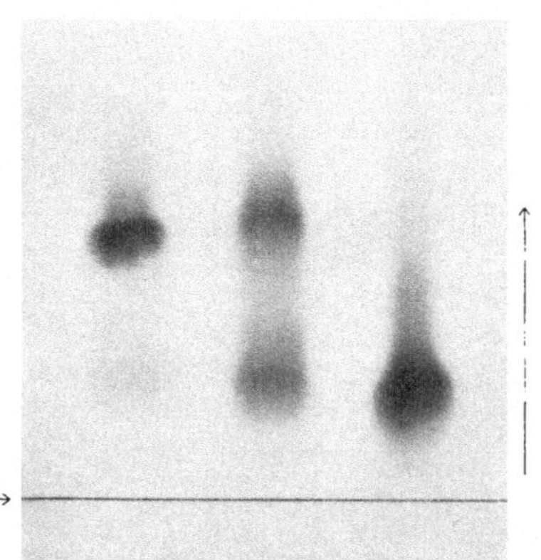


Abb. 52. Hämoglobin C in der Stärkeblock-Elektrophorese pH 8,6. *1* Hämolysat eines normalen Erwachsenen, *2* Hämolysat eines heterozygoten Trägers der Hb C-Anlage, *3* Hämolysat eines 22jährigen Italieners mit Hb C (die Proben *2* und *3* stammen von zwei Brüdern)

Fälle, bei denen der gesamte Blutfarbstoff aus Hb C besteht, sind bei der weißen Rasse eine außerordentliche Seltenheit. Bisher sind vier voneinander unabhängige homozygote weiße Träger der Hb C-Anomalie beschrieben worden: Eine homozygote Hb C-Anlage wurde von Diggs et al. bei einem Italiener, von Huisman et al. (1955) und Lewis et al. bei zwei Fällen, die aus Holland stammen, und von Galbraith u. Green bei einem Fall angelsächsischer Abstammung gefunden. Beim letzterwähnten Patienten bestand das Hb nur aus Hb C, es war aber nicht möglich, beide Eltern zu untersuchen, so daß auch hier eine Hb C-Thalassämie nicht mit absoluter Sicherheit ausgeschlossen werden kann.

Auch die Hb C-Thalassämie ist bei der weißen Rasse äußerst selten. Die erste Beobachtung aus Italien wurde 1961 von PEROSA et al. veröffentlicht, aber auch zwei von ERLANDSON et al. (1956) in Amerika gefundene Fälle stammten aus Italien. Die Hb C-Anlage wurde also in homozygoter Form oder in Kombination mit Thalassämie mindestens viermal bei Personen beobachtet, die aus Italien stammen. FESSAS (1962a) hat auch in einer griechischen Familie einen Fall von Hb C-Thalassämie gesehen.

In Hb-Lösungen, die Hb C oder Hb E enthalten, läßt sich bei der Elektrophorese die Hb $A_2$-Fraktion nicht messen, da ihre Wanderungsgeschwindigkeit mit derjenigen des Hb E identisch und von der des Hb C so wenig verschieden ist, daß keine Trennung erfolgt. Die Hb $A_2$-Menge ist bei diesen Fällen immer in den Werten des anomalen Hb inbegriffen.

### 8. Hämoglobin M

Das erste Hb M wurde 1948 in Deutschland von HÖRLEIN u. WEBER entdeckt. Später wurde Hb M wiederum in Deutschland von KIESE et al. und HECK u. WOLF beobachtet, und von BETKE (1962 a) und BETKE u. KLEIHAUER (1962) sind sogar vier Sippen mit Hb M-Varianten gefunden worden. Auch in Amerika wurde Hb M bei Fällen deutscher Abstammung nachgewiesen (HELLER 1962 b). Hb M scheint in Deutschland das häufigste anomale Hb zu sein. Kürzlich wurde in der Schweiz von TÖNZ et al. über eine große norddeutsche Sippe mit Hb M berichtet. Zwei Träger der Anomalie aus dieser Sippe waren 1945 in der Schweiz wohnhaft, einer davon war wegen seiner Cyanose hospitalisiert (TÖNZ, persönliche Mitteilung), allerdings zu einem Zeitpunkt, da Hb M noch nicht bekannt war und die Diagnose deshalb nicht gestellt werden konnte. Das ist die einzige existierende Beobachtung einer Hb M-Methämoglobinämie aus der Schweiz.

Die Möglichkeit einer familiären Methämoglobinämie durch Fermentmangel oder Hb M ist sicher differentialdiagnostisch bei Fällen ungeklärter Cyanose vermehrt in Betracht zu ziehen. Da Hb M in Deutschland doch in zahlreichen Fällen nachgewiesen wurde, besteht die Möglichkeit, daß es auch in anderen Ländern Mitteleuropas angetroffen werden kann. Die beiden Formen familiärer Methämoglobinämie sind durch relativ einfache Laboratoriumsuntersuchungen, die in jedem größeren Krankenhaus durchgeführt werden können, unterscheidbar. Viele der bekanntgewordenen Fälle beider Varianten sind früher jahrelang wegen Verdacht auf Herzvitium behandelt worden und von Krankenhaus zu Krankenhaus gewandert. BETKE (1962 a) hat kürzlich den prägnanten Satz geprägt: „Wenn ein von Geburt an cyanotischer Patient voll oder annähernd voll leistungsfähig ist und keine Trommelschlägelfinger hat, dann leidet er nicht an einem angeborenen Herzvitium, sondern an einer kongenitalen Methämoglobinämie."

## IV. Die Thalassämie

Die Thalassämie wird allgemein den Hämoglobinopathien zugerechnet, obwohl bei ihr mit allen heute zur Verfügung stehenden Untersuchungsmethoden kein anomales Hb nachgewiesen werden konnte. Es liegt der Thalassämie aber eine hereditäre Hb-Synthesestörung zugrunde.

die in mancher Beziehung den bekannten Anomalien der Globinsynthese ähnlich ist. Man kann zwei genetisch verschiedene Thalassämiearten unterscheiden: Bei der sogenannten klassischen Thalassämie ist eine Störung der $\beta$-Polypeptidkettensynthese vorhanden; man nennt sie deshalb auch $\beta$-Thalassämie. Da diese Form viel häufiger vorkommt, ist es üblich, den Begriff der Thalassämie ohne nähere Bezeichnung dieser $\beta$-Thalassämie gleichzusetzen, wie das auch hier geschieht. Daneben gibt es eine viel seltenere Form mit einer Störung der $\alpha$-Polypeptidkettensynthese, die als $\alpha$-Thalassämie bezeichnet wird. Es wird in der folgenden Übersicht immer von $\alpha$-Thalassämie gesprochen, wenn von dieser Form die Rede ist.

## A. Vorkommen und Symptomatologie

Die Thalassämie kann als heterozygote oder homozygote Anlage oder heterozygot in Kombination mit der Anlage eines anomalen Hb vorkommen, und diese drei Zustände führen zu verschiedenen Krankheitsbildern.

### 1. Geographische Verbreitung der Thalassämieanlage

Die größte Thalassämiehäufigkeit wird im Mittelmeerraum beobachtet, daher die Bezeichnung Mittelmeeranämie oder Thalassämie (θάλαττα = Meer). Besonders häufig ist sie in Italien, Griechenland und der Türkei; sie kommt aber auch in Portugal (TRINCÃO u. FERREIRA), Spanien, Nordafrika (LEHMANN 1959c) und im Nahen Osten (MATOTH et al.) vor. Dann ist sie in Arabien, Indien (SIDDOO et al.), Thailand (MINNICH et al. 1954) und in Südostasien anzutreffen (LEHMANN 1959c). Sporadische Fälle treten auch in Mittel- und Westeuropa auf. Mit der Auswanderung der Bevölkerung aus den Thalassämiegebieten ist die Anomalie nach Amerika gelangt, wo die homozygote Form von COOLEY u. LEE (1925) zum ersten Mal beschrieben worden ist. NEEL u. VALENTINE fanden 4% Thalassämieträger unter den aus Sizilien und Süditalien stammenden Personen. Die Anomalie ist aber in Amerika auch bei Personen nord- und westeuropäischer Herkunft (MCFARLAND u. PEARSON) und bei Negern (SCOTT et al.) angetroffen worden.

Nach den Untersuchungen von SILVESTRONI u. BIANCO (1959b) kommt die Thalassämie in ganz Italien vor. Die größte Verbreitung weist sie im unteren Po-Gebiet, in der Provinz Lecce und in Sizilien auf. Die Häufigkeit der heterozygoten Thalassämieanlage liegt dort zwischen 5 bis 10% der Bevölkerung, während sie für andere Teile Italiens, u. a. auch für Mailand und Turin, etwa 1% beträgt. LOVISETTO et al. fanden in Norditalien im Gebiet zwischen Rovigo-Ferrara und der Adria sogar Ortschaften, die 10—20% Thalassämieträger aufweisen. Gleiche Zahlen sind auch von SILVESTRONI u. BIANCO (1959a) für das Po-Delta angegeben worden. Von CAVALIERI u. GAROFALO wurden zahlreiche Fälle aus der Provinz Verona beschrieben. In Griechenland ist die Anomalie auf dem Festland und auf den Inseln ungefähr gleichmäßig verbreitet (FESSAS 1959a), sie ist etwas weniger häufig als in Italien (MALAMOS et al. 1962). In der Türkei wird sie besonders in den südlichen Landesteilen gefunden (AKSOY 1959). In Cypern kommt sie sowohl bei der griechischen als auch bei der türkischen Bevölkerung vor (BANTON).

Die Thalassämie tritt also in der alten Welt in einer Zone auf, die sich gürtelförmig vom Mittelmeer über den Vorderen Orient und Indien bis nach Südostasien erstreckt; sie ist bei der weißen und gelben Rasse verbreitet. Ob sie sich in grauer Vorzeit von Osten nach Westen oder von Westen nach Osten (CHERNOFF 1959) ausgebreitet hat, oder ob sie durch Mutation an verschiedenen Stellen entstanden ist, bleibt bis heute eine ungelöste Frage. Nördlich und südlich dieser Thalassämiezone kommt die Anomalie sporadisch vor. Die Schweiz befindet sich gerade am Rande dieser Zone und grenzt an dasjenige Land, das die größte Thalassämiehäufigkeit aufweist.

## 2. Das Krankheitsbild der Thalassaemia maior

Die homozygote Anlage der Thalassämie führt zu der als Thalassaemia maior oder Cooley-Anämie bezeichneten Krankheit (COOLEY u. LEE 1925, 1932, COOLEY et al. 1927). Es handelt sich um eine schwere hyporegeneratorisch-hämolytische Anämie, die in den ersten Lebensjahren in Erscheinung tritt, also in der Lebenszeit, in welcher normalerweise Hb F durch Hb $A_1$ ersetzt wird. Die Krankheit führt meistens in wenigen Jahren zum Tode; die Cooley-Anämie ist deshalb fast ausschließlich eine Krankheit des frühkindlichen und kindlichen Alters.

Im Vordergrund des klinischen Bildes steht die hypochrome Anämie mit ausgesprochener Aniso- und Poikilocytose; oft sind Mikro- und Makrocyten und Zellen mit sehr geringem und solche mit fast normalem Hb-Gehalt nebeneinander vorhanden. Immer findet man polychromatische Erythrocyten, Schießscheibenzellen, basophil punktierte Erythrocyten, vermehrte Reticulocyten, und stets auch mehr oder weniger zahlreiche Normoblasten im Blut (Abb. 53). Daneben ist oft eine Leukocytose vorhanden; die Leukocytenzahl kann 25000 übersteigen. Die osmotische Resistenz der Erythrocyten ist erhöht und verbreitert, d. h. der Beginn der Hämolyse fällt auf etwa 0,4% NaCl und die vollständige Hämolyse wird bei Konzentrationen unter 0,2% NaCl erreicht. Die Erythrocytenlebenszeit ist stark verkürzt. Neben der Anämie ist die Splenomegalie das eindrücklichste klinische Symptom. Die Milz ist in der Regel enorm vergrößert und ist mitbestimmend für den charakteristischen Aspekt der Kranken: es sind blasse Kinder mit stark aufgetriebenem Abdomen. Die

Patienten bleiben im Wachstum zurück und haben oft ein etwas mongoloides Aussehen. Röntgenologisch ist in vielen Fällen ein Bürstenschädel nachweisbar. Die Veränderung kommt dadurch zustande, daß eine schmale Corticalis und ein hyperplastisches hämatopoetisches Knochenmark die Trabekelzeichnung der Diploe stärker in Erscheinung treten lassen. Im Verlaufe der Krankheit treten febrile Schübe, langwierige Ulcera an den Beinen, multiple Infekte und auch Gelenkveränderungen (Codounis u. Moschoutis) auf.

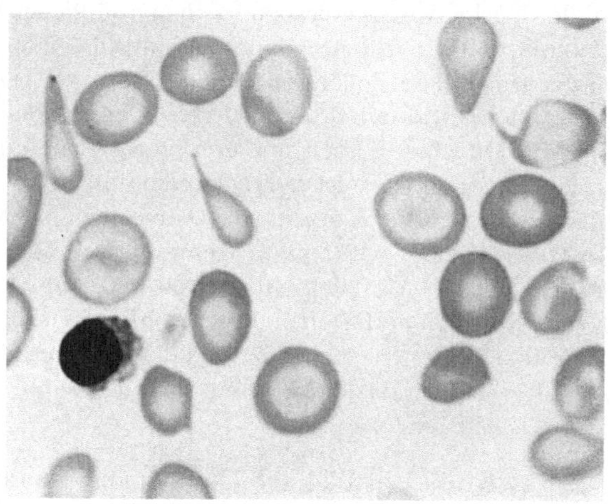

Abb. 53. Blutbild bei Thalassaemia maior

Das Knochenmark zeigt eine starke Vermehrung der roten Zellen, meist mit besonders zahlreichen basophilen Formen. Viele Normoblasten weisen Innenkörper auf (Fessas 1963). In Leber und Milz ist meist eine Hämosiderose vorhanden, die nicht allein durch verabreichte Transfusionen zu erklären ist. Erlandson et al. (1962) haben nachgewiesen, daß die Eisenresorption aus dem Darm vermehrt ist, und Malamos et al. (1963) beobachteten eine gesteigerte Eisenaufnahme der Reticulocyten.

Bei der Hb-Differenzierung findet man meistens 50—90% Hb F, der Rest ist Hb $A_1$ mit geringen Mengen Hb $A_2$. Zwischen Hb F-Vermehrung und Schweregrad des klinischen Bildes besteht keine sichere Relation (Fessas 1959b). In seltenen Fällen sind Abweichungen von dieser typischen Symptomatologie möglich: Das Krankheitsbild kann weniger schwer sein, und es ist möglich, daß solche Patienten das Erwachsenenalter erreichen. Es gibt auch Fälle, bei denen der Hb F-Gehalt weniger als 50% beträgt; Fessas (1959b) gibt Werte bis hinunter zu 10% an. Bei derartig atypischer Symptomatologie wird oft von einer Thalassaemia intermedia gesprochen. Man sollte aber diesen Ausdruck nicht verwenden, da die Bezeichnungen Thalassaemia maior und minor auf den Genotypus bezogen sind: Die Thalassämieanlage kann entweder homozygot oder heterozygot vorhanden sein, es gibt aber keine Zwischenform. Durch Untersuchung der Eltern ist es oft möglich, Hinweise auf den Genotypus solcher Fälle zu erhalten (AKSOY et al.).

Eine wirksame Therapie ist leider nicht bekannt. Bluttransfusionen führen nur zu vorübergehender Besserung der Anämie und begünstigen anderseits die Hämosiderose. DACIE empfiehlt deshalb Zurückhaltung mit Bluttransfusionen: sie sollen möglichst weit auseinandergezogen werden. Die Kinder können sich an Hb-Werte bis hinunter zu 5—6 g-% (35%) adaptieren, so daß längere Zeit auf Blutzufuhr verzichtet werden kann. Es ist unzweckmäßig, das Hb auf über 10 g-% (65%) zu erhöhen, da sonst nur die Erythropoese entsprechend vermindert wird, wie aus klinischen und experimentellen Untersuchungen hervorgeht. ISHIKAWA u. HAMMOND haben bei Fällen von Thalassaemia maior mit Anämie von 3,7—7 g-% eine gesteigerte Erythropoetinproduktion gefunden, jedoch eine normale Menge, wenn das Hb über 7 g-% betrug. Die Splenektomie bewirkt keine entscheidende Besserung. Sie ist eher angezeigt, wenn eine stark vermehrte Hämolyse vorliegt (LICHTMAN et al., VULLO u. TUNIOLI). Meist läßt sich durch die Splenektomie immerhin eine gewisse Erhöhung des Hb erreichen (MAINZER u. O'CONNOR, DIMITROW u. NINEU). In gewissen Fällen besteht ein Folsäuremangel, der einer Behandlung zugänglich ist (FESSAS 1959b, LUHBY u. COOPERMAN, LUHBY et al.). Das überschüssige Eisen im Körper kann mit Desferrioxamin wenigstens teilweise zur Ausscheidung gebracht werden (SMITH, HEILMEYER u. WÖHLER).

## 3. Das Krankheitsbild der Thalassaemia minor

Die Thalassaemia minor ist Ausdruck der heterozygoten Thalassämieanlage und führt oft zu einer gutartigen leichten Anämie, die nach den ersten italienischen Autoren auch als Rietti-Greppi-Anämie bezeichnet wird (RIETTI, GREPPI). Das Erscheinungsbild der Thalassaemia minor ist sehr verschieden. Die Hb-Werte können im Normalbereich liegen, leicht erniedrigt oder auch bis 8 g-% (50%) vermindert sein. Es ist also nicht immer eine Anämie vorhanden. Die charakteristischen Veränderungen des Blutbildes bestehen in Hypochromie, Mikrocytose, Anisocytose, vermehrten basophil punktierten Erythrocyten und Schießscheibenzellen (Abb. 54). Der Färbeindex der Erythrocyten ist hypochrom und das mittlere Zellvolumen vermindert. Ist die Zahl der Erythrocyten erhöht, ergeben sich trotz der Hypochromie normale Hb-Werte. Die osmotische Resistenz ist vermehrt und verbreitert. Das Blutbild sieht im großen und ganzen demjenigen einer Eisenmangelanämie ähnlich und wird oft damit verwechselt. Das Serumeisen ist aber nicht erniedrigt, und eine Eisentherapie beeinflußt die Hb-Werte nicht. Meist sind Zeichen leicht gesteigerter Hämolyse vorhanden wie mäßig vermehrte Reticulocyten, leicht vermehrtes Bilirubin und gesteigerte Erythropoese; die Milz kann etwas vergrößert sein. Eine gewisse Hämolyse

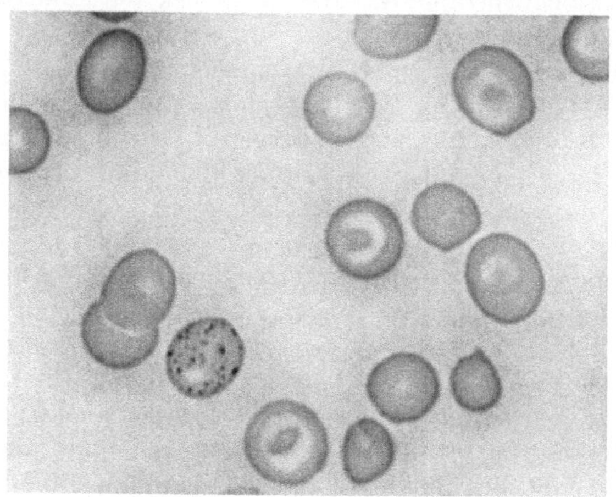

Abb. 54. Blutbild bei Thalassaemia minor

findet schon im Knochenmark statt (ROBINSON et al.); sie wird im englischen Schrifttum als „ineffective erythropoiesis" bezeichnet. Die Patienten fühlen sich gesund, und die vorhandene Anämie ist oft eine Zufallsentdeckung. Einzelne Fälle haben eine deutlichere Anämie und fallen wegen ihrer Blässe auf. Wenn nicht an die Thalassaemia minor gedacht wird, werden solche Patienten oft jahrelang hämatologisch nach allen Richtungen untersucht und nutzlosen Behandlungen unterzogen. Fälle ohne manifeste Anämie wurden früher als Thalassaemia minima bezeichnet. Der Begriff ist aber unzweckmäßig und hat sich nicht durchgesetzt; denn die Bezeichnung Thalassaemia minor ist ein Ausdruck für den Genotypus und nicht für die mehr oder weniger große Penetranz der Symptome.

Bei der Hb-Differenzierung wird als charakteristische Veränderung eine leichte Vermehrung des Hb $A_2$ gefunden. Oft ist auch Hb F etwas erhöht. Der Nachweis der Hb $A_2$-Vermehrung ist für die Diagnose erforderlich (GERALD u. DIAMOND 1958b), da die Blutbildveränderungen nicht spezifisch sind. Die Erythrocytenlebensdauer ist bei der Thalassaemia minor meist etwas verkürzt und der Plasmaeisenumsatz ist trotz des geringen Eisenverbrauchs gesteigert (PEARSON et al. 1961a, FEHR u. MIESCHER, FEHR). BANNERMAN u. CALLENDER und ERLANDSON et al. (1962) konnten aber nachweisen, daß die Eisenresorption aus dem

Magen-Darm-Trakt nicht vermehrt ist, so daß die Patienten im Hinblick auf eine Hämosiderose nicht sehr gefährdet sind, wenn keine übermäßige Zufuhr von Fremdblut erfolgt. In gewissen Fällen wird auch eine normale Erythrocytenlebensdauer gefunden (McCurdy).

Komplikationen, die zu einem weiteren Abfall des Hb führen, sind Blutverluste, Eisen-, Folsäure- oder Vitamin $B_{12}$-Mangel. Eine Schwangerschaft kann den Folsäuremangel begünstigen (Goldberg u. Schwartz, Meital et al.). Diese Komplikationen sind naturgemäß einer Therapie zugänglich. Die Thalassaemia minor kann aber sonst durch keinerlei therapeutische Maßnahmen beeinflußt werden. Insbesondere ist eine Eisenbehandlung völlig nutzlos, wenn kein Eisenmangel besteht. Auf Transfusionen sollte nach Möglichkeit verzichtet werden, da sie nur einen kurzdauernden Effekt haben und eine Hämosiderose begünstigen. Ohne Komplikationen erreicht die Anämie nie sehr tiefe Werte.

Die Thalassämiepatienten haben eine verminderte Funktionsreserve der Erythropoese, und Bluttransfusionen können nach einem Blutverlust angezeigt sein, den der Träger der Anomalie langsamer kompensieren kann als ein Gesunder. Im übrigen genügt es in der Regel, wenn der Patient darüber aufgeklärt wird, daß er an einer harmlosen Anomalie leidet, die seine Lebenserwartung nicht verkürzt und keine Gefahr mit sich bringt. Die Patienten adaptieren sich an den erniedrigten Hb-Gehalt ihres Blutes und sind meist normal leistungsfähig.

## 4. Die doppelt heterozygoten Individuen und die α-Thalassämie

Die häufigste Kombination von Thalassämie und Hb-Anomalie ist die *Hb S-Thalassämie*, bei der ein Hb S-Gen und ein Thalassämie-Gen vorhanden sind. Die Hb S-Thalassämie ist in Europa vor allem in Süditalien und Sizilien (Silvestroni u. Bianco 1946, 1955, Russo u. Mollica) sowie in Griechenland (Choremis u. Zannos) beobachtet worden. Auch in Amerika wird sie bei Personen angetroffen, die aus diesen Ländern stammen (Powell et al., Wasserman et al. 1952, Neel et al.). Die Hb S-Thalassämie kommt aber auch in den anderen Mittelmeerländern, im Nahen Osten, in Indien und in Mittelamerika vor (Dacie), und sie wird in Amerika bei Negern gefunden.

Das klinische Bild ist unterschiedlich. Oft besteht eine sehr schwere Anämie ähnlich der Sichelzellanämie — Karpatkin hat beobachtet, daß die Hb-Synthese in Reticulocyten bei Hb S-Thalassämie sogar langsamer vor sich ging als bei Sichelzellanämie —, manchmal ist aber auch nur eine leichte oder mittelschwere Anämie vorhanden (Reynolds). Im Blutbild findet man reichlich Schießscheibenzellen und stark hypochrome Erythrocyten. Der Sichelzelltest fällt positiv aus, wobei aber oft nicht alle Erythrocyten Sichelzellen bilden. Die Hb-Differenzierung ergibt meist 60—80% Hb S, der Rest ist Hb A und Hb F. Der Hb S-Gehalt kann auch geringer sein und sogar nur etwa 30% betragen (ZUELZER et al. 1956). Da die Sichelzellbildung und ihre Folgen vom Hb S-Gehalt der Erythrocyten abhängen, ist verständlich, daß die Fälle mit weniger Hb S klinisch leichter verlaufen.

Die *Hb C-Thalassämie* wurde zuerst in Amerika bei Negern beobachtet (SINGER et al. 1957, ZUELZER u. KAPLAN). Auf das spärliche Vorkommen bei der weißen Bevölkerung ist bereits auf Seite 111 hingewiesen worden. Es ist meist eine Anämie mittleren Grades vorhanden mit Mikrocytose, Anisocytose, Schießscheibenzellen und verbreiterter osmotischer Resistenz der Erythrocyten. Die Milz kann stark vergrößert sein (PEROSA et al.). Bei der Hb-Differenzierung werden in der Regel 60 bis 80% Hb C gefunden, der Rest besteht vor allem aus Hb $A_1$. Die Hb C-Menge kann in gewissen Fällen gegen 100% und in andern Fällen nur etwa 30% betragen (ZUELZER u. KAPLAN). Ähnlich wie die Hb S-Thalassämie liegt auch bei der Hb C-Thalassämie eine große Streubreite der Symptomatologie vor.

Die *Hb E-Thalassämie* wurde zum ersten Male von CHERNOFF et al. (1956) in Thailand beschrieben und wurde seither in Südostasien oft beobachtet. Es handelt sich um eine ziemlich schwere hyporegeneratorisch-hämolytische Anämie, die den Schweregrad der Cooley-Anämie erreichen kann und meist im frühen Kindesalter in Erscheinung tritt. Es gibt aber auch hier leichtere Fälle und eine ziemlich große Variabilität der Symptome. Das Blutbild zeigt eine Hypochromie, Mikrocytose, Anisocytose, Poikilocytose, reichlich Schießscheibenzellen und oft auch Erythroblasten. Die osmotische Resistenz ist vergrößert und verbreitert. Bei der Hb-Differenzierung werden zwischen 45—85% Hb E gefunden, der Rest besteht zur Hauptsache aus Hb F (CHATTERJEA). Die Splenektomie hat wie bei der Thalassaemia maior eine beschränkte Wirkung.

*Die Hb H-Thalassämie* nimmt eine Sonderstellung ein, da Hb H nur in Kombination mit Thalassämie beobachtet wird, und zwar mit einer Thalassämieform, deren klinisches Bild genau der klassischen Thalassaemia minor entspricht, bei der Hb $A_2$ und Hb F jedoch nicht vermehrt sind. Da Hb H aus vier normalen $\beta$-Polypeptidketten besteht, also keine $\alpha$-Ketten besitzt, liegt der Schluß nahe, daß hier die $\alpha$-Polypeptidkettensynthese gehemmt sein muß. Bei Familienangehörigen von Hb H-Patienten findet man oft thalassämieähnliche Blutveränderungen, aber immer mit gleichmäßiger Verminderung von Hb $A_1$, Hb $A_2$ und Hb F, so daß sich normale Prozentwerte für die Hb-Verteilung ergeben. Diese Thalassämieform wird als $\alpha$-Thalassämie bezeichnet. Eine Störung der $\alpha$-Polypeptidkettensynthese wirkt sich auf alle normalen Hb-Varianten in gleichem Maße aus. Die Bildung von Hb H kommt wahrscheinlich nur durch einen Überschuß an $\beta$-Ketten zustande (INGRAM 1961). In

Europa wurden Fälle von α-Thalassämie in Italien und Griechenland beobachtet (vgl. Seite 20).

Die Diagnose der α-*Thalassämie* ist schwierig, und wir wissen deshalb über ihre tatsächliche Häufigkeit nur wenig Bescheid. Bei vielen Fällen wird nämlich kein Hb H gefunden. Mit Sicherheit kann eine α-Thalassämie nur festgestellt werden, wenn sie entweder zusammen mit einem anomalen Hb vorkommt, das keine α-Ketten besitzt, wie Hb H und Hb Bart's, oder in Kombination mit einem α-anomalen Hb. DORMANDY et al. haben kürzlich eine Hb Q-α-Thalassämie beschrieben. Es handelte sich um ein 10 Monate altes Kind, das folgende Hämoglobine aufwies: Hb Bart's ($\gamma_4$), Hb $Q_1$ ($\alpha_2^Q\beta_2$) und Hb $Q_2$ ($\alpha_2^Q\delta_2$). Anstelle von Hb $A_1$ und Hb $A_2$ wurde also hier Hb $Q_1$ und Hb $Q_2$ gebildet. Normale α-Ketten waren nicht vorhanden. Der Vater war heterozygoter Träger der Hb Q-Anlage und die Mutter hatte Blutbildveränderungen, die einer Thalassämie entsprechen, ohne daß aber Hb F oder Hb $A_2$ vermehrt waren.

Ein weiterer Hb Q-Thalassämiefall wurde von VELLA et al. und eine Hb I-Thalassämie von ATWATER et al. (1960 a) beobachtet. COHEN et al. sahen eine Kombination heterozygoter Thalassämie- und Hb S-Anlage, ohne daß es zum Bild der Hb S-Thalassämie kam. Es muß sich auch hier um eine α-Thalassämie gehandelt haben.

Man ist versucht anzunehmen, die α-Thalassämie könnte mit der von HEILMEYER und HEILMEYER et al. beschriebenen Anaemia sideroachrestica hereditaria identisch sein, da beide gleichartige Blutveränderungen hervorrufen und ohne Vermehrung von Hb F und Hb $A_2$ einhergehen. Die Frage wird erst abgeklärt werden können, wenn wir bessere diagnostische Möglichkeiten für die α-Thalassämie besitzen.

Wenn in einer Sippe eine α-Thalassämie vermutet wird, ohne daß Hb H nachweisbar ist, kann vor allem die Blutuntersuchung von Neugeborenen und Säuglingen diagnostisch weiterführen. Nach den Erfahrungen von FESSAS (1962 b) wird bei allen Fällen von α-Thalassämie im Nabelschnurblut mindestens 5% des schnell wandernden Hb Bart's gefunden. Bei älteren Kindern und Erwachsenen ist zu versuchen, spärliche Erythrocyten mit Hb H-Innenkörpern und allerkleinste Mengen Hb Bart's oder Hb H nachzuweisen. Dazu kann die Stärkeblockelektrophorese mit Benzidinentwicklung oder die Stärkegelelektrophorese (FESSAS u. MASTROKALOS) verwendet werden.

Die homozygote Anlage einer α-Thalassämie stellt wahrscheinlich einen Letalfaktor dar. Sie hat zur Folge, daß die Synthese der α-Polypeptidketten und damit die Bildung aller normalen Hämoglobine weitgehend unterdrückt ist. LIE-INJO (1960, 1962), LIE-INJO u. LIE HONG und LIE-INJO et al. haben mehrere Fälle von Hydrops und Erythroblastose bei Feten beschrieben, bei denen größere Mengen Hb Bart's und Hb H vorhanden waren und die als homozygote α-Thalassämie aufgefaßt werden.

Eine doppelt heterozygote Anlage besonderer Art liegt der *Hb Lepore-Thalassämie* zugrunde. Lepore Hb wurde erstmals von GERALD u. DIAMOND (1958 a) nachgewiesen und seither von PEARSON et al. (1959) sowie von JONXIS (1961 a, b) und NEEB et al. beschrieben. FESSAS (1962 c) und FESSAS et al. (1962 a) fanden kürzlich in Griechenland ein neues anomales Hb „Pylos", das vielleicht mit Hb Lepore identisch ist. Doppelt heterozygote Individuen für Hb Lepore und Thalassämie weisen eine ziemlich schwere Anämie auf, ähnlich der Cooley-Anämie, während die Hb Lepore-Anlage allein zu keinen Symptomen führt. Hb Lepore besitzt normale $\alpha$-Polypeptidketten und anomale $\beta$-Ketten. Diese haben eine gewisse Ähnlichkeit mit $\delta$-Ketten (JONXIS 1961 a, b). Die Besonderheit des Hb Lepore liegt darin, daß sich seine $\beta$-Polypeptidketten in mehr als einer Aminosäure von den normalen $\beta$- und $\delta$-Ketten unterscheiden, und daß sich das Gen bei doppelt heterozygoter Anlage mit Thalassämie wie ein Thalassämie-Gen auswirkt, so daß das klinische Bild der Cooley-Anämie entsteht. Von JONXIS (1961 a, b) wurden zwei homozygote Individuen mit Hb Lepore und von FESSAS et al. (1962 a) eine homozygote Anlage von Hb Pylos gefunden. Bei diesen Fällen fehlt Hb $A_1$ vollkommen, es sind 75% Hb F vorhanden, der Rest ist Hb Lepore bzw. Hb Pylos und 0—1% Hb $A_2$ (beim Hb Lepore weniger als 1% Hb $A_2$, beim Hb Pylos überhaupt kein Hb $A_2$). Das klinische Bild entspricht der Cooley-Anämie.

## B. Die Pathogenese der Thalassämie

Die homozygote Thalassämieanlage mit weitgehender Unterdrückung der Hb $A_1$-Synthese und die Hb-Synthesestörung der doppelt heterozygoten Individuen lassen erkennen, daß bei der klassischen Thalassämie die Bildung der $\beta$-Polypeptidketten und bei der $\alpha$-Thalassämie diejenige der $\alpha$-Polypeptidketten gehemmt ist. Die von BANNERMAN et al. nachgewiesene Verlangsamung der Protoporphyrinsynthese, der verlangsamte Eiseneinbau ins Protoporphyrinmolekül und die von HEILMEYER und seiner Schule gefundene Vermehrung des Protoporphyrins der Erythrozyten bei normalem oder nur mäßig erhöhtem Coproporphyrin (HEILMEYER u. CLOTTEN, LÜDIN 1962 b, LÜDIN u. CLOTTEN 1962) stellen wahrscheinlich sekundäre Erscheinungen dar; denn sie sind bei homozygoter Anlage der Anomalie für das Krankheitsbild nicht bestimmend. Das gleiche gilt für die von GRINSTEIN et al. beschriebene Störung der Erythrocyten-Zellbildung. Untersuchungen über den Energiestoffwechsel der Erythrocyten (GRIGNANI et al.) und das Chromosomenmuster (KOSENOW u. PFEIFFER) ergaben keine pathologischen Befunde. Worin besteht die Störung der Polypeptidkettensynthese? Sie betrifft nur eine der beiden Polypeptidketten des Hb $A_1$. Es wäre denkbar, daß ein Schritt im Aufbau einer Kette sekundär verlangsamt ist und deshalb die an sich normale Polypeptidkette nur in geringer Menge produziert wird. Durch eine solche Annahme kann aber nicht geklärt werden, warum bei der Thalassämie nur die Synthese der normalen Polypeptidketten, nicht aber diejenige anomaler Varianten gestört ist. Das Beispiel der Hb S-Thalassämie und ähnlicher Kombinationen zeigt, daß die Thalassämie die Synthese anomaler $\beta$-Polypeptidketten nicht in gleichem Maße hemmt wie diejenige der normalen $\beta$-Ketten, obwohl sich die beiden nur durch eine einzige Aminosäure unterscheiden. Es ist schwer vorstellbar, daß sich eine einfache Synthesehemmung der $\beta$-Ketten nicht auf normale und anomale $\beta$-Ketten auswirkt.

Im Jahre 1959 haben INGRAM u. STRETTON die bestechende Hypothese aufgestellt, daß der Thalassämie eine Genmutation für die $\alpha$- bzw. $\beta$-Kette zugrundeliegt, die zu einer Anomalie der Polypeptidkettensynthese führt, ähnlich wie bei den bekannten Hb-Anomalien, nur mit dem Unterschied, daß bei der Thalassämie ein anomales Hb entsteht, das sich in seinem elektrophoretischen Verhalten von Hb $A_1$ nicht unterscheidet. Der Genotypus der heterozygoten Thalassämieträger wäre dann entweder

$$\frac{\alpha^{Th}}{\alpha^{A}} \quad \frac{\beta^{A}}{\beta^{A}} \quad \text{oder} \quad \frac{\alpha^{A}}{\alpha^{A}} \quad \frac{\beta^{Th}}{\beta^{A}},$$

je nachdem, ob es sich um eine $\alpha$- oder $\beta$-Thalassämie handelt.

Die Ingramsche Hypothese ist bis heute nicht bewiesen. Es läßt sich dagegen einwenden, daß die Hb-Anomalie der Thalassämie noch nicht gefunden wurde und daß sich die Thalassämieanlage im heterozygoten und homozygoten Zustand doch anders manifestiert als die Anlagen anomaler Hämoglobine (LEHMANN 1962). Die Ingramsche Hypothese ist nur anwendbar, wenn man annimmt, daß die Synthese der anomalen Thalassämiepolypeptidketten wesentlich stärker verlangsamt ist als die Synthese bisher bekannter anomaler Polypeptidketten, und sie läßt die Frage offen, warum Hb $A_2$ nur bei der heterozygoten Thalassämie vermehrt ist. Anderseits bilden die Beobachtungen an Hb Lepore und Hb Pylos doch den Beweis, daß das klinische Bild der Thalassämie durch ein anomales Hb hervorgerufen werden kann, und die Hypothese von INGRAM ist in der Lage, die bei doppelt heterozygoten Individuen auftretenden Hb-Veränderungen zu erklären.

Wir wissen heute nicht, ob die Aminosäuren und ihre Sequenz in den Polypeptidketten des Thalassämie-Hb und des normalen Hb $A_1$ identisch sind, oder ob irgendwelche Unterschiede bestehen. Könnten solche nachgewiesen werden, wäre denkbar, daß es nicht nur je eine Anomalie der $\alpha$- und $\beta$-Thalassämie gibt, sondern daß die Zahl der Hb-Varianten, die sich elektrophoretisch nicht unterscheiden, wesentlich größer ist.

Nachdem jetzt aber mehrere Jahre seit der Veröffentlichung der Ingramschen Hypothese vergangen sind, ohne daß ein molekularer Unterschied in den Polypeptidketten des Thalassämie-Hb nachgewiesen werden konnte, hat eine andere Hypothese an Bedeutung gewonnen. Nach der Ingramschen Substitutionstheorie läge der Thalassämie eine Mutation des für die $\alpha$- bzw. $\beta$-Polypeptidketten verantwortlichen Strukturgens zugrunde. Es ist aber auch möglich, daß eine Mutation eines Kontrollgens vorliegt, des Gens, das nicht die Zusammensetzung, sondern die Menge der gebildeten $\alpha$- bzw. $\beta$-Ketten steuert (FREESE, INGRAM 1961, VOGEL). Je nach Art und Intensität dieses ,,Aktivatordefektes" wird die Synthese der $\alpha$- oder $\beta$-Polypeptidketten mehr oder weniger vollständig unterdrückt; die gebildeten Polypeptidketten sind aber vollständig normal. Diese auf die Arbeiten von FREESE zurückgehende Theorie wird im englischen Schrifttum als "tap hypothesis" bezeichnet. Die Akten über das spannende Problem der Thalassämiepathogenese sind noch nicht geschlossen (HAMILTON et al. 1962).

## C. Der Zusammenhang zwischen Thalassämie und Malaria

Bei der Thalassämie erreichen die homozygoten Individuen das Erwachsenenalter nur selten und fallen für die Fortpflanzung aus. Dadurch kommt es für das Bevölkerungskollektiv zu einem dauernden Genverlust, der dazu führen müßte, daß die Anomalie immer seltener wird und schließlich verschwindet. Man kann sich das leicht vergegenwärtigen an Hand der folgenden Rechnung: Wenn wir hypothetisch ein Kollektiv von 100 Frauen und 100 Männern annehmen, von denen je die Hälfte heterozygote Träger der Thalassämieanlage und die andere Hälfte keine Thalassämieträger sind, ergeben sich bei Heirat nach den Regeln des Zufalls 1) 25 Ehepaare mit zwei normalen Partnern, 2) 50 Ehepaare mit einem Thalassämiepartner und 3) 25 Ehepaare mit Thalassämieanlage beider Partner. Wenn nun jedes dieser 100 Ehepaare vier Kinder zeugt, ergeben sich wiederum nach den Regeln des Zufalls bei der Gruppe 1 100 normale Kinder, bei der Gruppe 2 100 normale und 100 Kinder mit heterozygoter Thalassämieanlage und bei der Gruppe 3 25 normale Kinder, 50 mit heterozygoter und 25 mit homozygoter Thalassämieanlage. Damit sind zunächst 225 normale Kinder, 150 Kinder mit heterozygoter und 25 mit homozygoter Thalassämieanlage vorhanden. Wenn die homozygoten Individuen im Kindesalter sterben, bleiben in der zweiten Generation für die weitere Vermehrung noch 375 Individuen, davon sind 150 heterozygote Thalassämieträger. Der Anteil der heterozygoten Thalassämieträger betrug in der ersten Generation 50% und beträgt in der zweiten Generation im Erwachsenenalter noch 40%. Wenn man bedenkt, daß auf 100 Jahre vier Generationen kommen, kann man leicht errechnen, daß die Frequenz der Anomalie relativ rasch zurückgehen müßte. Die in gewissen Gegenden vorhandene Thalassämiehäufigkeit kann nur auf zwei Arten erklärt werden, entweder durch eine laufende mutative Neuentstehung des Thalassämie-Gens, was nicht sehr wahrscheinlich ist, oder dadurch, daß die Thalassämieträger auf andere Weise vom Schicksal begünstigt sind und damit der Genverlust kompensiert wird.

Die Gegenden mit großer Thalassämiehäufigkeit stimmen mit den Malariagebieten überein. In Europa konnte das für Sardinien nachgewiesen werden (CARCASSI et al., SINISCALCO et al.); in gewissen Regionen Italiens, wie zum Beispiel in der Toscana, besteht allerdings keine sichere Relation (BANNERMANN). Von CHATTERJEA et al. wurde experimentell bestätigt, daß Thalassämieerythrocyten gegen Malariaplasmodien resistenter sind. Die Träger der Thalassämieanlage sollen nur selten an Malaria erkranken, und es wird angenommen, daß bei der Thalassämie die gleichen Beziehungen zur Malaria bestehen, wie sie bei der Sichelzellanämie und beim Favismus nachgewiesen sind. Die vermehrte Sterblichkeit der Thalassämiekinder würde damit durch eine vermehrte Sterblichkeit der übrigen Bevölkerung an Malaria ausgeglichen. Mit zunehmender Sanierung der Malariagebiete und den neuen Behandlungsmöglichkeiten müßte nun allerdings im Laufe der nächsten Jahrhunderte ein Rückgang der Thalassämie eintreten.

## D. Eigene Untersuchungen

In der Schweiz hat ROHR (1943) erstmals darauf aufmerksam gemacht, daß es bei der einheimischen Bevölkerung spärliche Fälle von Thalassaemia minor gibt. Damals konnte die Diagnose nur auf Grund der Blutbildveränderungen, der verbreiterten osmotischen Resistenz und der normalen Serumeisenwerte gestellt werden. Wir hatten Gelegenheit, bei Blutproben der Fälle von ROHR die Hb $A_2$-Bestimmung durchzuführen (das Blut verdanken wir Herrn Dr. P. BÄRLOCHER, Zürich); dabei konnten wir die Hb $A_2$-Vermehrung nachweisen und damit die Diagnose nachträglich bestätigen.

Mit der in den letzten Jahren erfolgten Zuwanderung italienischer Gastarbeiter ist die Thalassämie in der Schweiz immer häufiger beobachtet worden. Wir berichten in den folgenden Abschnitten über Befunde, die wir bei der Untersuchung von etwa 1500 Blutproben erhoben haben. Das Blut wurde uns mit der Fragestellung einer Thalassämie von Universitätskliniken, -Polikliniken und anderen Spitälern sowie von frei praktizierenden Ärzten zugesandt, eine kleinere Zahl von Proben stammte aus der Basler Universitäts-Poliklinik. Das Einzugsgebiet der auswärtigen Einsendungen umfaßt neben Basel vor allem die Städte Zürich, Aarau, Bern, Solothurn, Lausanne und Genf; zahlreiche Blutproben kamen auch aus anderen Gebieten der Kantone Zürich, Bern und Aargau und aus den Kantonen St. Gallen, Neuenburg, Wallis und Tessin.

## 1. Thalassaemia maior

Die klinische Diagnose Thalassaemia maior konnte in 10 Fällen bestätigt werden; die Ergebnisse der Hb-Differenzierung sind in Tabelle 6 zusammengestellt. Von den 10 Patienten gehörten 5 dem männlichen und 5 dem weiblichen Geschlecht an. Bei 7 Fällen handelte es sich um Kinder bis zum 3. Lebensjahr; das jüngste Kind war 2 Monate, der älteste Patient 27 Jahre alt. Bei 7 Fällen haben wir Blutproben beider Eltern untersucht und darin stets eine Hb $A_2$-Vermehrung nachgewiesen.

Tabelle 6. *Thalassaemia maior. Hb F und Hb $A_2$ bei zehn Fällen und Befunde bei den Eltern*

| Nr. | | Hb F (%) | Hb $A_2$ (%) |
|---|---|---|---|
| 1 | P. I. ♀ 12 Mon. | 78 | 2,3 |
| | Vater | 0,48 | 5,5 |
| | Mutter | 0,27 | 5,4 |
| 2 | M. S. ♀ 16 Jahre | 77 | 0,9 |
| | Vater | 0,54 | 3,9 |
| | Mutter | 0,84 | 4,6 |
| 3 | G. S. ♀ 6 Mon. | 67 | 1,2 |
| | Vater | 1,3 | 5,7 |
| | Mutter | 0,72 | 5,8 |
| 4 | R. V. ♀ 2 Mon. | 80 | 0 |
| | Vater | 0,46 | 4,6 |
| | Mutter | 0,56 | 5,1 |
| 5 | D. C. ♀ 16 Mon. | 51 | 1,7 |
| | Vater | 0,59 | 5,0 |
| | Mutter | 1,7 | 6,0 |
| 6 | C. G. ♂ 3 Jahre | 33 | 3,1 |
| | Vater | 0,58 | 5,3 |
| | Mutter | 1,55 | 5,1 |
| 7 | C. V. ♂ 14 Mon. | 35 | 2,2 |
| | Vater | 0,42 | 5,1 |
| | Mutter | 1,1 | 5,6 |
| 8 | E. A. ♂ 8 Mon. | 75 | 1,7 |
| | Mutter | 1,9 | 4,7 |
| 9 | L. A. ♂ 27 Jahre | 76 | 1,9 |
| 10 | M. F. ♂ 5 Jahre | 28 | 5,8 |
| | Vater | 0,64 | 4,3 |

Die Blutproben der Fälle 3, 4, 6, 8 und 10 verdanken wir dem Kinderspital Zürich (Direktor: Prof. Dr. G. FANCONI u. Prof. Dr. A. PRADER); weiterhin verdanken wir Fall 1 der Universitäts-Kinderklinik Bern (Direktor: Prof. Dr. E. ROSSI), Fall 2 Herrn Ehrendozent Dr. E. UNDRITZ, Basel, Fall 3 Herrn Dr. C. BONZANIGO, Lugano, Fall 5 dem Service de Pédiatrie Hôpital Pourtalès Neuchâtel (Chefarzt: Dr. P. QUINCHE), Fall 7 dem Kinderspital Basel (Direktor: Prof. Dr. A. HOTTINGER) und Fall 9 der Medizinischen Universitäts-Poliklinik Zürich (Direktor: Prof. Dr. R. HEGGLIN) und der Dermatologischen Universitätsklinik Zürich (Direktor: Prof. Dr. H. STORCK). An klinischen Angaben wurde uns mitgeteilt:

*Fall 1:* 12 Monate altes Mädchen mit einer Anämie von 8 g-% (50%). Das Kind stammt aus Italien.

*Fall 2:* 16jährige Inderin mit einer Anämie von 50% (Abb. 55 zeigt die Stärkeblockelektrophorese dieses Falles).

*Fall 3:* 6 Monate altes Mädchen, bei der Geburt 126% Hb, 5 Wochen später Anämie von 46%, seither regelmäßig Bluttransfusionen. Die Familie stammt aus Süditalien. (Abb. 54 gibt den Blutausstrich des Vaters wieder.)

*Fall 4:* 2 Monate altes Mädchen mit einer Anämie von 43%. Die Familie stammt aus Italien.

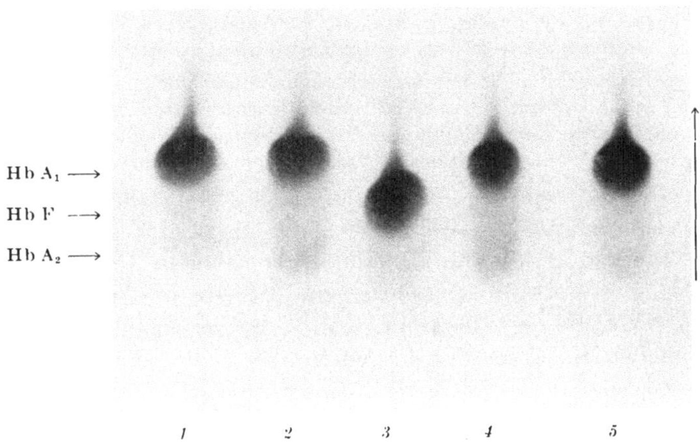


Abb. 55. Stärkeblock-Elektrophorese bei Thalassämie. *3* Thalassaemia maior mit 77% Hb F (16jährige Patientin), *2* und *4* Thalassaemia minor mit Hb $A_2$-Vermehrung (Eltern)

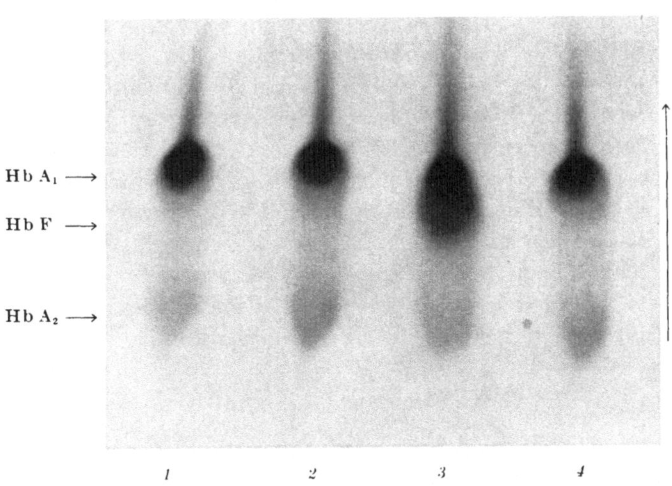


Abb. 56. Stärkeblock-Elektrophorese bei Thalassämie. *3* Thalassaemia maior mit 35% Hb F (14 Monate altes Kind), *2* und *4* Thalassaemia minor mit Hb $A_2$-Vermehrung (Eltern)

*Fall 5:* 16 Monate altes Mädchen mit einer Anämie von 25%. Die Familie stammt aus Lecce, Italien.

*Fall 6:* dreijähriger Knabe mit einer Anämie von 16% und einer riesigen Splenomegalie. Die Familie stammt aus Cypern.

*Fall 7:* 14 Monate alter Knabe mit einer Anämie von 40%. Die Familie stammt aus Italien. (Abb. 56 zeigt die Stärkeblockelektrophorese.)

*Fall 8:* 8 Monate alter Knabe mit einer Anämie von 50%. Die Familie stammt aus Iran.

*Fall 9:* 27jähriger Mann, der aus Italien stammt und wegen eines großen Unterschenkelulcus hospitalisiert war. Das Hb betrug (nach früheren Transfusionen) 69%; das Bild des Blutausstriches ist in Abb. 53 wiedergegeben. Es waren eine Splenomegalie und ein Subikterus vorhanden (TRUNIGER u. SCHMID).

*Fall 10:* Fünfjähriger Knabe mit schwerer Anämie und hochgradiger Splenomegalie. Die Familie stammt aus Syrien. Wegen des schweren Krankheitsbildes mußte trotz der „intermediären" Befunde der Hb-Differenzierung eine Thalassaemia maior angenommen werden. Es wurde eine Splenektomie ausgeführt.

Es handelte sich bei allen Fällen um Patienten ausländischer Herkunft: sechs stammten aus Italien und je einer aus Cypern, Syrien, Iran und Indien. Die Vielfalt des Krankheitsbildes ist schon aus dieser kleinen Serie ersichtlich: verschiedener Schweregrad der Anämie, unterschiedliche Hb F-Werte, die ohne Beziehung zum Grad der Anämie sind, und Verschiedenheiten im Alter der Patienten (bei Fall 6 mit der allerschwersten Anämie und nur 33% Hb F sind vor der Hb-Differenzierung keine Bluttransfusionen verabreicht worden).

## 2. Thalassaemia minor

Es konnten im Laufe von 3 Jahren Blutproben von etwas mehr als 200 Fällen von Thalassaemia minor untersucht werden, die das Material für die nachfolgende Zusammenstellung bilden. Es handelt sich bei den Patienten um Erwachsene oder Kinder jenseits des 4. Lebensjahres, so daß für Hb F und Hb $A_2$ die Normalbereiche des Erwachsenenalters Geltung haben. Rund zwei Drittel der Blutproben stammen von Personen ausländischer Herkunft, die in der Schweiz wohnhaft sind, und rund ein Drittel betreffen Patienten aus der einheimischen Bevölkerung. Bei der routinemäßigen Untersuchung von 2845 Rekruten wurden zwei Thalassämiefälle gefunden; das würde 0,7‰ aller Personen entsprechen, wobei aber nur Fälle mit erhöhtem Hb F erfaßt wurden.

### a) Die Vermehrung von Hb F und Hb $A_2$

Alle *Hb $A_2$-Werte* sind das Ergebnis einer vierfachen Bestimmung mittels Stärkeblockelektrophorese. Die Diagnose Thalassaemia minor wurde gestellt, wenn Hb $A_2$ 3,5% oder mehr betrug. Bei allen Fällen mit weniger als 3,5% wurde nur eine Thalassaemia minor angenommen, wenn die Blutbildveränderungen der Diagnose entsprachen und gleichzeitig höhere Hb $A_2$-Werte bei anderen Personen der gleichen Familie gefunden werden konnten, wenn also die Thalassämieanlage in der Familie mit Sicherheit nachgewiesen war.

Die bei 200 Fällen gefundenen Hb $A_2$-Mengen sind in Abb. 57 dargestellt. Man erkennt, daß das Bild weitgehend einer Gaußschen Verteilung entspricht. Die statistische Auswertung der Zahlen nach der Formel (SNEDECOR):

$$s = \sqrt{\frac{1}{N-1} \cdot \left[\sum (x^2) - \frac{(\sum x)^2}{N}\right]}$$

ergibt folgende Werte:

arithmetischer Mittelwert: 5,0% Hb $A_2$,
Standardabweichung (s): ± 0,8%,
Bereich der doppelten Standardabweichung: 3,3—6,7% Hb $A_2$,
beobachtete Extremwerte: 3,2/7,9% Hb $A_2$.

Die Gaußsche Verteilung der Werte ist ein wichtiger Hinweis darauf, daß die als pathognomonisch für die Thalassaemia minor betrachtete Hb $A_2$-Vermehrung tatsächlich eine direkt genetisch determinierte Veränderung darstellt. Bei genauer Betrachtung der Abb. 57 vermutet man, daß die Kurve nach links etwas weiter auslaufen muß, denn es ist ja ein symmetrisches Bild zu erwarten.

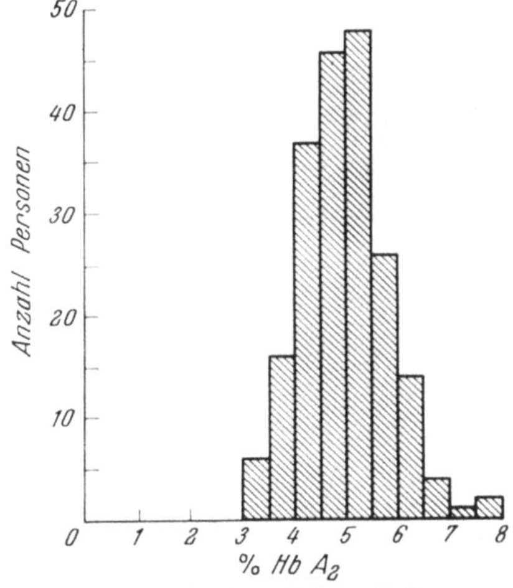

Abb. 57. Hämoglobin $A_2$ bei 200 Fällen von Thalassaemia minor

Den Hb $A_2$-Werten der Thalassämiefälle können die in Abb. 18 (Seite 80) enthaltenen Hb $A_2$-Mengen von 757 Nichtthalassämiefällen gegenübergestellt werden. Auch jenes Bild entspricht einer Gaußschen Verteilung; dort ist jedoch anzunehmen, daß die Kurve nach rechts etwas weiter auslaufen muß. Man erkennt aus diesem Vergleich, daß sich die beiden Bereiche, derjenige normaler Hb $A_2$-Werte und derjenige der Hb $A_2$-Vermehrung bei Thalassaemia minor, leicht überschneiden. Die geringe Asymmetrie unserer Bilder ist darauf zurückzuführen, daß wir alle Fälle mit Werten zwischen 3,0—3,5% Hb $A_2$ aus unserer Zusammenstellung weggelassen haben, wenn eine genaue Abklärung mit Untersuchung der Familie nicht durchführbar war. In solchen Fällen kann tatsächlich auf Grund der Hb-Differenzierung nicht entschieden werden, ob eine Thalassaemia minor vorliegt. Es gibt einerseits normale Personen mit mehr als 3% Hb $A_2$ und anderseits Fälle von Thalassaemia minor mit weniger als 3% Hb $A_2$.

In einem Fall, der in der Zusammenstellung nicht enthalten ist, konnte die Diagnose schon bei einem kleinen Kind gestellt werden:

Es handelte sich um ein einjähriges aus Italien stammendes Mädchen mit einer hypochromen Anämie von 49%. Hb $A_2$ betrug 3,5%, Hb F 19%. Bei der Mutter fand man 4,1% Hb $A_2$ und 0,32% Hb F, beim Vater 2,8% Hb $A_2$ und 0,46% Hb F, ein fünfjähriges Schwesterchen hatte 4,0% Hb $A_2$ und 0,75% Hb F. Damit darf die Diagnose Thalassaemia minor als gesichert gelten.

*Hb F* wurde mittels Alkalidenaturierung bestimmt; alle Werte sind das Ergebnis von Doppelbestimmungen. Der Normalbereich reicht für Kinder vom 5. Altersjahr und für Erwachsene von 0,25—0,75% Hb F.

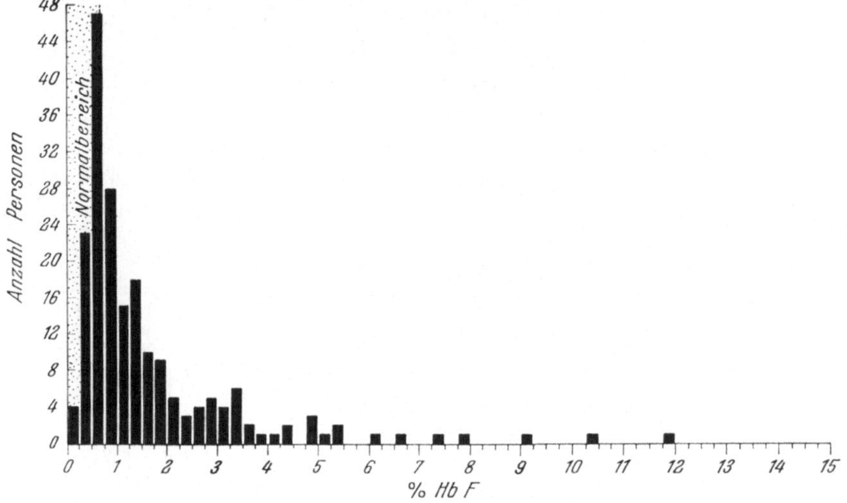


Abb. 58. Hämoglobin F bei 200 Fällen von Thalassaemia minor

In Abb. 58 sind die Hb F-Mengen der 200 Thalassämiepatienten schematisch zusammengestellt. Man erkennt leicht, daß die Verteilung keine Gaußsche Kurve ergibt. Hb F liegt bei 74 Personen, das sind 37% aller Fälle, im Normalbereich. Nur bei 63% oder rund bei zwei Dritteln ist eine Hb F-Vermehrung vorhanden. Die Hb F-Werte sind in den meisten Fällen nahe am Normalbereich und erreichen nur selten 5—10% oder noch mehr. Das Maximum liegt für Erwachsene bei 12% Hb F.

Die Hb F-Vermehrung stellt bei der Thalassaemia minor ein fakultatives Symptom dar, und die uncharakteristische Verteilung der Werte läßt vermuten, daß es sich hier im Gegensatz zur Hb $A_2$-Vermehrung nicht um eine direkte Wirkung des Thalassämie-Gens handelt. Es ist bekannt, daß Hb F auch bei zahlreichen nicht zu den Hämoglobinopathien gehörenden hereditären Anämien, bei erworbenen Krankheiten und in seltenen Fällen auch bei gesunden Erwachsenen leicht vermehrt sein kann. In Abb. 24 sind erhöhte Hb F-Werte von 90 Patienten, bei denen keine Hämoglobinopathie vorliegt, und in Abb. 28 erhöhte Hb F-Werte von 44 gesunden Erwachsenen zusammengestellt. Aus dem Vergleich der drei Gruppen wird deutlich, daß es sich immer um eine Hb F-Vermehrung gleicher Größenordnung handelt (Abb. 59).

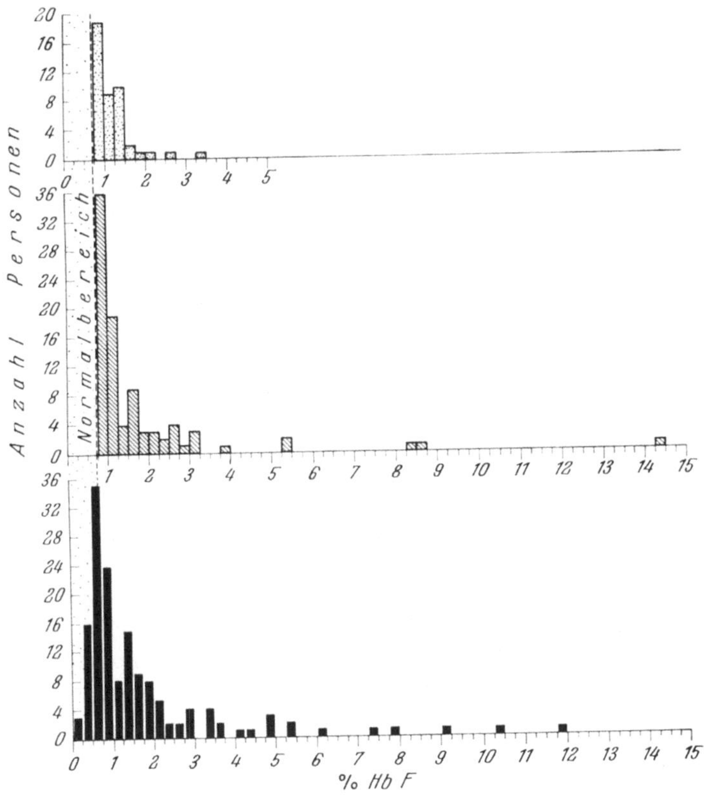


Abb. 59. Hb F-Vermehrung bei Erwachsenen. Oben: 44 hämatologisch Gesunde. Mitte: 90 Fälle mit erworbenen und hereditären Anämien ohne Hämoglobinopathien. Unten: 150 Fälle von Thalassaemia minor

Die Hb F-Vermehrung ist deshalb bei der Thalassämie nicht nur eine fakultative, sondern auch eine unspezifische Erscheinung. Zunahme von Hb $A_2$ und Zunahme von Hb F stellen zwei ganz verschiedene Phänomene dar. Für die Diagnose kann nur die Bestimmung von Hb $A_2$ entscheidend sein. Das ist ein Nachteil für die Diagnostik: die Bestimmung von Hb F ist wesentlich weniger umständlich als diejenige von Hb $A_2$ und kann in jedem Laboratorium vorgenommen werden. Der Hb F-Wert gestattet aber keine verbindlichen diagnostischen Schlußfolgerungen, nicht einmal bei der Thalassaemia maior, denn auch dort muß durch die Hb-Elektrophorese eine doppelt heterozygote Anlage der Thalassämie und eines anomalen Hb ausgeschlossen werden.

### b) Nachweis Hb F-haltiger Erythrocyten

Bei 50 Fällen von Thalassaemia minor wurde nachgeprüft, inwieweit aus der Anzahl Hb F-haltiger Erythrocyten in fixierten Ausstrichpräparaten auf den Gesamtgehalt des Blutes an Hb F geschlossen werden kann. Die Darstellung Hb F-haltiger Erythrocyten nach BETKE u. KLEIHAUER (1958) ist einfach und eignet sich für jedes Laboratorium. Der Arbeitsaufwand ist wesentlich geringer als bei der Hb F-Bestimmung mittels Alkalidenaturierung. Zudem gestattet die Methode, bei Gravidität eine Hb F-Vermehrung durch fetale Erythrocyten im mütterlichen Kreislauf von einer Hb F-Vermehrung der mütterlichen Erythrocyten zu unterscheiden. Fetale Zellen weisen einen viel höheren Hb F-Gehalt auf als Erythrocyten, wie man sie bei Erwachsenen mit leichter Hb F-Vermehrung antrifft.

Bei 50 Thalassämieblutproben wurden je 5000 Erythrocyten differenziert. Die Hb F-haltigen Zellen wurden ausgezählt und nach dem Grad des Hb-Gehaltes in drei Gruppen eingeteilt: Gruppe 1 umfaßte Zellen mit eben erkennbarer Färbung, Gruppe 2 solche mit deutlicher aber schwacher und Gruppe 3 Zellen mit stärkerer Hb-Färbung. Da den drei Gruppen eine unterschiedliche Bedeutung für die Schätzung der Hb F-Menge zukommt, wurde ein „Index Hb F-haltiger Erythrocyten" errechnet. Dieser Index ist gleich der Summe aus der halben Zellzahl der Gruppe 1, der Zellzahl der Gruppe 2 und der doppelten Zellzahl der Gruppe 3. Das ist selbstverständlich eine willkürliche Einteilung, die aber schätzungsweise doch dem unterschiedlichen Hb F-Gehalt der Zellen gerecht wird. Die so erhaltenen Indexwerte lassen sich mit dem Ergebnis der Alkalidenaturierung vergleichen, wie aus der Zusammenstellung in Tabelle 7 hervorgeht. Es ergibt sich eine ordentliche Übereinstimmung, die zeigt, daß die Untersuchung von Ausstrichpräparaten zur ungefähren Beurteilung der Hb F-Mengen bei der Thalassämie brauchbar ist. Will man sich mit einer Angabe der Größenordnung des vorhandenen Hb F begnügen, ist die Methode durchaus imstande, die umständliche Alkalidenaturierung zu ersetzen. Die Einfachheit des Hb F-Nachweises darf aber nicht dazu verleiten, auf die Hb $A_2$-Bestimmung zu verzichten, wie das schon geschehen ist (CAVALIERI u. GAROFALO).

Die Darstellung Hb F-haltiger Erythrocyten im Ausstrichpräparat beruht auf der langsameren Elution von Hb F aus den Zellen. Die Vermutung ist nicht von der Hand zu weisen, daß auch die von HOFFMANN et al. bei Thalassaemia minor elektronenoptisch nachgewiesenen Besonderheiten der Erythrocytenmembran durch nicht vollständig eluiertes Hb F zustandekommen.

Tabelle 7. *Vergleich zwischen Anzahl Hb F-haltiger Erythrocyten in Ausstrichpräparaten und Hb F-Mengen im Gesamtblut* (vgl. Text)

| Index Hb F-haltiger Erythrocyten | Durch Alkalidenaturierung bestimmte Werte | | Anzahl der Fälle |
|---|---|---|---|
| | Durchschnitt % Hb F | Streuung % Hb F | |
| 0— 5 | 0,72 | 0,23—0,99* (1,14—2,58) | 30 |
| 6—10 | 1,30 | 0,59—1,80 | 6 |
| 11—20 | 1,59 | 0,74—2,84 | 6 |
| 21—40 | 4,01 | 1,56—5,50 | 3 |
| über 40 | 5,08 | 2,50—9,23 | 5 |
| | | | 50 |

* Streubreite für 28 Fälle. Die Werte in Klammern entsprechen zwei Ausnahmefällen, bei denen keine Hb F-Zellen gefunden werden konnten.

### c) Nachweis von Sideroblasten

Erythroblasten mit sichtbaren Eisengranula im Cytoplasma werden als Sideroblasten bezeichnet. Nach elektronenmikroskopischen Untersuchungen von BESSIS u. BRETON-GORIUS (1957, 1962) enthält jeder normale Erythroblast kleinste Eiseneinschlüsse, die zur Hb-Synthese dienen. Bei einer Störung des Eiseneinbaues ins Protoporphyrin, wie sie für die Thalassämie nachgewiesen ist (BANNERMAN et al.), treten größere Eisengranula auf, die sich färberisch leicht darstellen lassen. Es ist das Verdienst von HEILMEYER und seiner Schule, dem Sideroblastennachweis allgemeine Verbreitung verschafft zu haben (HEILMEYER, HEILMEYER u. CLOTTEN, HEILMEYER et al.). Wir haben bei 12 Fällen von Thalassaemia minor und bei 12 Kontrollfällen mit Sideroblastenvermehrung anderer Genese untersucht, ob sich zwischen Sideroblastenzahlen einerseits und Hb F- und Hb $A_2$-Mengen andererseits eine Beziehung nachweisen läßt als einfaches Zeichen einer Relation von Häm- und Globinsynthese (MARTI 1961 c).

Von den Thalassämiefällen unserer Untersuchungsstation wurden 12 ausgewählt, bei denen Knochenmarkpräparate zur Verfügung standen. (Wir danken den Herren Klinikdirektoren und Chefärzten Prof. Dr. W. HADORN, Prof. Dr. G. RIVA, P. D. Dr. F. WYSS, Bern, und Dr. H. FREY. Aarau, für die freundliche Überlassung von Ausstrichen.) Bei den 12 anderen Fällen handelte es sich um Patienten der Medizinischen Universitäts-Poliklinik Basel, bei denen keine Hämoglobinopathie vorlag. Zum Nachweis der Sideroblasten diente die Berlinerblaufärbung nach den Angaben von GITTER u. HEILMEYER. Pro Präparat wurden 200 polychromatische und oxyphile Erythroblasten differenziert und die Zellen mit sichtbaren Eisenkörnchen von der Größe der Promyelocytengranula ausgezählt. Damit erfolgt die Unterscheidung der Sideroblasten von den übrigen Erythroblasten unter den gleichen Bedingungen wie diejenige der Promyelocyten von den Myeloblasten. Auf die Erfassung der allerfeinsten Eisenkörnchen durch Auszählung im abgedunkelten Raum, wie sie von HEILMEYER empfohlen wird, haben wir verzichtet. Die Normalwerte liegen bei der angewandten Technik unter 10% Sideroblasten.

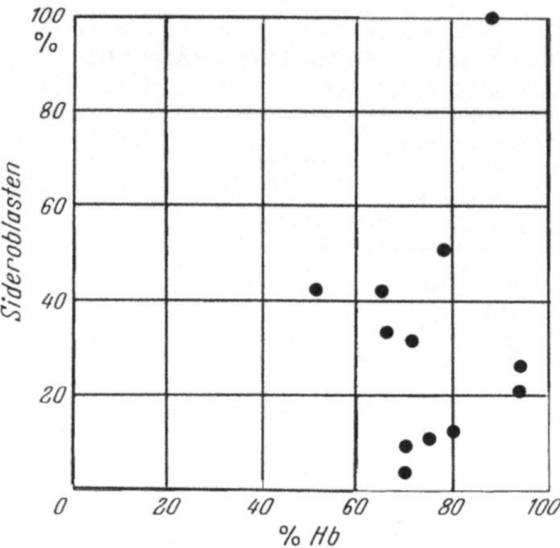


Abb. 60. Hb-Konzentration im Blut und Sideroblastenzahl im Knochenmark bei 12 Fällen von Thalassaemia minor

Die Sideroblasten- und Hb-Werte sind in Abb. 60—62 und in Tabelle 8 zusammengestellt. Bei den 12 Fällen von Thalassaemia minor bewegen sich die Sideroblastenzahlen zwischen 4—100% und zeigen keine Beziehung zum Grad der Anämie und der Vermehrung von Hb F oder Hb $A_2$. Bei den 12 anderen Fällen betragen die Sideroblastenwerte 11—56%. Hier ist Hb $A_2$ erwartungsgemäß nicht erhöht, hingegen zeigen 6 Fälle eine Hb F-Vermehrung, ohne daß aber eine Beziehung zwischen Sideroblastenzahl und Hb F nachweisbar ist.

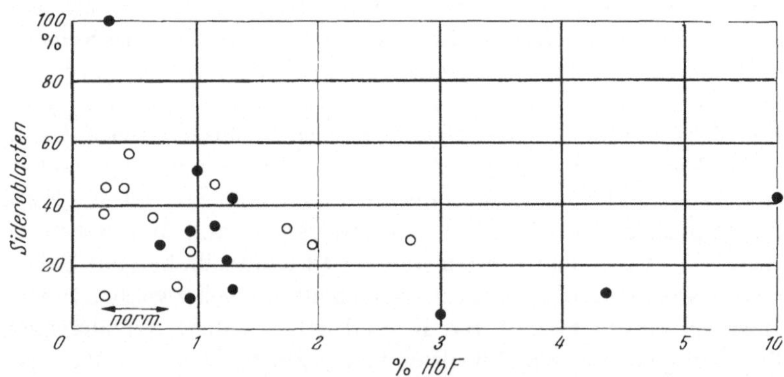


Abb. 61. Hb F-Werte und Sideroblastenzahlen. Dunkle Punkte: 12 Fälle von Thalassaemia minor, helle Punkte: 12 Fälle mit Sideroblasten-Vermehrung ohne genetisch determinierte Störung der Hb-Synthese

Bei der Thalassämie ist Hb F in 10 von 12 Fällen erhöht, bei der anderen Gruppe in 6 von 12 Fällen; die erhöhten Hb F-Werte liegen im gleichen Bereich.

Die Sideroblastenvermehrung stellt bei der Thalassaemia minor ein fakultatives Symptom dar und scheint in keiner direkten Beziehung zu den Hb-Veränderungen zu stehen. Beim Fall mit 100% Sideroblasten ist überhaupt keine Anämie vorhanden.

Der große Streubereich der Sideroblastenwerte zeigt, daß dem Sideroblastennachweis für die Diagnose der Thalassaemia minor nur eine

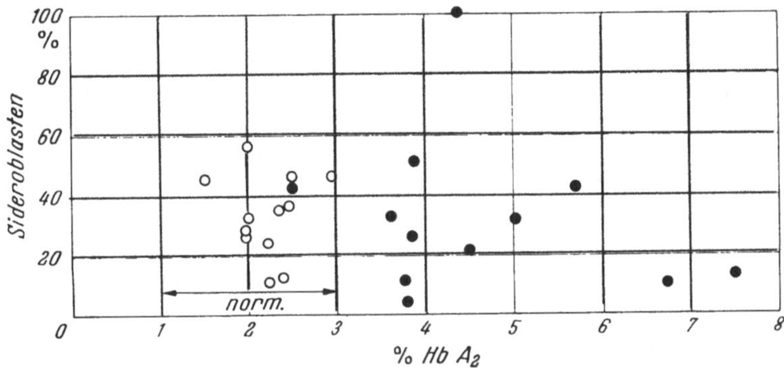


Abb. 62. Hb $A_2$-Werte und Sideroblastenzahlen. Gleiche Fälle wie Abb. 61. (Beim Thalassämiefall mit 2,5% Hb $A_2$ ist die Diagnose hämatologisch und durch Familienuntersuchung gesichert)

Tabelle 8. *Hb-Werte bei 12 Fällen mit Sideroblastenvermehrung ohne genetisch determinierte Störung der Hb-Synthese.* (Hb = Hämoglobinkonzentration im Blut. FI = Färbeindex. Sbl = Sideroblasten)

| Nr. | Name | Geschl. | Geb.-jahr | | Hb (%) | FI | Hb F (%) | Hb $A_2$ (%) | Sbl. (%) |
|---|---|---|---|---|---|---|---|---|---|
| 1 | EJ | ♂ | 1882 | Anaemia siderobl. refr. | 59 | 1,22 | 0,46 | 2,0 | 56 |
| 2 | SL | ♀ | 1890 | Anaemia siderobl. refr. | 57 | 1,18 | *2,76* | 2,0 | 29 |
| 3 | BF | ♂ | 1893 | Anaemia siderobl. refr. | 48 | 1,07 | 0,43 | 2,5 | 45 |
| 4 | TA | ♂ | 1916 | Bleivergiftung | 72 | 1,02 | 0,64 | 2,4 | 36 |
| 5 | WM | ♂ | 1923 | Bleivergiftung | 83 | 1,01 | *0,86* | 2,4 | 14 |
| 6 | BA | ♂ | 1939 | Bleivergiftung | 62 | 0,81 | 0,26 | 2,2 | 11 |
| 7 | BE | ♂ | 1908 | Promyeloc. Leukämie | 38 | 1,08 | 0,27 | 1,5 | 46 |
| 8 | BA | ♂ | 1917 | Chron. lymph. Leukämie | 70 | 1,14 | *1,97* | 2,0 | 27 |
| 9 | SE | ♀ | 1942 | Metastas. Magen-Carcinom | 49 | 0,87 | *0,95* | 2,2 | 25 |
| 10 | SL | ♂ | 1918 | Perniciosa | 50 | 1,13 | *1,14* | 3,0 | 47 |
| 11 | MA | ♂ | 1917 | Hämochromatose | 94 | 1,13 | *1,76* | 2,0 | 33 |
| 12 | FO | ♀ | 1935 | Pyelonephritis, Urämie | 50 | 1,00 | 0,26 | 2,5 | 37 |
| | | | | Normalwerte | | | bis 0,75 | bis 3,0 | <10 |

beschränkte Bedeutung zukommt. Bei starker Vermehrung der Sideroblasten können die hämatologisch ähnlichen Krankheitsbilder der Anaemia sideroachrestica hereditaria (Heilmeyer et al.) und die Thalassaemia minor nur durch Bestimmung von Hb $A_2$ sicher auseinandergehalten werden.

### d) Schweregrad der Anämie

Es konnten 100 Fälle gesammelt werden, bei denen genügend hämatologische Daten zur Beurteilung der klinischen Manifestation der Thalassaemia minor verfügbar waren (MARTI 1962 b). Die Werte für Hb-Konzentration im Blut und Erythrocyten wurden uns von den Einsendern der Blutproben freundlicherweise zur Verfügung gestellt. Die Hb-Konzentration wurde an den verschiedenen Stellen mit uneinheitlichen Methoden bestimmt und teils in Prozent, teils in Grammprozent angegeben; wir haben die absoluten Werte in Prozent umgerechnet.

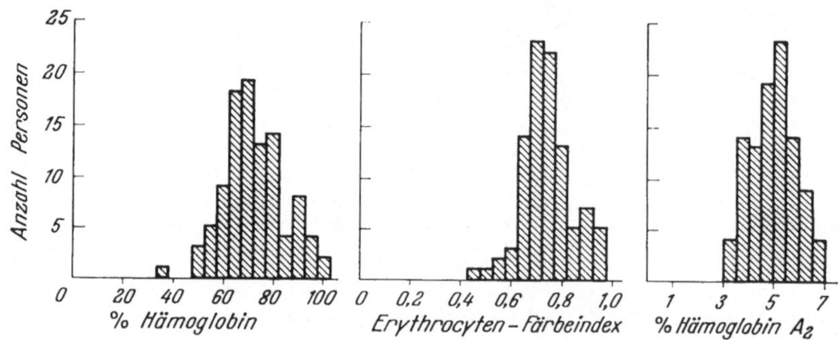


Abb. 63. Streubreite für Gesamt-Hb, Färbeindex der Erythrocyten und Hb $A_2$ bei 100 Fällen von Thalassaemia minor

Von den 100 ausgewerteten Fällen stammen 19 aus eingesessenen Familien der deutschsprachigen und 11 aus solchen der französischsprachigen Schweiz. 64 Personen sind italienischer Abstammung, bei 4 Patienten handelt es sich um Griechen und bei 2 um Nordafrikaner. Die Hb-Konzentration im Blut beträgt bei 75 Fällen weniger als 80%. Die Verteilung der Werte für Gesamt-Hb, Färbeindex der Erythrocyten und Hb $A_2$ ist in Abb. 63 wiedergegeben; arithmetisches Mittel, Standardabweichung, Bereich der doppelten Standardabweichung und die beobachteten Extremwerte sind in Tabelle 9 enthalten. Die Hb F-Mengen liegen bei 25 Fällen im Normalbereich, bei 18 Fällen knapp über der Norm, und in 57 Fällen ist Hb F auf Werte zwischen 1—12% erhöht.

Die arithmetischen Mittelwerte der 100 Fälle ergeben das Bild einer leichten Anämie von 72% Hb mit einem hypochromen Färbeindex von 0,74 und einer Hb $A_2$-Vermehrung auf 4,9%.

Das Gesamt-Hb zeigt einen breiten Streubereich: Einerseits gehen ein Viertel der Fälle ohne Anämie einher, anderseits ist der tiefste Hb-Wert nach der doppelten Standardabweichung bei 48% zu erwarten. Dieser Minimalwert stimmt gut mit demjenigen von DACIE überein, der 7,5 g-% (47%) angibt. Es wurde ein Einzelfall mit 35% Hb beobachtet, doch ist mit Sicherheit anzunehmen, daß hier ein anderer Faktor wie Blutverlust, Eisenmangel, Vitamin $B_{12}$- oder Folsäuremangel interferiert.

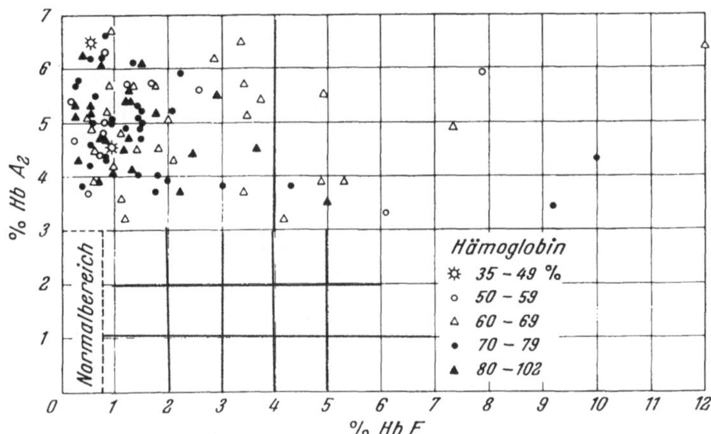


Abb. 64. Hb F und Hb $A_2$ bei 100 Fällen von Thalassaemia minor. Die Zeichen geben den Bereich der Hb-Konzentration im Blut wieder

Tabelle 9. *Hämoglobinwerte bei 100 Fällen von Thalassaemia minor; als Vergleich sind die Hb $A_2$-Mengen normaler Kontrollpersonen angeführt*

| | Arithmet. Mittelwert | Standardabweichung | Bereich der doppelten Standardabweichung | Beobachtete Extremwerte |
|---|---|---|---|---|
| Thalassaemia minor | | | | |
| Hb-Konzentration im Blut (%) | 72 | ± 12 | 48—96 | 35/102 |
| Färbeindex der Erythrocyten | 0,74 | ± 0,10 | 0,54—0,94 | 0,45/0,96 |
| Hb $A_2$ in Prozent des Gesamthämoglobin | 4,9 | ± 0,8 | 3,3 —6,5 | 3,2/6,7 |
| Hb $A_2$-Menge umgerechnet in Prozent eines Sollwertes von 90% Hb-Konzentration im Blut | 3.94 | ± 0.97 | 2,0 —5,9 | 2,3/7,0 |
| Normale Kontrollpersonen | | | | |
| 895 Fälle Freiburg i. Br. | 2,0 | ± 0,40 | 1,2 —2,8 | 0,8/3,2 |
| 757 Fälle Basel | 2,2 | ± 0,40 | 1,4 —3,0 | 1,0/3,0 |

Aus der Zusammenstellung in Abb. 64 geht hervor, daß keine Beziehung zwischen dem Grad der Anämie und dem Grad der Hb $A_2$-Vermehrung besteht; die gleiche Feststellung haben schon JOSEPHSON et al. gemacht. Vergleicht man die Hb $A_2$-Werte der Thalassämiefälle mit denjenigen normaler Kontrollpersonen (Tabelle 9), so findet man bei der Thalassaemia minor etwas mehr als das Doppelte. Bei diesem Vergleich muß aber berücksichtigt werden, daß Hb $A_2$ nicht in absoluten Mengen angebenen wird, sondern bei den Thalassämiepatienten in Prozent einer durchschnittlich erniedrigten und bei den gesunden Kontrollpersonen in Prozent einer normalen Hb-Konzentration des Blutes. Um besser vergleichbare Zahlen zu erhalten, haben wir bei allen 100 Thalassämiefällen das vorhandene Hb $A_2$ in Prozent eines Sollwertes von 90% Hb-Konzentration umgerechnet. Bei diesen jetzt auf ein normales Gesamt-Hb bezogenen Hb $A_2$-Werten deckt sich der Bereich der doppelten Standardabweichung weitgehend mit den verzweifachten Hb $A_2$-Werten normaler Kontrollpersonen. Damit können wir die Angabe von STRETTON, daß bei der heterozygoten Form der klassischen Thalassämie die Hb $A_2$-Menge verdoppelt ist, statistisch bestätigen.

Die Bereiche der normalen und der verdoppelten Hb $A_2$-Mengen überschneiden sich: Wenn ein tiefer Normalwert verzweifacht wird, liegt das Produkt immer noch im Normalbereich. Es ist deshalb wiederum zu erwarten, daß es spärliche Fälle von Thalassaemia minor geben muß, deren Hb $A_2$ unter der oberen Grenze der Norm liegt; ein solcher Fall ist auf Seite 139 beschrieben. Wegen der Überschneidung der Streubereiche der einfachen und doppelten Hb $A_2$-Mengen ist es erforderlich, die Thalassämiediagnose in allen Fällen mit weniger als 3,5% Hb $A_2$ durch eine Familienuntersuchung zu sichern, wie das bei unseren entsprechenden Patienten auch geschehen ist.

Das Symptom der Hypochromie ist manchmal sehr wenig ausgeprägt. Es gibt zahlreiche Fälle mit einem Färbeindex zwischen 0,80—0,95. Die in Abb. 63 dargestellte Verteilung der Färbeindices ergibt kein symmetrisches Bild; der Bereich zwischen 0,85—0,95 zeigt eine leichte Überhöhung. Das ist ein Hinweis darauf, daß hier wohl noch andere Faktoren im Spiel sind. Der Grund für die Erhöhung des Färbeindex kann in einem zusätzlichen Folsäure- oder Vitamin $B_{12}$-Mangel liegen. Die Erkennung derartiger zusätzlicher Faktoren ist aus therapeutischen Gründen wichtig. Komplikationen können einer Behandlung zugänglich sein; im übrigen läßt sich die Anämie bei Thalassaemia minor medikamentös nicht beeinflussen. Wir haben bei einer 23jährigen Patientin auch mit Prednison erfolglos versucht, die Erythropoese zu aktivieren oder die gesteigerte Hämolyse zu verlangsamen (Abb. 65).

Die große Variabilität der Thalassämiesymptome hat zur Gewißheit geführt, daß die klassische Thalassämie eine inhomogene Gruppe darstellt (FESSAS 1962 c). In letzter Zeit sind verschiedene Fälle von Thalassaemia minor mit erhöhtem Hb F und normalem Hb $A_2$ bekannt geworden. GOUTTAS (GOUTTAS, GOUTTAS et al. 1962) fand in Griechenland in einer Serie von 385 heterozygoten Trägern der Thalassämieanlage 15 Fälle mit alleiniger Vermehrung von Hb F. BEAVEN u. WHITE haben in fünf britischen Familien total sechs Fälle beschrieben, die normale Hb $A_2$- und erhöhte Hb F-Werte aufweisen und als Thalassaemia minor angesprochen werden. ZUELZER et al. (1961) haben in zwei Thalassämiesippen bei Personen mit Blutbefunden, die einer Thalassämie entsprechen (leichte Anämie, Mikrocytose, Anisocytose, Schießscheibenzellen, erhöhte osmotische Resistenz), zwei verschiedene Arten von Hb-Veränderungen gefunden: es waren einerseits Fälle mit vermehrtem Hb $A_2$ und normalem Hb F und anderseits solche mit normalem Hb $A_2$

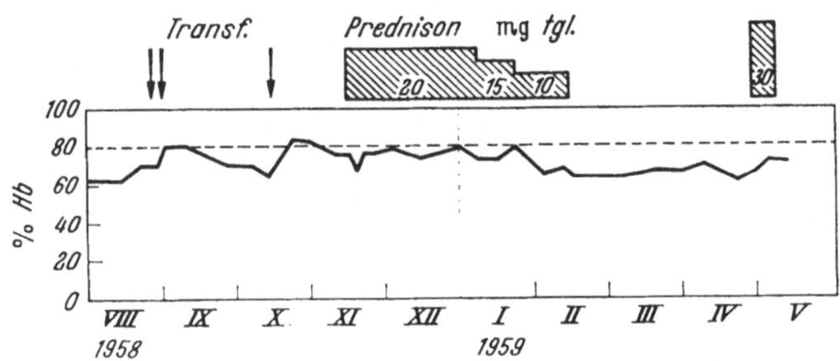


Abb. 65. Behandlungsversuche bei einer 23jährigen Patientin mit Thalassaemia minor

und vermehrtem Hb F. Ein Träger der Anomalie mit alleiniger Vermehrung von Hb F war der Vater eines Kindes mit Thalassaemia maior, so daß kein Zweifel an der Thalassämieanlage bestand. ZUELZER et al. schließen aus diesen Beobachtungen auf das Vorliegen verschiedener $\beta$-Thalassämie-Gene, die zum gleichen klinischen Bild, aber zu unterschiedlicher Beeinflussung von Hb $A_2$ und Hb F führen. Durch die Annahme verschiedener Lokalisationen der $\beta$-Polypeptidkettensynthesestörung ließe sich erklären, daß anfallende Teilprodukte einmal die $\gamma$-Ketten- und einmal die $\delta$-Kettensynthese begünstigen. Dabei bleibt aber die Frage offen, warum bei zahlreichen erworbenen Krankheitszuständen eine gleichartige Hb F-Vermehrung auftritt und warum bei der Thalassämie die Hb $A_2$-Menge gerade verdoppelt wird. Kürzlich haben auch RUSSO u. MOLLICA über zwei Thalassämieformen in einer Familie berichtet, die eine mit Hb $A_2$-Vermehrung und normalem Hb F und die andere mit normalem Hb $A_2$ und beträchtlicher Hb F-Vermehrung.

### e) Familienuntersuchungen

Als Beitrag zur Diskussion über die Bedeutung der Hb F- und Hb $A_2$-Vermehrung werden im folgenden Abschnitt die Ergebnisse einiger Familienuntersuchungen zusammengestellt.

*Familie 1:* Es handelt sich um eine alteingesessene Sippe aus dem aargauischen Wynental; der Stammbaum ist in Abb. 66 dargestellt. Eingeheiratete Personen südländischer Herkunft ließen sich nicht eruieren. Bei 19 Personen wurden Hb,

Erythrocytenzahl, Differentialblutbild, Hämatokrit, Price-Jones-Kurve und Serumeisen kontrolliert. Die Hb-Differenzierung wurde zum Teil gemeinsam mit BETKE durchgeführt (MARTI u. BETKE 1959). In sieben Fällen, die sich über drei Generationen verteilen, konnten pathologische Befunde erhoben werden, die in Tabelle 10 zusammengestellt sind; im Blutbild fanden sich immer vereinzelte Schießscheibenzellen. Bei den übrigen 12 Personen lagen sämtliche Befunde im Bereich der Norm: Hb über 80%, Färbeindex 0,86—1,03, keine Mikrocytose, mittleres Erythrocytenvolumen in zwei Fällen 79 $\mu^3$, sonst über 80 $\mu^3$, Hb $A_2$ unter 3,0%, Hb F unter 0,80%.

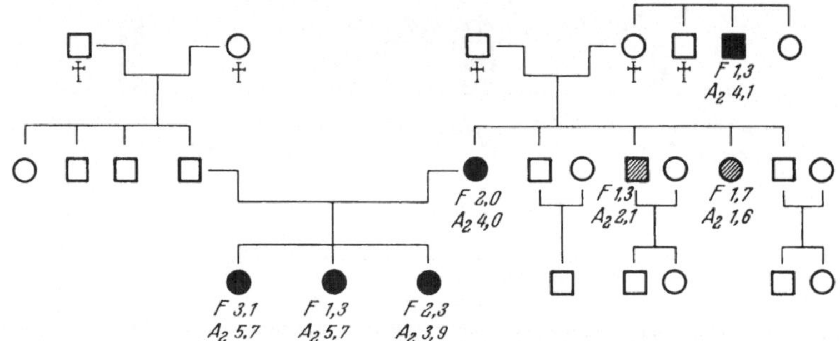


Abb. 66. Stammbaum der Thalassämiefamilie Nr. 1

Tabelle 10. *Hämatologische Befunde der Thalassämie-Familie Nr. 1*

| Nr. | Geschl. | Alter (Jahre) | Hb (%) | Färbeindex | Erythrocytendurchmesser ($\mu$) | Erythrocytenvolumen ($\mu^3$) | Serumeisen ($\gamma$-%) | Hb $A_2$ (%) | Hb F (%) |
|---|---|---|---|---|---|---|---|---|---|
| 1 | ♀ | 23 | 65 | 0,72 | 3,5—7,5 | 74 | 153 | 5,7 | 1,3 |
| 2 | ♀ | 26 | 64 | 0,71 | 3,5—7,5 | 74 | 90 | 5,7 | 3,1 |
| 3 | ♀ | 18 | 79 | 0,89 | 3,5—8,0 | 77 | 91 | 3,9 | 2,3 |
| 4 | ♀ | 55 | 73 | 0,93 | 4,5—7,5 | 78 | 72 | 4,0 | 2,0 |
| 5 | ♂ | 56 | 95 | 0,98 | 6,0—8,0 | 84 | 85 | 2,1 | 1,3 |
| 6 | ♀ | 50 | 82 | 0,93 | 5,5—8,0 | 87 | 81 | 1,6 | 1,7 |
| 7 | ♂ | 80 | 90 | 0,91 | 5,5—8,5 | 85 | 144 | 4,1 | 1,3 |
| | | Normalwerte | | | 5,5—9,0 | 80—90 | 80—120 | bis 3,0 | bis 0,75 |

Es sind in der Familie 5 Fälle von Thalassaemia minor vorhanden, davon weisen 4 eine leichte Anämie und Mikrocytose und nur 2 eine deutliche Hypochromie auf. Hb F ist in allen Fällen erhöht. Aber auch weitere zwei Personen (Nr. 5 u. 6) zeigen eine leichte Hb F-Vermehrung, obwohl Hb $A_2$ im Normalbereich liegt und keine Anämie, keine Hypochromie und keine Mikrocytose bestehen. Die alleinige Vermehrung von Hb F bei zwei Individuen wurde durch mehrfache Untersuchung verschiedener Blutproben sichergestellt.

*Familie 2:* In dieser Familie wurde ein Fall von Hb H-Thalassämie beobachtet, der auf Seite 97 beschrieben ist (BÜTIKOFER et al.). Von beiden Eltern, die in Süditalien in der Gegend von Lecce wohnen, waren Blutproben erhältlich, weitere hämatologische Angaben standen aber nicht zur Verfügung. Der Stammbaum der Familie ist mit den Hb F- und Hb $A_2$-Werten in Abb. 67 wiedergegeben. Der

Bruder der Hb H-Trägerin zeigte im Blutbild eine Anisocytose und Polychromasie der Erythrocyten; es waren 93% Hb, 4,7 Mill. Erythrocyten/mm³ und ein Färbeindex von 0,98 vorhanden. Bei diesem Bruder und bei der Mutter war Hb $A_2$ eindeutig vermehrt, Hb F aber normal. Es ist eine außerordentliche Seltenheit, daß in einer Sippe mit Hb H-Thalassämie eine Hb $A_2$-Vermehrung angetroffen wird. FESSAS u. PAPASPYROU haben eine derartige Beobachtung veröffentlicht. Eine spätere Nachkontrolle hat dann ergeben, daß in dieser Familie sowohl die Anlage der $\alpha$-Thalassämie als auch diejenige der $\beta$-Thalassämie vorkommt. FESSAS (1962b) hat die Vermutung geäußert, daß wohl auch in unserer Hb H-Familie beide Thalassämieanlagen vorhanden sein müssen. Er weist darauf hin, daß beide Thalassämieanlagen auch bei ein und demselben Individuum möglich sind, ohne daß ein Summationseffekt zustandekommt, weil die Zahl der für die Hb-Bildung verfügbaren Polypeptidketten dieselbe bleibt, ob nun die Synthese der einen oder der anderen Art oder beider zusammen verlangsamt ist.

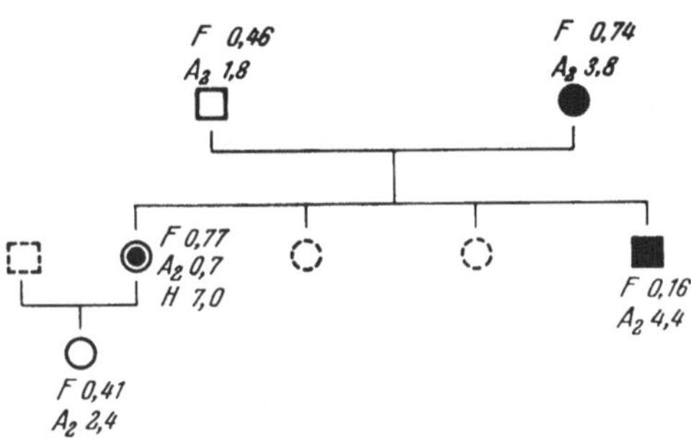

Abb. 67. Stammbaum der Thalassämiefamilie Nr. 2

*Familie 3:* Es handelt sich wieder um eine aus Italien stammende Familie, die wir zusammen mit BETKE untersucht haben (MARTI u. BETKE 1960). Eine im Kanton Aargau wohnhafte 34jährige Frau litt an einer seit 2 Jahren bekannten therapieresistenten Anämie. Die Untersuchung ergab folgende Befunde: 51% Hb, 3,6 Mill. Erythrocyten/mm³, Färbeindex 0,70, mittleres Erythrocytenvolumen 77 $\mu^3$, Reticulocyten 57‰, osmotische Resistenz der Erythrocyten 0,50—0,26% NaCl. Im Serum Bilirubin 1,5 mg-%, Eisen 117 $\gamma$-%. Bei der Hb-Differenzierung fand man bei mehrfacher Kontrolle 10% Hb F und 2,5% Hb $A_2$. Von den in der Provinz Lecce in Italien wohnhaften Eltern waren Blutproben erhältlich; die gefundenen Werte sind in Abb. 68 wiedergegeben. Durch Nachweis der Hb $A_2$-Vermehrung bei der Mutter konnte die klassische Thalassämieanlage für die Familie gesichert werden. Bei der Mutter und beim Vater waren leicht erhöhte Werte für Hb F vorhanden, bei der Tochter war Hb F mit 10% stark vermehrt. Es besteht nach den Erythrocytenveränderungen kein Zweifel, daß bei der Tochter eine Thalassaemia minor vorliegt.

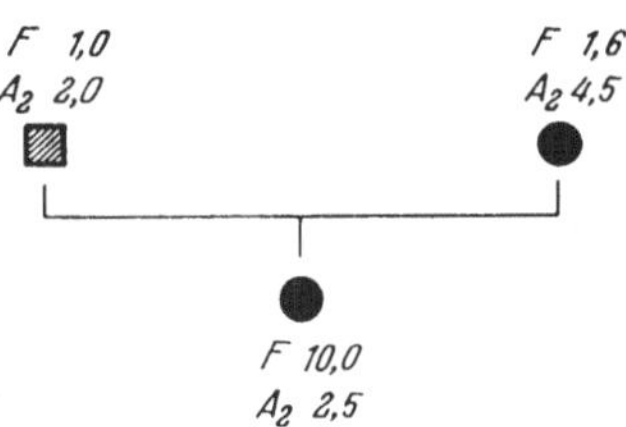

Abb. 68. Thalassämiefamilie Nr. 3

*Familie 4:* Diese Familie ist in Basel wohnhaft, stammt jedoch aus Italien. Wir verdanken die Blutproben Herrn Dr. H. R. Müller aus der Psychiatrischen Universitätsklinik Friedmatt Basel (Direktor: Prof. Dr. P. KIELHOLZ). In der Familie haben fünf Personen Blutbildveränderungen im Sinne einer Thalassaemia minor und erhöhte Hb $A_2$-Werte (Abb. 69), zeigen aber auffallend große Unterschiede in der Hb F-Konzentration. Hb F ist nur bei den Fällen, die zur dritten Generation gehören, stärker vermehrt. Daneben ist in dieser Generation eine Person mit leichter Hb F-Vermehrung und normalem Hb $A_2$ vorhanden, und dieselbe Veränderung findet sich auch bei der Mutter. Die übrigen hämatologischen Befunde lauten für die Mutter: Hb 86%, Erythrocyten 4,2 Mill./mm³, Färbeindex 1,02, mittleres Erythrocytenvolumen 95 $\mu^3$, Hämatokrit 40%. Beim Sohn mit alleiniger Hb F-Vermehrung ergab die weitere Untersuchung: Hb 99%, Erythrocyten 5,2 Mill./mm³, Färbeindex 0,95, mittleres Erythrocytenvolumen 83 $\mu^3$, Hämatokrit 43%. Es liegt somit eine Hb F-Vermehrung vor, die nicht Ausdruck einer Thalassämie sein kann. Hb F erreicht bei beiden Fällen nur Werte, die wenig über der Norm liegen. Der Befund hat sich aber bei wiederholten Kontrolluntersuchungen bestätigt, und auch in Ausstrichpräparaten waren Erythrocyten mit erhöhtem Hb F-Gehalt nachweisbar. Es handelt sich um eine Anlage zur Hb F-Vermehrung, die von mütterlicher Seite herstammt, während die Thalassämieanlage auf der väterlichen Seite vorhanden ist. Die Annahme liegt nun nahe, daß die beiden verschiedenen Faktoren in der dritten Generation zusammentreffen, daß sich ihre Wirkung summiert und zur beobachteten Erhöhung der Hb F-Konzentration führt.

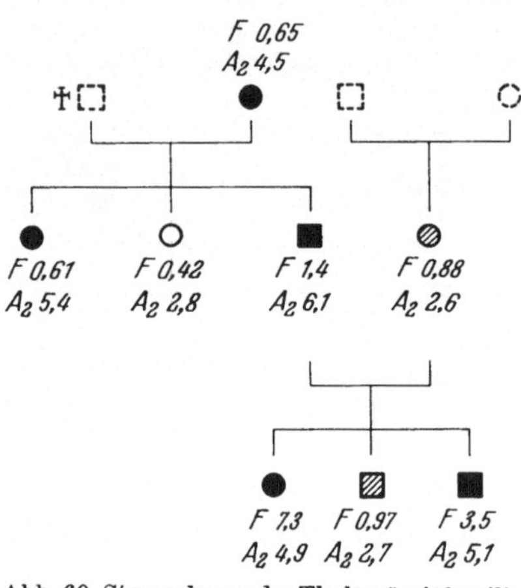


Abb. 69. Stammbaum der Thalassämiefamilie Nr. 4

*Familie 5:* Bei dieser im Berner Jura alteingesessenen Sippe sind keine aus Mittelmeerländern stammenden Vorfahren zu eruieren. Wir verdanken die Blutproben Herrn Dr. L. Senn, Chefarzt des Spitals Delsberg, und die hämatologischen

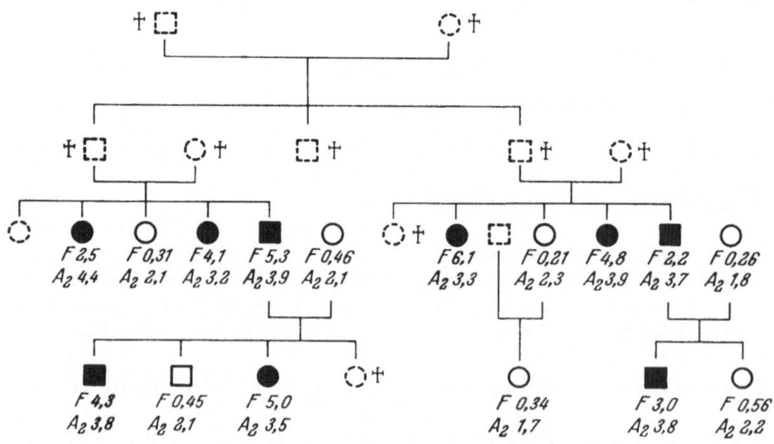


Abb. 70. Stammbaum der Thalassämiefamilie Nr. 5

Befunde Herrn Ehrendozent Dr. E. Undritz, Basel. Die Blutbefunde sind in Tabelle 11 wiedergegeben, der Stammbaum der Familie ist in Abb. 70 dargestellt. Unter 18 kontrollierten Personen der Familie fanden sich 9 heterozygote Träger der Thalassämieanlage, welche alle mehr als 2% Hb F aufweisen. Da Hb F sonst

Tabelle 11. *Hämatologische Befunde der Thalassämie-Familie Nr. 5*

| Nr. | Geschl. | Geburtsjahr | Hb (%) | Erythrocyten (Mill.) | Färbe-Index | Reticulocyten (‰) | Osmotische Resistenz % NaCl | Hämatokrit (%) | Erythrocytenvolumen ($\mu^3$) | Hb F (%) | Hb $A_2$ (%) | Serum-Fe ($\gamma$-%) |
|---|---|---|---|---|---|---|---|---|---|---|---|---|
| 1 | ♂ | 1934 | 86 | 5,3 | 0,81 | 26 | 0,50—0,26 | 38 | 72 | 4,3 | *3,8* | 84 |
| 2 | ♂ | 1928 | 114 | 4,8 | 1,20 | 8 | 0,46—0,33 | 51 | 106 | 0,45 | 2,1 | 129 |
| 3 | ♀ | 1927 | 80 | 5,5 | 0,73 | 5 | 0,50—0,30 | 36 | 65 | 5,0 | *3,5* | 101 |
| 4 | ♀ | 1923 | 97 | 4,9 | 0,99 | 2 | 0,40—0,30 | 45 | 92 | 0,34 | 1,7 | 81 |
| 5 | ♂ | 1933 | 70 | 4,4 | 0,79 | — | 0,40—0,22 | — | — | 3,0 | *3,8* | 146 |
| 6 | ♀ | 1936 | 74 | 4,1 | 0,90 | 4 | 0,43—0,33 | 34 | 83 | 0,56 | 2,2 | 85 |
| 7 | ♀ | 1904 | 81 | 6,3 | 0,64 | 15 | 0,50—0,23 | 36 | 57 | 2,5 | *4,4* | 67 |
| 8 | ♀ | 1908 | 103 | 5,1 | 1,01 | 9 | 0,46—0,26 | 45 | 88 | 0,31 | 2,1 | 72 |
| 9 | ♀ | 1905 | 65 | 5,0 | 0,65 | 26 | 0,50—0,23 | 28 | 56 | 4,1 | *3,2* | 135 |
| 10 | ♂ | 1900 | 67 | 4,8 | 0,70 | 20 | 0,50—0,30 | 33 | 69 | 5,3 | *3,9* | 94 |
| 11 | ♀ | 1903 | 107 | 5,0 | 1,07 | 2 | 0,46—0,33 | 44 | 88 | 0,46 | 2,1 | 51 |
| 12 | ♀ | 1898 | 73 | 4,0 | 0,91 | 39 | 0,43—0,30 | 33 | 82 | 6,1 | *3,3* | 137 |
| 13 | ♀ | 1897 | 100 | 4,7 | 1,05 | 5 | 0,46—0,30 | 42 | 89 | 0,21 | 2,3 | 61 |
| 14 | ♀ | 1902 | 68 | 5,2 | 0,65 | 63 | 0,43—0,23 | 33 | 63 | 4,8 | *3,9* | 93 |
| 15 | ♂ | 1905 | 88 | 5,9 | 0,82 | 16 | 0,46—0,23 | 41 | 69 | 2,2 | *3,7* | 103 |
| 16 | ♀ | 1905 | 76 | 4,1 | 0,93 | 6 | 0,43—0,30 | 35 | 85 | 0,26 | 1,8 | 39 |

bei einem Drittel aller Thalassämiefälle im Normalbereich liegt, ist es kaum nur Zufall, daß Hb F bei allen 9 Fällen sogar mehr als 2% beträgt. Man muß vielmehr annehmen, daß es sich hier um eine familiäre Besonderheit in der Manifestation der Thalassaemia minor handelt.

Wir haben aus unserem Untersuchungsgut sämtliche blutsverwandten Thalassämiefälle mit Hb $A_2$-Vermehrung nach Familien getrennt zusammengestellt. Es sind total 43 Fälle, die 14 verschiedenen Sippen angehören; die Hb F- und Hb $A_2$-Werte sind in Abb. 71 enthalten. Man erkennt daraus, daß einerseits Sippen vorhanden sind, bei denen die klassische Thalassaemia minor durchwegs mit erhöhten Hb F-Werten einhergeht und anderseits solche, bei denen Hb F immer im Normalbereich oder nur knapp darüber liegt. Aber unter den 14 Sippen gibt es 2, bei denen sich Hb F uneinheitlich verhält: Bei zwei Geschwistern betragen die Werte 0,36 und 2,8%, und bei einer Familie mit fünf Fällen bewegen sie sich zwischen 0,61—7,3% (Familie 4). Wenn man noch die Thalassaemia minor mit normalem Hb $A_2$ der Familie 3 dazurechnet, ergibt sich das Bild, daß von 15 Familien 12 eine gewisse familiäre Übereinstimmung der Hb F-Werte aufweisen, während bei 3 Familien größere Divergenzen vorhanden sind.

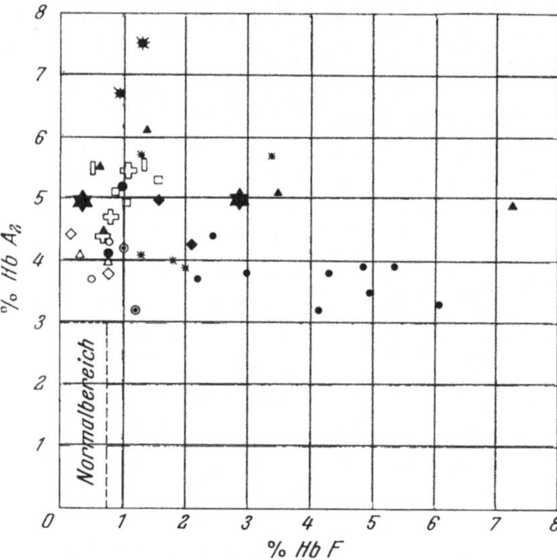


Abb. 71. Familiäre Unterschiede in den Hb-Veränderungen bei klassischer Thalassaemia minor. Hb F und Hb $A_2$ bei 43 Fällen, die 14 verschiedenen Sippen angehören. (Jede Signatur entspricht einer Sippe; ▲ Familie Nr. 4)

Im Gegensatz zu den von ZUELZER et al. (1961) und von RUSSO u. MOLLICA beschriebenen Familien handelt es sich hier immer um die klassische $\beta$-Thalassämie mit Hb $A_2$-Vermehrung; eine andere $\beta$-Thalassämieanlage, die zu hohen Hb F-Werten bei normalem Hb $A_2$ führt, konnte nicht nachgewiesen werden. Wenn nun versucht wird, aus den Familienuntersuchungen Schlußfolgerungen über die Einheitlichkeit oder Uneinheitlichkeit dieses klassischen Thalassämie-Gens zu ziehen, sind folgende Ergebnisse festzuhalten:

1. Es sind familiäre Unterschiede zwischen heterozygoter Thalassämie mit erhöhtem und nicht erhöhtem Hb F feststellbar. Beide Formen kommen aber auch in derselben Familie vor.

2. Es gibt eine familiäre Anlage zur leichten Hb F-Vermehrung, die ebenfalls bei thalassämiefreien Sippen gefunden wird (Seite 87), und die sicher nicht Ausdruck eines Thalassämie-Gens ist.

3. Es scheint, daß bei Zusammentreffen der beiden Anlagen eine Summation der Hb F-Vermehrung zustandekommt.

Worauf beruht der familiäre Unterschied im Hb F-Gehalt? Es gibt zwei Möglichkeiten einer Erklärung: Entweder handelt es sich um verschiedene Thalassämie-Gene, oder die Hb F-Vermehrung stellt eine sekundäre Erscheinung dar, die durch andere, ebenfalls familiäre Faktoren begünstigt werden kann. Einerseits spricht sicher die Verteilung der Hb $A_2$-Werte mit der Form einer eingipfligen Gaußschen Kurve dafür, daß eine einheitliche Pathogenese vorliegt; anderseits sind aber die Werte für Hb F sehr unterschiedlich. Hb $A_2$- und Hb F-Vermehrung stellen jedoch nicht notwendigerweise einen gleichwertigen Ausdruck der Thalassämieanlage dar. Die uncharakteristische Streuung der Hb F-Werte, die gleichartige Hb F-Vermehrung bei den allerverschiedensten hereditären und erworbenen Krankheiten und das gelegentliche Vorkommen der Hb F-Vermehrung in sicher thalassämiefreien gesunden Sippen sind im Gegenteil alles Hinweise darauf, daß es sich bei der Hb F-Vermehrung um eine unspezifische Erscheinung handelt, die nicht direkt genetisch determiniert ist. In bezug auf die direkt genetisch determinierte Hb $A_2$-Vermehrung erscheint die klassische $\beta$-Thalassämie in der hier beobachteten Form als einheitliche Anomalie. Trotzdem sind aber Einzelfälle mit normalen Hb $A_2$-Werten möglich. Aus der Überschneidung der Streubereiche der normalen Hb $A_2$-Werte und der verdoppelten Hb $A_2$-Mengen bei Thalassämie geht hervor, daß es einerseits spärliche Normalfälle mit über 3,0% Hb $A_2$ und anderseits seltene Thalassämiefälle mit weniger als 3,0% Hb $A_2$ geben muß. Sporadische Fälle von Thalassaemia minor mit normalem Hb $A_2$ dürfen also nicht ohne weiteres als Ausdruck eines besonderen Thalassämie-Gens aufgefaßt werden. Anders liegen die Verhältnisse in den von ZUELZER et al. (1961) beschriebenen Familien, wo auf einer Seite des Stammbaumes ausschließlich Thalassämiefälle mit normalem Hb $A_2$ vorhanden sind. Dort ist tatsächlich eine genetisch verschiedene Anomalie in Form einer selten beobachteten Thalassämievariante vorhanden. Wir müssen aber annehmen, daß der klassischen $\beta$-Thalassämie, wie wir sie sehen, wahrscheinlich eine einheitliche Anomalie zugrundeliegt, und daß zwischen der Bedeutung der Hb $A_2$- und Hb F-Vermehrung ein grundlegender Unterschied besteht: Bei der Hb F-Vermehrung interferieren hereditäre und erworbene Faktoren, die vom Thalassämie-Gen unabhängig sind. Dasselbe kann auch für die Erythrocytenzahl im Blut gesagt werden: Für Fälle mit Polyglobulie und Erythrocytopenie ist oft dasselbe Thalassämie-Gen verantwortlich.

Über den pathogenetischen Mechanismus, der bei verschiedenartigen erworbenen und hereditären Störungen und manchmal auch bei anscheinend Gesunden zur gleichartigen Hb F-Vermehrung führt, sind wir noch im Ungewissen.

### f) Kombination von Thalassaemia minor und Glucose-6-phosphatdehydrogenase-Mangel

In einer Blutprobe, die wir der Medizinischen Universitäts-Poliklinik Zürich (Direktor: Prof. Dr. R. Hegglin) verdanken, konnte gleichzeitig eine Thalassaemia minor und ein Mangel an Glucose-6-phosphatdehydrogenase (G-6-PD) nachgewiesen werden (Marti et al.). Es handelte sich um einen seit einigen Monaten in der Schweiz wohnhaften 20jährigen Italiener aus der Provinz Syrakus, Sizilien. Weitere Familienangehörige befanden sich nicht in der Schweiz.

Der Patient zeigte ein blasses Kolorit der Haut, subikterische Skleren, die Milz war am Rippenbogen palpabel, die Leber nicht vergrößert. Die Blutuntersuchung ergab folgende Werte: Hb 8,3 g-% (54%), Erythrocyten 4,4 Mill./mm³, Hämatokrit 29%, mittleres Erythrocytenvolumen 66 μ³, Färbeindex 0,59, Reticulocyten 45‰, Leukocyten 9700/mm³ mit 0,5% Myelocyten, 22% stabkernigen und 45% segmentkernigen Neutrophilen, 1,5% Eosinophilen, 0,5% Basophilen, 6% Monocyten und 24,5% Lymphocyten. Thrombocyten 239000. Der Blutausstrich zeigte eine Hypochromie und Anisocytose der Erythrocyten, zahlreiche Schießscheibenzellen und grob basophil punktierte Erythrocyten sowie ganz vereinzelt Normoblasten. Mit Brillantkresylblau waren keine Innenkörper nachweisbar. Das Serumeisen betrug 160 γ-%.

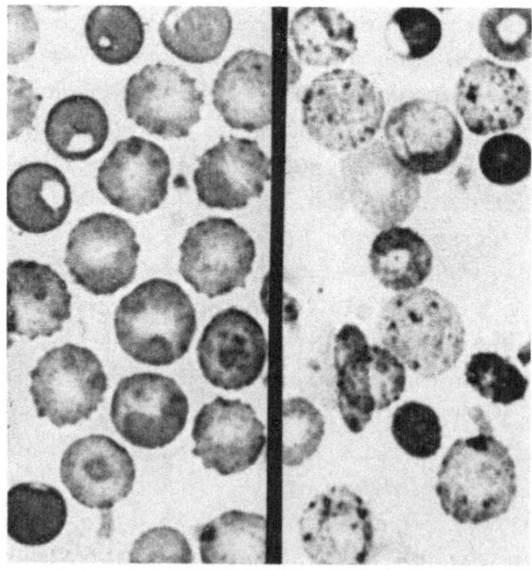


Abb. 72a u. b. Innenkörperbildung durch Acetylphenylhydrazin bei G-6-PD-Mangel. a Erythrocyten eines Falles von Thalassaemia minor, b Erythrocyten eines 20jährigen Mannes mit G-6-PD-Mangel und Thalassaemia minor

Bei der Hb-Differenzierung fanden wir 2,8% Hb F und 5,8% Hb $A_2$. Ein anomales Hb war nicht nachweisbar. Fixierte Blutausstrichpräparate wiesen einzelne Erythrocyten mit erhöhtem Hb F-Gehalt auf.

Bei der Untersuchung der G-6-PD-Aktivität kam im Farbstofftest nach Tönz u. Betke während 4 Std keine Entfärbung des Methylenblaus zustande. Bei Inkubation der Erythrocyten mit Phenylhydrazin waren nach 30 min reichlich Innenkörper vorhanden, während normale Kontrollerythrocyten noch keine Innenkörper aufwiesen (Abb. 72). Das Ergebnis der photometrischen Messung der TPN-

Reduktion ist in Abb. 73 wiedergegeben: Sie ergab einen Wert von 0,35 E, der etwa 4% der normalen G-6-PD-Aktivität entspricht. Die Geschwindigkeit der Met-Hb-Rückbildung bei Inkubation mit Glucose und Na-Lactat geht aus der Abb. 74 hervor. Bei den Erythrocyten des Probanden wurde die Met-Hb-Rückbildung durch Zugabe von Methylenblau deutlich verlangsamt. Erythrocyten und Hämolysat eines normalen Erwachsenen wurden in einem Kontrollversuch ohne Zugabe von Glucose bei 37°C im Wasserbad inkubiert: Innerhalb von 2 Std stieg dabei der Met-Hb-Gehalt in Erythrocyten und Hämolysat von 0 auf 0,9%, bei Zugabe der im Rückbildungstest verwendeten Menge Methylenblau kam es in der gleichen Zeit in den Erythrocyten zu einem Met-Hb-Anstieg von 0 auf 18%, im Hämolysat von 0 auf 20%. In frischem Citratblut des Probanden war kein Met-Hb nachweisbar. Eine ohne Zugabe von Glucose bei + 4°C aufbewahrte Blutprobe enthielt nach 5 Tagen kein Met-Hb.

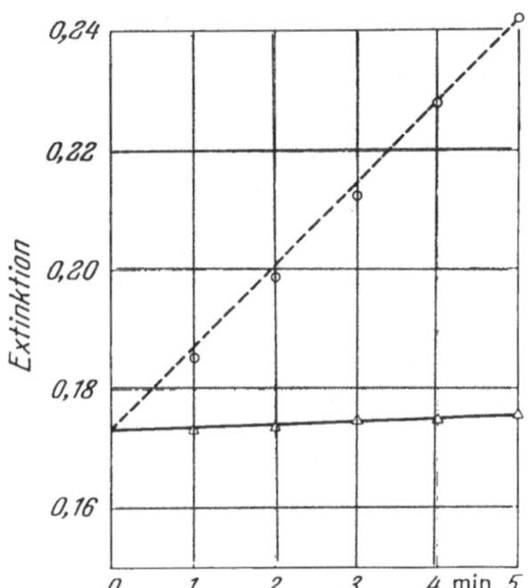


Abb. 73. Spektrophotometrische Messung der TPNH-Bildung bei 340 mμ. ---- Hämolysat aus normalen Kontrollerythrocyten, —— Hämolysat aus Erythrocyten mit G-6-PD-Mangel bei Thalassaemia minor

Im Gegensatz zu den Angaben von RAMOT et al. ist es uns nicht gelungen, mit gewaschenen Hb-freien Stromata normaler Kontrollerythrocyten die G-6-PD-Aktivität der Patientenerythrocyten zu erhöhen.

Individuen mit heterozygoter Thalassämieanlage und gleichzeitigem G-6-PD-Mangel werden in Sardinien relativ oft beobachtet; die Bereit-

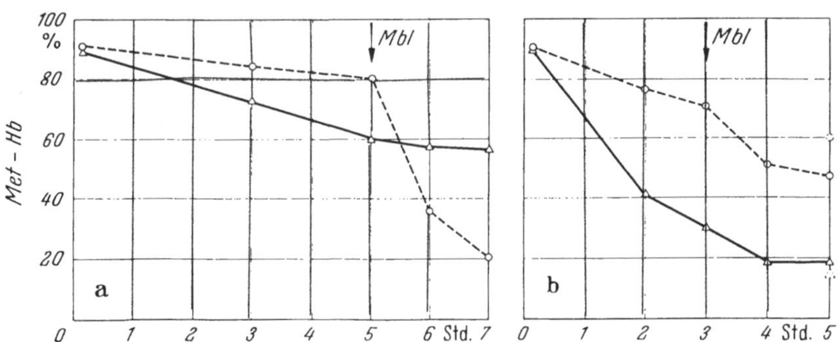


Abb. 74. Met-Hb-Rückbildung der Erythrocyten bei G-6-PD-Mangel. ---- normale Kontrollerythrocyten, —— Erythrocyten eines 20jährigen Mannes mit G-6-PD-Mangel und Thalassaemia minor, a Inkubation mit 200 mg-% Glucose, b Inkubation mit 200 mg-% Na-Lactat, *Mbl* Zugabe von Methylenblau. Die punktierten Signaturen geben den Met-Hb-Wert nach 5 Std ohne Zugabe von Methylenblau an

schaft zur akuten Hämolyse soll bei Kombination der beiden Anlagen geringer sein als beim alleinigen G-6-PD-Mangel (SINISCALCO et al., ADINOLFI et al.). Wie im kürzlich von CAHILL u. LEY beschriebenen Fall, so liegt bei unserem Patienten bei allen hämatologischen Untersuchungen eine einfache Summation der Symptomatologie vor, ohne daß laboratoriumsmäßig eine gegenseitige Beeinflussung der beiden Anomalien nachweisbar ist. Insbesondere liegt die Aktivität der G-6-PD nicht höher als beim alleinigen G-6-PD-Mangel. Man wäre sonst versucht, die oben erwähnte geringere Bereitschaft zur Hämolyse damit zu erklären, daß das Durchschnittsalter der Erythrocytenpopulation durch die Thalassämie verringert wird.

Trotz des Ausfalls der TPNH-abhängigen Met-Hb-Rückbildung besteht keine Methämoglobinämie, und auch Blutproben, die ohne Glucosezusatz mehrere Tage im Kühlschrank aufbewahrt wurden, enthalten kein Met-Hb. Die DPNH-abhängige Met-Hb-Rückbildung ist aktiver als bei den verwendeten normalen Kontrollerythrocyten (Abb. 74). Dieses Phänomen ist durch ein geringeres Durchschnittsalter der Erythrocytenpopulation erklärbar. Die Erythrocytenlebensdauer kann einerseits durch die Thalassaemia minor verkürzt sein (PEARSON et al. 1961a), anderseits auch durch den G-6-PD-Mangel, selbst wenn keine hämolyseauslösenden Stoffe verabreicht werden (BREWER et al. 1961). Bei den Erythrocyten des Patienten bewirkt Methylenblau in Gegenwart von Glucose nicht nur keine Beschleunigung, sondern sogar eine Verlangsamung der Met-Hb-Rückbildung. Wie in einem Kontrollversuch gezeigt wurde, kann diese Verlangsamung teilweise auf die Met-Hb-Erzeugung durch Methylenblau zurückgeführt werden. Aber nach den Untersuchungen von TARLOV et al. wird durch Methylenblau bei G-6-PD-Mangel auch der Glucoseverbrauch der Erythrocyten herabgesetzt. FORNAINI et al. fanden, daß durch Methylenblau einerseits die Glucoseaufnahme in die Erythrocyten bei Favismus vermindert, aber anderseits der Stoffwechsel auf der Stufe der Triosephosphate etwas aktiviert wird.

BEUTLER u. BALUDA haben die merkwürdige Beobachtung gemacht, daß Methylenblau in einem künstlichen Gemisch von normalen Erythrocyten und solchen mit G-6-PD-Mangel in Gegenwart von Glucose die Met-Hb-Rückbildung bei beiden Zellarten beschleunigt. Sie erklären das Phänomen damit, daß die normalen Zellen vermehrt Lactat bilden, welches bei den Erythrocyten mit G-6-PD-Mangel die Rückbildung beschleunigt. Ein ähnlicher Mechanismus liegt vielleicht auch der von PANIZON u. VULLO beobachteten Erscheinung zugrunde, daß die Hämolysebereitschaft von Erythrocyten mit G-6-PD-Mangel geringer wird, wenn die Zellen auf einen gesunden Empfänger transfundiert werden.

Blutproben eines zweiten Falles von Thalassaemia minor und G-6-PD-Mangel verdanken wir dem Kinderspital Aarau (Chefarzt: P. D. Dr. TH. BAUMANN). Es handelte sich um die Mutter eines Neugeborenen mit Kernikterus bei G-6-PD-Mangel, eine 28jährige aus Sardinien stammende Frau.

Die Hb-Differenzierung ergab 1,5% Hb F und 4,2% Hb $A_2$; ein anomales Hb war nicht nachweisbar. Im Motulsky-Test kam in 24 Std keine Entfärbung des Ansatzes zustande, und die spektrophotometrische TPNH-Messung bei 340 m$\mu$ ergab eine Aktivität der G-6-PD von 0,9 E, also 10% des normalen mittleren Wertes. Im frischen Blut war kein Met-Hb nachweisbar, und eine 7 Tage bei + 4°C aufbewahrte Probe Citratblut enthielt 0,43% Met-Hb. Die DPNH-abhängige Met-Hb-Rückbildung erwies sich bei Inkubation der Erythrocyten mit Na-Lactat als normal. Bei Inkubation mit Glucose ließ sich die Met-Hb-Rückbildung mit Methylenblau im Gegensatz zum ersten Fall ganz geringgradig stimulieren, entsprechend der etwas höheren Aktivität der G-6-PD.

Die Patientin war während einer Gravidität wegen unklarer Anämie mit 55—68% Hb in ärztlicher Behandlung gewesen und hatte auf Eisentherapie nicht angesprochen. Später wurde als Hb-Konzentration 80% angegeben, Färbeindex 0,9, Reticulocyten 36‰, osmotische Resistenz der Erythrocyten 0,47—0,27% NaCl, Serumbilirubin 0,58 mg-%.

Auch hier ist keine sichere gegenseitige Beeinflussung der beiden Anomalien nachweisbar; die Aktivität der G-6-PD liegt wohl etwas höher, ergibt aber trotz der leichten Reticulocytenvermehrung einen Wert, der auch einer homozygoten Trägerin der Fermentanomalie ohne Thalassämie entsprechen kann.

## Schlußwort

Von allen Hämoglobinopathien kommt in Europa zweifellos der Thalassaemia minor die größte Bedeutung zu. Nördlich der Alpen ist sie sporadisch bei der einheimischen Bevölkerung anzutreffen, häufiger aber bei den zahlreichen hier wohnhaften Italienern. In der Schweiz werden in Spitalabteilungen mittlerer Größe etwa 6—12 Fälle pro Jahr beobachtet, eine ähnliche Frequenz ist für die Verhältnisse in der Praxis zu erwarten. Eine Thalassaemia maior haben wir bisher bei der einheimischen Schweizer Bevölkerung nicht gesehen, ganz seltene Fälle sind aber durchaus möglich. In Deutschland hat WEICKER einen Fall gefunden (BETKE u. KLEIHAUER 1962).

Ein anomales Hämoglobin stellt in Mitteleuropa eine Seltenheit dar. Gerade die Entdeckung des Hb Zürich hat aber gezeigt, daß auch hier in Fällen ungeklärter hämolytischer Anämie eine Hämoglobinanomalie differentialdiagnostisch in Betracht kommt. Der moderne Reiseverkehr führt überdies eine große Zahl fremdländischer Personen nach Europa und hat zur Folge, daß wir uns auch mit Anomalien befassen müssen, die in anderen Teilen der Welt eine große Bedeutung besitzen.

Am Beispiel der Erythrocyten wird deutlich, welche Einblicke in die physiologischen Vorgänge der Zelle uns die moderne biochemische Forschung gewährt hat. Das Hämoglobin ist heute der bestuntersuchte menschliche Eiweißkörper; es ist zu erwarten, daß in einigen Jahren weitere pathologische Abweichungen in Aufbau und Struktur des Moleküls bekannt sein werden, und daß wir mehr erfahren über die Wechselbeziehung zwischen Häm- und Globinsynthese und über den Einfluß des Hämoglobin auf die Stoffwechselfunktionen der Erythrocyten. Die bisher erzielten Fortschritte haben vor allem der Diagnostik gedient. Der Therapie der Hämoglobinopathien als genetisch determinierte Anomalien sind heute noch enge Grenzen gesteckt. Der Glaube an die Zukunft läßt uns aber hoffen, daß es einmal möglich sein wird, bei hereditären Blutkrankheiten in das gestörte Gefüge des Stoffwechsels einzugreifen und ihre Auswirkungen auf den Organismus zu mildern.

Wir möchten auch an dieser Stelle Herrn Prof. Dr. Dr. h. c. O. Gsell für die tatkräftige Förderung unserer Arbeiten und Herrn Prof. Dr. K. Betke für die Einführung in verschiedene Untersuchungsmethoden danken. Die eigenen Untersuchungen wurden durch den Beitrag Nr. 1743 des Schweizerischen Nationalfonds zur Förderung der wissenschaftlichen Forschung ermöglicht. Wir sind unseren Mitarbeiterinnen Fräulein L. Bargetzi und Fräulein Ch. Perner für ihre wertvolle Hilfe bei allen Arbeiten sehr zu Dank verpflichtet, und wir danken auch Frau S. Strässle für ihre Mitarbeit.

# Literaturverzeichnis


ADINOLFI, M., L. BERNINI, U. CARCASSI, B. LATTE, A. G. MOTULSKY e M. SINISCALCO: Indagini genetiche sulla predisposizione al favismo: I. Il problemo ed i metodi. Fluttuazioni stagionali dei livelli di glucoso-6-fosfato-deidrogenasi in Sardegna. Interazione con la talassemia al livello fisiologico. III. Interazione con la malaria e la talassemia al livello popolazionistico. Accad. Naz. Dei Lincei (Roma) **28**, 1 (1960) u. **29**, 1 (1960); zit. n. A. R. TARLOV et al. 1962.

AEBI, H., J. P. HEINIGER u. H. SUTER: Methämoglobinbildung durch Röntgenstrahlen in normalen und katalasefreien Erythrocyten des Menschen. Experientia (Basel) **18**, 129 (1962).

— — R. BÜTLER and A. HÄSSIG: Two cases of acatalasia in Switzerland. Experientia (Basel) **17**, 466 (1961).

— F. JEUNET, R. RICHTERICH, H. SUTER, R. BÜTLER, J. FREI and H. R. MARTI: Observations in two Swiss families with acatalasia. Enzymol. biol. clin. **2**, 1 (1963).

AGER, J. A. M., and H. LEHMANN: Observations on some "fast" haemoglobins: K, J, N and "Bart's". Brit. med. J. **1958/I**, 929.

AKSOY, M.: Anti-hemoglobin serum production and its relationship to fetal and adult hemoglobin. Acta haemat. (Basel) **13**, 226 (1955).

— Sickle-cell anemia in South Turkey. A study of fifteen cases in twelve white families. Blood **11**, 460 (1956).

— Abnormal haemoglobins in Turkey. Abnormal haemoglobins, Symposium. Oxford: Blackwell Sci. Publ. 1959, p. 216.

— H. ALPÜSTÜN, H. DEVRIMEL and N. PEÇEL: The thalassaemia syndromes. II. Intermediate type of Cooley's anaemia. Study of a family. Acta haemat. (Basel) **25**, 200 (1961).

ALLEN, D. W., and J. H. JANDL: Oxidative hemolysis and precipitation of hemoglobin. II. Role of thiols in oxidant drug action. J. clin. Invest. **40**, 454 (1961).

— J. WIJMAN and C. A. SMITH: The oxygen equilibrium of fetal and adult human hemoglobin. J. biol. Chem. **203**, 81 (1953).

ALLISON, A. C.: Protection afforded by sickle-cell trait against subtertian malarial infection. Brit. med. J. **1954/I**, 290.

— Glucose-6-phosphate dehydrogenase deficiency in red blood cells of East Africans. Nature (Lond.) **186**, 531 (1960).

— and D. F. CLYDE: Malaria in african children with deficient erythrocyte glucose-6-phosphate dehydrogenase. Brit. med. J. **1961/I**, 1346.

ANDERSON, R., and H. CHAPLIN jr.: Effects of normal cells on viscosity of sickle cells. Clin. Res. Proc. **10**, 195 (1962).

APLEY, J., P. A. N. COLLEY and I. D. FRASER: Foetal haemorrhage into the maternal circulation. Lancet **1961/I**, 1375.

ATWATER, J., I. R. SCHWARTZ and L. M. TOCANTINS: A variety of human hemoglobin with 4 distinct electrophoretic components. Blood **15**, 901 (1960b).

— — A. J. ERSLEV, T. L. MONTGOMERY and L. M. TOCANTINS: Sickling of erythrocytes in a patient with thalassemia hemoglobin-I disease. New Engl. J. Med. **263**, 1215 (1960a).

BACHMANN, F.: Funktionelle Analogie bei Hb M und Hb Zürich. Haemoglobin-Colloquium Wien 1961, p. 52. Stuttgart: Thieme 1962a.

BACHMANN, F.: Untersuchungen über die Bildung und Struktur der Innenkörper bei Trägern des Hämoglobin Zürich. Haemoglobin-Colloquium Wien 1961, p. 66. Stuttgart: Thieme 1962b.
— and H. R. MARTI: Hemoglobin Zürich. II. Physiochemical properties of the abnormal hemoglobin. Blood **20**, 272 (1962).
BAGLIONI, C.: A chemical study of hemoglobin Norfolk. J. biol. Chem. **237**, 69 (1962).
— and V. M. INGRAM: Genetic control of foetal and adult human hemoglobin. Nature (Lond.) **189**, 467 (1961).
BANNERMAN, R. M.: Selection in thalassaemia. Haemoglobin-Colloquium Wien 1961, p. 93. Stuttgart: Thieme 1962.
— and S. T. CALLENDER: Iron absorption in thalassaemia. Proc. 8th Congr. Europ. Soc. Haematol. Wien 1961, II, 304. Basel-New York: Karger 1962.
— M. GRINSTEIN and C. V. MOORE: Haemoglobin synthesis in thalassaemia; in vitro studies. Brit. J. Haemat. **5**, 102 (1959).
BANTON, A. H.: A genetic study of mediterranean anaemia in Cyprus. Amer. J. hum. Genet. **3**, 47 (1951).
BARTELS, H., K. BETKE, P. HILPERT, G. NIEMEYER u. K. RIEGEL: Die sogenannte Standard-$O_2$-Dissoziationskurve des gesunden erwachsenen Menschen. Pflügers Arch. ges. Physiol. **272**, 372 (1961).
— H. HARMS, V. PROBST, K. RIEGEL u. J. SCHNEIDER: Sauerstoffbindungskurve, fetales Hämoglobin und Erythrocyten-Morphologie bei Frühgeborenen und Säuglingen. Klin. Wschr. **37**, 664 (1959).
BEAVEN, G. H., and J. C. WHITE: Foetal haemoglobin (Hb F) levels and other characteristics of heterozygous thalassaemia. Haemoglobin-Colloquium Wien 1961, p. 85. Stuttgart: Thieme 1962.
— M. J. ELLIS and J. C. WHITE: Studies on human foetal haemoglobin. II. Foetal haemoglobin levels in healthy children and adults and in certain haemoglobin disorders. Brit. J. Haemat. **6**, 201 (1960).
BENESCH, R., and R. E. BENESCH: The chemistry of the Bohr effect. I. The reaction of N-ethyl maleimide with the oxygen-linked acid groups of hemoglobin. J. biol. Chem. **236**, 405 (1961).
— H. M. RANNEY and R. E. BENESCH: Some properties of hemoglobin H. Fed. Proc. **20**, 70 (1961).
BERNSTEIN, R. E.: Brilliant cresyl blue screening test for demonstrating glucose-6-phosphate dehydrogenase deficiency in red cells. Clin. chim. Acta **8**, 158 (1963).
BESSIS, M. C., et J. BRETON-GORIUS: Trois aspects du fer dans des coupes d'organes examinées au microscope électronique (ferritine et dérivé dans les cellules intestinales, les erythroblastes et les cellules réticulaires). C. R. Acad. Sci. (Paris) **245**, 1271 (1957).
— — Iron metabolism in the bone marrow as seen by electron microscopy: A critical review. Blood **19**, 635 (1962).
BETKE, K.: Der menschliche rote Blutfarbstoff bei Fetus und reifem Organismus. Eigenschaften, Differenzen und ihre klinische Bedeutung. Berlin-Göttingen-Heidelberg: Springer 1954.
— Hämatologie der ersten Lebenszeit. Ergebn. Inn. Med. Kinderheilk. **9**, 437 (1958a).
— Hämoglobinanomalien. Schweiz. med. Wschr. **88**, 1005 (1958b).
— Das fetale Hämoglobin (Hb F). Blut **5**, 137 (1959).
— Diagnose und klinische Bedeutung der Hämoglobinanomalien. Internist **1**, 236 (1960a).
— Foetal haemoglobin in health and disease. VIII$^{th}$ Int. Congr. Haemat. Tokyo 1960b.

BETKE, K.: Blutfarbstoffanomalien: Diagnostik und pathogenetische Gesichtspunkte. Schweiz. med. Wschr. **91**, 1069 (1961).

— Hämoglobin M: Typen und ihre Differenzierung (Übersicht). Haemoglobin-Colloquium Wien 1961, p. 39. Stuttgart: Thieme 1962a.

— Zum Vorkommen von Hämoglobinanomalien in Deutschland. Haemoglobin-Colloquium Wien 1961, p. 72. Stuttgart: Thieme 1962b.

— u. E. GRÖSCHNER: Das Verhalten der Katalase in den Erythrocyten hypochrom-anämischer Säuglinge und Kleinkinder. Klin. Wschr. **37**, 535 (1959).

— u. E. KLEIHAUER: Nitrathaltiges Leitungswasser als Ursache einer Methämoglobinämie. Dtsch. med. Wschr. **82**, 1127 (1957).

— — Fetaler und bleibender Blutfarbstoff in Erythrocyten und Erythroblasten von menschlichen Feten und Neugeborenen. Blut **4**, 241 (1958).

— — Hämoglobin-Anomalien in der deutschen Bevölkerung. Vortrag Jahresvers. Hämat. Ges. Lugano 18. 5. 1962. Schweiz. med. Wschr. **92**, 1316 (1962).

— u. W. SAVELSBERG: Stufenphotometrische Hämoglobinbestimmung mittels Cyanhämiglobin. Biochem. Z. **320**, 431 (1950).

— E. GRÖSCHNER u. H. SCHALL: Empfindlichkeit von Hämoglobin A, S, C und F gegenüber Oxydation zu Methämoglobin. Proc. 7th Congr. Europ. Soc. Haemat. London 1959, II, p. 1073. Basel-New York: Karger 1960a.

— E. KLEIHAUER, D. OSTER u. I. SCHLICHT: Methämoglobinreduktion als Stoffwechselleistung roter Zellen bei normalen und anämischen Säuglingen und Kleinkindern. Z. Kinderheilk. **80**, 54 (1957).

— H. R. MARTI and I. SCHLICHT: Estimation of small percentages of foetal haemoglobin. Nature (Lond.) **184**, 1877 (1959a).

— — — Modifikation des Tests der Alkalidenaturierung zur Bestimmung kleiner Mengen von fetalem Hämoglobin (Hb F). Wissenschaftl. Ausstellung 7. Kongr. Europ. Ges. Hämatol. London 1959b.

— P. SCHLAICH u. G. HUIDOBRO-TECH: Blutfarbstoffuntersuchung mit der Stärkeblockelektrophorese. Zur Frage ihrer Anwendung in Deutschland. Klin. Wschr. **37**, 794 (1959c).

— H. R. MARTI, E. KLEIHAUER u. E. BÜTIKOFER: Hitzelabilität und Säurestabilität von Hämoglobin H. Klin. Wschr. **38**, 529 (1960b).

— H. STEIM u. O. TÖNZ: Untersuchungen einer Familie mit kongenitaler Methämoglobinämie durch Reduktaseinsuffizienz. Dtsch. med. Wschr. **87**, 65 (1962).

BEUTLER, E.: The glutathione instability of drug-sensitive red cells. J. Lab. clin. Med. **49**, 84 (1957).

— and M. C. BALUDA: Biochemical interaction between two populations of red cells. Clin. Res. Proc. **10**, 196 (1962a).

— — The role of methemoglobin in oxidative degradation of hemoglobin. Acta haemat. (Basel) **27**, 321 (1962b).

— and R. K. BLAISDELL: Catalase in human erythrocytes. J. clin. Invest. **37**, 833 (1958).

— and B. J. MIKUS: The effect of methemoglobin formation in sickle cell disease. J. clin. Invest. **40**, 1857 (1961).

— R. DERN and A. ALVING: The hemolytic effect of primaquine VI. An in vitro test for sensitivity of erythrocytes to primaquine. J. Lab. clin. Med. **45**, 40 (1955).

BIRD, G. W. G., and H. LEHMANN: Haemoglobin D in India. Brit. med. J. **1956/I**, 514.

BLOCH-MICHEL, H., J. CAUCHOIX et M. BENOIST: Drépanocytose révélée par une coxopathie. Bull. Soc. méd. Hôp. Paris **113**, 840 (1962).

BLONDHEIM, S. H., E. MARGOLIASH and E. SHAFRIR: A simple test for myohemoglobinuria (myoglobinuria). J. Amer. med. Ass. **167**, 453 (1958).

BLUMBERG, A., u. H. R. MARTI: Untersuchungen der Erythrocytenkatalase mittels Stärkeblock-Elektrophorese. Klin. Wschr. **40**, 842 (1962).

— — F. JEUNET u. H. AEBI: Katalase- und Hämoglobindifferenzierung bei Fällen von Akatalasie. Schweiz. med. Wschr. **92**, 1324 (1962).

BODEMANN, G.: Neuere Anwendungsgebiete der Hochspannungs-Elektrophorese. Dechema-Monographien **31**, 1 (1958).

BOHR, C.: Über die Verbindung des Hämoglobins mit Sauerstoff. Skand. Arch. Physiol. **3**, 76 (1892).

— in W. NAGLE: Handbuch der Physiologie des Menschen, Bd. 1, S. 54. Braunschweig: Vieweg 1905.

BORSOOK, H.: Hemoglobin synthesis in vitro in rabbit reticulocytes. Conference on Hemoglobin 1957. Washington: Nat. Acad. Sci. 1958 p. 111.

BORST-EILERS, E.: The foetal origin of red cells staining with KLEIHAUER's technique, as established by the application of the "mixed agglutination" reaction in those cells. Vox Sang. (Basel) **6**, 451 (1961).

BOWDEN, D. H., D. FRASER, S. H. JACKSON and N. F. WALKER: Acute recurrent rhabdomyolysis (paroxysmal myohaemoglobinuria). Medicine (Baltimore) **35**, 335 (1956).

BOWEN, W. J.: The absorption spectra and extinction coefficients of myoglobin. J. biol. Chem. **179**, 235 (1949).

BRANDE, A. J., and H. BERKOWITZ: Detection of urinary catalase by disk flotation. J. Lab. clin. Med. **57**, 490 (1961).

BRAUNITZER, G.: Vergleichende Untersuchungen zur Primärstruktur der Proteinkomponente einiger Hämoglobine. Hoppe-Seylers Z. physiol. Chem. **312**, 72 (1958).

— V. RUDLOFF, K. HILSE u. B. LIEBOLD: Eine Partialformel der α-Kette der Hauptkomponente des adulten menschlichen Hämoglobins. Hoppe-Seylers Z. physiol. Chem. **320**, 283 (1960).

— R. GEHRING-MÜLLER, N. HILSCHMANN, K. HILSE, G. HOBOM, V. RUDLOFF u. B. WITTMANN-LIEBOLD: Die Konstitution des normalen adulten Humanhämoglobins. Hoppe-Seylers Z. physiol. Chem. **325**, 283 (1961).

— — — — — — — Das normale, adulte Humanhämoglobin. Haemoglobin-Colloquium Wien 1961, p. 15. Stuttgart: Thieme 1962.

BREINER, S., and A. C. ALLISON: A possible mechanism for the production of Heinz bodies in erythrocytes. Experientia (Basel) **9**, 381 (1953).

BREWER, G. J., A. R. TARLOV and A. S. ALVING: Methaemoglobin reduction test. A new, simple, in vitro test for identifying primaquine-sensitivity. Bull. Wld Hlth Org. **22**, 633 (1960).

— — and R. W. KELLERMEYER: The hemolytic effect of primaquine: Shortened erythrocyte life span in primaquine-sensitive male negroes in the absence of drug administration. J. Lab. clin. Med. **58**, 217 (1961).

— — and A. S. ALVING: The methemoglobin reduction test for primaquine-type sensitivity of erythrocytes. J. Amer. med. Ass. **180**, 386 (1962).

BRIDGES, J. M., D. W. NEILL and H. LEHMANN: Increase in haemoglobin $A_2$ appearing after homograft of foetal haemopoietic tissue. Brit. med. J. **1961/I**, 1349.

BRIN, M., and R. H. YONEMOTO: Stimulation of the glucose oxydative pathway in human erythrocytes by methylene blue. J. biol. Chem. **230**, 307 (1958).

BRODRIBB, H. S., and A. R. H. WORSSAM: Favism in an english woman. Brit. med. J. **1961/I**, 1367.

BRUMPT, L. C., P. M. DE TRAVERSE et M. L. COQUELET: Sur l'hémoglobine des cervidés. C. R. Soc. Biol. (Paris) **150**, 292 (1956).

BRUNETTI, P., et A. PUXEDDU: Sur le comportement de l'acide sialique érythrocytaire dans la thalassémie majeure et dans le favisme ictéro-hémoglobinurique. Acta haemat. (Basel) **28**, 283 (1962).

BÜTIKOFER, E., R. HOIGNÉ, H. R. MARTI u. K. BETKE: Hämoglobin H-Thalassämie. Mitteilung eines Falles mit Familienuntersuchung. Schweiz. med. Wschr. **90**, 1215 (1960).

CABANNES, R., and A. PORTIER: Paper electrophoresis examination of newly discovered haemoglobins. Abnormal haemoglobins. Symposium, p. 51. Oxford: Blackwell Sci. Publ. 1959.

— L. SENDRA et J. P. DALAUT: Nouvelle hémoglobine humaine héréditaire à migration plus rapide que l'hémoglobine normale. C. R. Soc. Biol. (Paris) **149**, 914 (1955).

CAHILL, K. M., and A. B. LEY: Favism and thalassemia minor in a pregnant woman. J. Amer. med. Ass. **180**, 119 (1962).

CAMINOPETROS, J., J. PAPASTAMATION and C. CHLOUVERAKIS: "False" sickle cells under the polarising microscope. Lancet **1958/II**, 507.

CARCASSI, U., R. CEPPELLINI e F. PITZUS: Frequenza della talassemia in quattro popolazioni sarde e suoi rapporti con la distribuzione dei gruppi sanguinei e della malaria. Boll. Ist. sieroter. milan. **36**, 206 (1957); zit. n. R. M. BANNERMAN (1962).

CARSON, P. E., C. L. FLANAGEN, C. E. ICKES and A. S. ALVING: Enzymatic deficiency in primaquine-sensitive erythrocytes. Science **124**, 484 (1956).

CAVALIERI, S., e E. GAROFALO: La microcitemia nel Veronese. Nota I: Indagine familiare su 16 casi di thalassemia e loro distribuzione nella provincia di Verona. Fracastoro **52**, 573 (1959).

CAWEIN, M., C. H. BEHLEN and E. J. LAPPAT: A study of methemoglobinemia due to congenital diaphorase deficiency. J. Lab. clin. Med. **60**, 866 (1962).

CHAPMAN, A. Z., P. S. REEDER, I. A. FRIEDMANN and L. A. BAKER: Gross hematuria in sickle cell trait and sickle cell hemoglobin C disease. Amer. J. Med. **19**, 773 (1955).

CHAPMAN, R. G., M. A. HENNESSEY, A. M. WALTERSDORPH, F. M. HUENNEKENS and B. W. GABRIO: Erythrocyte metabolism. V. Levels of glycolytic enzymes and regulation of glycolysis. J. clin. Invest. **41**, 1249 (1962).

CHATTERJEA, J. B.: Haemoglobinopathy in India. Abnormal haemoglobins. Symposium, p. 322. Oxford: Blackwell Sci. Publ. 1959.

— T. K. SAHA, R. N. RAY and R. N. CHAUDHURI: Response of tropical splenomegaly and thalassemia to induced malaria. Bull. Calcutta Sch. trop. Med. **4**, 105 (1956); ref. in: Blood **12**, 585 (1957).

CHERNOFF, A. I.: Immunologic studies of hemoglobins. I. The production of antihemoglobin-sera and their immunologic characteristics. Blood **8**, 399 (1953a).

— Immunologic studies of hemoglobins. II. Quantitative precipitin test using anti fetal hemoglobin sera. Blood **8**, 413 (1953b).

— The alkali denaturation procedures. Conference on hemoglobin 1957. Washington: Nat. Acad. Sci. Publ. 1958, p. 172.

— The distribution of the thalassemia gene: A historical review. Blood **14**, 899 (1959).

— and J. C. LIU: The amino acid composition of hemoglobin. II. Analytical technics. Blood **17**, 54 (1961).

— V. MINNICH and S. CHONGCHAREONSUK: Hemoglobin E, a hereditary abnormality of human hemoglobin. Science **120**, 605 (1954).

— — S. NA-NAKORN, S. TUCHINDA, C. KASHEMSANT and R. R. CHERNOFF: Studies on hemoglobin E. I. The clinical, hematologic and genetic characteristics of the hemoglobin E syndromes. J. Lab. clin. Med. **47**, 455 (1956).

CHOREMIS, C., and L. ZANNOS: Microdrepanocytic disease in Greece. Blood **12**, 454 (1957).

— N. ZERVOS, V. CONSTANTINIDES and L. ZANNOS: Sickle-cell anaemia in Greece. Lancet **1951/I**, 1147.

CHOREMIS, C., L. ZANNOS-MARIOLEA and M. D. C. KATTAMIS: Frequency of glucose-6-phosphate-dehydrogenase deficiency in certain highly malarious areas of Greece. Lancet **1962/I**, 17.

CODOUNIS, A.: Le syndrome clinicobiologique de la cyanose méthémoglobinémique héréditaire. Sem. Hôp. Paris **28**, 3876 (1952).

— Sur le mode de transmission de la tare morbide dans la cyanose méthémoglobinémique héréditaire. (Nouvelle maladie génotypique du globule rouge.) Vie méd. **36**, 19 (1955).

— et N. MOSCHOUTIS: Le polymorphisme des lésions osseuses dans la thalassémie. Sem. Hôp. Paris **31**, E 66 (1955).

COHEN, F., W. W. ZUELZER, J. V. NEEL and A. R. ROBINSON: Multiple inherited erythrocyte abnormalities in an american negro family: hereditary spherocytosis, sickling and thalassemia. Blood **14**, 816 (1959).

COHEN, G., and P. HOCHSTEIN: Glucose-6-phosphate-dehydrogenase and detoxification of hydrogen peroxyde in human erythrocytes. Science **134**, 1756 (1961).

Commission on Enzymes: Report of the commission on enzymes of the international union of biochemistry. I. U. B. Sympos. Series 20, Oxford 1961.

CONLEY, C. L., D. J. WEATHERALL, S. N. RICHARDSON, M. K. SHEPARD and S. CHARACHE: Hereditary persistence of fetal hemoglobin: A study of 79 affected persons in 15 negro families in Baltimore. Blood **21**, 261 (1963).

COOLEY, J. C., W. L. PETERSON, C. E. ENGEL and J. P. JERNIGAN: Clinical triad of massive splenic infarction, sicklemia trait and high altitude flying. J. Amer. med. Ass. **154**, 111 (1954).

COOLEY, T. B., and P. LEE: A series of cases of splenomegaly in children with anemia and peculiar bone changes. Trans. Amer. pediat. Soc. **37**, 29 (1925).

— — Erythroblastic anemia: additional comments. Amer. J. Dis. Child. **43**, 705 (1932).

— E. R. WITWER and P. LEE: Anemia in children with splenomegaly and peculiar changes in the bones. Report of cases. Amer. J. Dis. Child. **34**, 347 (1927).

CRONE, R. I., S. C. JEFFERSON, V. J. PILEGGI and E. C. LOWRY: Gross hematuria in sickle-cell trait: a report of eight cases. Arch. intern. Med. **100**, 597 (1957).

CROSBY, W. H., J. I. MUNN and F. W. FURTH: Standardizing a method for clinical hemoglobinometry. U.S. armed Forces med. J. **5**, 693 (1954).

DACIE, J. V.: The haemolytic anaemias congenital and acquired. Part 1: The congenital anaemias. 2. Edit. London: J. & A. Churchill 1960.

DERN, R. J., I. M. WEINSTEIN, G. V. LE ROY, D. W. TALMAGE and A. S. ALVING: The hemolytic effect of primaquine. I. The localization of the drug-induced hemolytic defect in primaquine-sensitive individuals. J. Lab. clin. Med. **43**, 303 (1954).

DESFORGES, J. F.: Glutathione instability in normal blood. Blood **20**, 186 (1962).

DE SILVA, C. C., J. H. P. JONXIS and R. L. WICKRAMASINGHE: Haemoglobinopathies in Ceylon. Abnormal haemoglobins. Symposium, p. 340. Oxford: Blackwell Sci. Publ. 1959.

DE TRAVERSE, P. M., M. L. COQUELET et L. C. BRUMPT: Sur les rapports de l'hémoglobine et de la falciformation des hématies chez les cervidés. C.R. Soc. Biol. (Paris) **150**, 1107 (1956).

DIACONO, H., and M. CASTAY: Serologic differentiation of normal human haemoglobins. Abnormal haemoglobins. Symposium, p. 79. Oxford: Blackwell Sci. Publ. 1959.

DIAMOND, L. K.: Alkali-resistant hemoglobin in aplastic anemia, acquired and congenital types. Blood **18**, 802 (1961).

DIGGS, L. W., A. P. KRAUS, D. B. MORRISON and R. P. T. RUDNICKI: Intraerythrocytic crystals in a white patient with hemoglobin C in the absence of other types of hemoglobin. Blood **9**, 1172 (1954).

DILLMANN, A.: Internationale Nomenklaturvorschläge in der Enzymologie. Dtsch. med. Wschr. **87**, 1065 (1962).

DIMITROW, S., u. S. NINEU: Beitrag zur Cooley-Anämie. Klinische und paraklinische Besonderheiten vor und nach der Splenectomie. Proc. 8th Congr. Europ. Soc. Haematol. Wien 1961, II, p. 310. Basel-New-York: Karger 1962.

DITTMAN, W. A., A. HAUT, M. M. WINTROBE and G. E. CARTWRIGHT: Hemoglobin H associated with an uncommon variant of thalassemia trait. Blood **16**, 975 (1960).

DORMANDY, K. M., P. S. LOCK and H. LEHMANN: Haemoglobin Q-alpha thalassaemia. Brit. med. J. **1961/I**, 1582.

DOXIADIS, S. A., PH. FESSAS and T. VALAES: A new aetiological factor of severe neonatal jaundice: glucose-6-phosphate dehydrogenase deficiency. Lancet **1961/I**, 297.

DRABKIN, D. L., and J. H. AUSTIN: Spectrophotometric studies. J. biol. Chem. **112**, 51 (1935—1936).

DRESCHER, H., u. W. KÜNZER: Der Blutfarbstoff des menschlichen Feten. Klin. Wschr. **32**, 92 (1954).

DREYFUS, J. C., G. SCHAPIRA u. J. KRUH: Die Uneinheitlichkeit der Hämoglobine. Fol. haemat. (Lpz.) **76**, 453 (1959).

EBAUGH, F. G., A. J. SAMUELS, P. DOBROLOWSKI and D. HEISTERKAMP: The site of $CrO_4$-Hemoglobin bond as determined by starch electrophoresis and chromatography. Fed. Proc. **20**, 70 (1961).

EDINGTON, G. M.: Some observation on the abnormal haemoglobin diseases in Ghana. Abnormal haemoglobins. Symposium, p. 290. Oxford: Blackwell Sci. Publ. 1959.

EDSALL, J. T.: Current concepts of structure of hemoglobin. Conference on hemoglobin. Washington: Nat. Acad. Sci. 1958, p. 1.

EDWARDS, M. J., R. D. KOLER, D. A. RIGAS and D. M. PITCAIRN: The effect of in vivo aging of normal human erythrocytes and erythrocyte macromolecules upon oxyhemoglobin dissociation. J. clin. Invest. **40**, 636 (1961).

ELLMAN, G. L.: A colorimetric method for determining low concentrations of mercaptans. Arch. Biochem. **74**, 443 (1958).

ERLANDSON, M. E., C. H. SMITH and I. SCHULMAN: Thalassemia-hemoglobin C disease in white siblings. Pediatrics **17**, 740 (1956).

— B. WALDEN, G. STERN, M. W. HILGARTNER, J. WEHMAN and C. H. SMITH: Studies on congenital hemolytic syndromes. IV. Gastrointestinal absorption of iron. Blood **19**, 359 (1962).

ERLENBORN, J. W., and C. G. PILZ: Paroxysmal myoglobinuria. J. Amer. med. Ass. **181**, 1111 (1962).

EVELYN, K. A., and H. T. MALLOY: Microdetermination of oxyhemoglobin, methemoglobin and sulfhemoglobin in a single sample of blood. J. biol. Chem. **126**, 655 (1938).

FAIRBANKS, V. F., and E. BEUTLER: A simple method for detection of erythrocyte glucose-6-phosphate dehydrogenase deficiency (G-6-PD spot test). Blood **20**, 591 (1962).

FAWCETT, C. P., M. M. CIOTTI and N. O. KAPLAN: Inhibition of dehydrogenase reactions by a substance formed from reduced diphosphopyridine nucleotide. Biochim. biophys. Acta (Amst.) **54**, 210 (1961).

FEHR, H. U.: Thalassaemia minor. Kasuistischer Beitrag und ferrokinetische Studien. Blut **6**, 351 (1960a).

— u. P. MIESCHER: Ferrokinetische Studien bei Patienten mit Thalassaemia minor. Schweiz. med. Wschr. **90**, 1218 (1960b).

FEINSTEIN, R. N.: Perborate as substrate in a new assay of catalase. J. biol. Chem. **180**, 1197 (1949).

FERGUSON, J. K. W., and F. J. W. ROUGHTON: The chemical relationship and physiological importance of carbamino compounds of $CO_2$ with haemoglobin. J. Physiol. (Lond.) **83**, 87 (1935).

FERRIS, TH. G., R. E. EASTERLING and R. E. BUDD: Hemoglobin electrophoresis in acrylamide gel. Blood **19**, 479 (1962).

FESSAS, Ph.: Thalassaemia and the alterations of the haemoglobin pattern. Abnormal haemoglobins. Symposium, p. 134. Oxford: Blackwell Sci. Publ. 1959b.

— The hereditary anaemias in Greece. Abnormal haemoglobins. Symposium, p. 260. Oxford: Blackwell Sci. Publ. 1959a.

— Haemoglobin C in a greek family. Haemoglobin-Colloquium Wien 1961, p. 60. Stuttgart: Thieme 1962a.

— Haemoglobin H and Bart's. Haemoglobin-Colloquium Wien 1961, p. 74. Stuttgart: Thieme 1962b.

— The beta-chain thalassaemias. Haemoglobin-Colloquium Wien 1961, p. 90. Stuttgart: Thieme 1962c.

— Inclusions of hemoglobin in erythroblasts and erythrocytes of thalassemia. Blood **21**, 21 (1963).

— and A. KARAKLIS: Two-dimensional paper-agar electrophoresis of haemoglobin. Clin. chim. Acta **7**, 133 (1962).

— and N. MASTROKALOS: Demonstration of small components in red cell haemolysates by starch-gel electrophoresis. Nature (Lond.) **183**, 1261 (1959).

— and A. PAPASPYROU: A new "fast" haemoglobin associated with thalassaemia. Science **126**, 1119 (1957).

— G. STAMATOYANNOPOULOS and A. KARAKLIS: Haemoglobin "Pylos": study of a haemoglobinopathy resembling thalassaemia in the heterozygous, homozygous and double heterozygous state. Blood **19**, 1 (1962 a).

— S. A. DOXIADIS and T. VALAES: Neonatal jaundice in glucose-6-phosphate dehydrogenase deficient infants. Brit. med. J. **1962/II**, 1359 c.

— T. VALAES and S. A. DOXIADIS: Glucose-6-phosphate dehydrogenase deficiency. Lancet **1962/I**, 51 b.

FIELD, E. O., and J. R. P. O'BRIEN: Dissociation of human haemoglobin at low $p_H$. Biochem. J. **60**, 656 (1955).

FINCH, C. A.: Methemoglobinemia and sulfhemoglobinemia. New Engl. J. Med. **239**, 470 (1948).

FISCHER, H., u. H. ORTH: Die Chemie des Pyrrols. Leipzig: Akadem. Verlagsges. 1937.

FORNAINI, G., G. LEONCINI, L. LUZZATTO and G. SEGNI: Glucose metabolism in human erythrocytes from normal and fava bean-sensitive subjects. J. clin. Invest. **41**, 1446 (1962).

FRASER, I. D., and A. B. RAPER: Observation of compatible and incompatible foetal red cells in the maternal circulation. Brit. med. J. **1962/II**, 303.

FREESE, E.: The arrengement of DNA in the chromosomes. Cold Spr. Harb. Symp. quant. Biol. **23**, 13 (1958).

FRICK, P. G., W. H. HITZIG and K. BETKE: Hemoglobin Zurich. I. A new hemoglobin anomaly associated with acute hemolytic episodes with inclusion bodies after sulfonamide therapy. Blood **20**, 261 (1962).

— — u. U. STAUFFER: Das Hämoglobin Zürich-Syndrom. Schweiz. med. Wschr. **91**, 1203 (1961).

FRIEDMAN, H. S.: A rapid screening test for abnormal hemoglobins. The detection of hemoglobin $A_2$. Clin. chim. Acta **7**, 100 (1962).

GALBRAITH, P. A., and P. T. GREEN: Hemoglobin C disease in an anglo-saxon family. Amer. J. Med. **28**, 969 (1960).

GERALD, P. S.: The electrophoretic and spectroscopic characterization of Hb M. Blood 13, 936 (1958).
— and L. K. DIAMOND: A new hereditary hemoglobinopathy (the Lepore trait) and its interaction with thalassemia trait. Blood 13, 835 (1958a).
— — The diagnosis of thalassemia trait by starch block electrophoresis of the hemoglobin. Blood 13, 61 (1958 b).
— and P. GEORGE: Second spectroscopically abnormal methemoglobin associated with hereditary cyanosis. Science 129, 393 (1959).
— and V. M. INGRAM: Recommendations for the nomenclature of hemoglobins. Science 134, 2037 (1961).
— C. D. COOK and L. K. DIAMOND: Hemoglobin M. Science 126, 300 (1957).
GIBSON, H. Q.: Reduction of methaemoglobin in red blood cells and studies on cause of idiopathic methaemoglobinaemia. Biochem. J. 42, 13 (1948).
GIGON, A., et M. NOVERRAZ: Dosage de petites quantités d'oxyde de carbone dans le sang. Schweiz. med. Wschr. 21, 836 (1940).
GILLES, H. M., and A. C. IKEME: Hemoglobinuria among adult Nigerians due to glucose-6-phosphate-dehydrogenase deficiency with drug sensibility. Lancet 1960/II, 889.
GITTER, A., u. L. HEILMEYER: Taschenbuch klinischer Funktionsprüfungen. 5. Aufl. Stuttgart: Fischer 1958.
GÖKSEL, V., u. N. TARTAROGLU: Hämoglobin C-Thalassämie bei zwei Geschwistern von weißer Rasse. Haemoglobin-Colloquium Wien 1961, p. 55. Stuttgart: Thieme 1962.
GOLDBERG, A.: The enzymic formation of haem by the incorporation of iron into protoporphyrin; importance of ascorbic acid, ergothioneine and glutathione. Brit. J. Haemat. 5, 150 (1959).
GOLDBERG, C. A., and A. C. ROSS: Improved method for the determination of hemoglobin $A_2$ by starch-gel electrophoresis with some observations on the technic. Clin. Chem. 6, 254 (1960).
GOLDBERG, M. A., and S. O. SCHWARTZ: Mediterranean anemia in a negro complicated by pernicious anemia of pregnancy. Blood 9, 648 (1954).
GOUTTAS, A.: Les expressions du gène thalassémique en Grèce. Haemoglobin-Colloquium Wien 1961, p. 89. Stuttgart: Thieme 1962.
— PH. FESSAS, H. TSEVRENIS et E. XEFTERI: Déscription d'une nouvelle variété d'anémie hémolytique congénitale. Sang 26, 911 (1955).
— H. TSEVRENIS, C. ROMBOS, A. PAPASPYROU et M. GARIDI: L'hémoglobinose E en Grèce. Sang 31, 1 (1960).
— — A. PAPASPYROU, M. FERTAKIS et N. VORIAS: Les différentes manifestations du gène de la maladie de Cooley en Grèce. Proc. 8th Congr. Europ. Soc. Haematol. Wien 1961, II, 308. Basel-NewYork: Karger 1962.
GOWER, N. D., and E. FROMMER: Favism in a cypriot child. Lancet 1960/I, 628.
GRAY, S. J., and K. STERLING: The tagging of red cells and plasma proteins with radioactive chromium. J. clin. Invest. 29, 1604 (1950).
GREPPI, E.: Ittero emolitico familiare con aumento della resistenza dei globuli. Minerva med. 1928/I, 1.
GRIGNANI, F., G. W. LÖHR, P. BRUNETTI et H. D. WALLER: Le métabolisme énergétique de l'érythrocyte thalassémique. Acta haemat. (Basel) 28, 293 (1962).
GRINSTEIN, M., R. M. BANNERMAN, J. D. VAVRA and C. V. MOORE: Hemoglobin metabolism in thalassemia. In vivo studies. Amer. J. Med. 29, 18 (1960).
GRUNERT, R. R., and P. H. PHILIPS: A modification of the nitroprussid method of analysis for glutathione. Arch. Biochem. 30, 217 (1951).
HALBRECHT, I., and C. KILBANSKI: Identification of a new normal embryonic haemoglobin. Nature (Lond.) 178, 794 (1956).

HAMILTON H. B., J. V. NEEL, TH. Y. KOBARA and K. OZAKI: The frequency in Japan of carriers of the rare "recessive" gene causing acatalasemia. J. clin. Invest. **40**, 2199 (1961).

HAMILTON, H. E., R. E. SHEETS and G. BROUSSEAU: Gamma thalassemia. J. Lab. clin. Med. **60**, 880 (1962).

HARLEY, J. D., and A. M. MAUER: Studies on the formation of Heinz bodies. I. Methemoglobin production and oxyhemoglobin destruction. Blood **16**, 1722 (1960).

— — Studies on the formation of Heinz bodies. II. The nature and significance of Heinz bodies. Blood **17**, 418 (1961).

HARRIS, J. W.: The role of physical and chemical factors in the sickling phenomenon. Progress in hematology II, p. 47. L. M. Tocantins, New York-London: Grune & Stratton 1959.

HASSERODT, U., and J. R. VINOGRAD: Dissociation of human carbonmonoxy hemoglobin at high $p_H$. Proc. nat. Acad. Sci. (Wash.) **45**, 12 (1959).

HAUT, A., G. R. TUDHOPE, G. E. CARTWRIGHT and M. M. WINTROBE: Electrophoretic separation of 4 erythrocyte proteins from hemoglobin. Clin. Res. Proc. **9**, 92 (1961).

HAYNES, L. L., J. L. TULLIS, H. M. PYLE, M. T. SPROUL and ST. WALLACH: Clinical use of glycerolized frozen blood. J. Amer. med. Ass. **173**, 1657 (1960).

HECK, W., u. H. WOLF: Angeborener Herzfehler mit Cyanose durch pathologischen Blutfarbstoff (Hämcglobin M). Ann. paediat. (Basel) **190**, 135 (1958).

HEILMEYER, L.: Die sideroachrestischen Anämien. Dtsch. med. Wschr. **84**, 1761 (1959).

— u. R. CLOTTEN: Die Störungen der Porphyrinsynthese bei den sideroachrestischen Anämien. Schweiz. med. Wschr. **90**, 934 (1960).

— u. F. WÖHLER: Moderne Hämochromatoseprobleme mit besonderer Berücksichtigung der Desferrioxaminbehandlung. Dtsch. med. Wschr. **87**, 2661 (1962).

— J. EMMERICH, H. H. HENNEMANN, H. SCHUBOTHE, W. KEIDERLING, M. H. LEE, R. BILGER u. W. BERNAUER: Über eine neuartige hypochrome Anämie bei zwei Geschwistern auf der Grundlage einer Eisenverwertungsstörung. Schweiz. med. Wschr. **87**, 1237 (1957).

HEITZMAN, E. J., J. F. PATTERSON and M. M. STANLEY: Myoglobinuria and hypokalemia in regional enteritis. Arch. intern. Med. **110**, 117 (1962).

HELDERWEIRT, G., et G. SOKAL: Identification par des sérums incomplets d'hématies présentes à l'état de traces dans des mélanges globulaires. Rev. belge Path. **27**, 146 (1960).

HELLER, P.: Immunologic properties of human hemoglobin. Haemoglobin-Colloquium Wien 1961, p. 34. Stuttgart: Thieme 1962 a.

— Hemoglobin $M_{Chicago}$ and $M_{Kankakee}$. Haemoglobin-Colloquium Wien 1961, p. 47. Stuttgart: Thieme 1962 b.

— V. YAKULIS and A. M. JOSEPHSON: Antigenicity of $A_2$ haemoglobins. Nature (Lond.) **189**, 495 (1961).

HENNESSEY, M. A., A. M. WALTERSDORPH, F. M. HUENNEKENS and B. W. GABRIO: Erythrocyte metabolism. VI. Separation of erythrocyte enzymes from hemoglobin. J. clin. Invest. **41**, 1257 (1962).

HERMAN, E. C., and C. L. CONLEY: Hereditary persistence of fetal hemoglobin. A family study. Amer. J. Med. **29**, 9 (1960).

HERRIK, J. B.: Peculiar elongated and sickle-shaped red blood corpuscles in a case of severe anemia. Arch. intern. Med. **6**, 517 (1910).

HILL, R. L.: The problem of minor hemoglobin components. Chemical studies of a hemoglobin G- hemoglobin S-thalassemia family. Symposium: Current biochemical and genetical concepts of thalassemia. Montreal, Canada 1960. Blood **17**, 359 (1961).

HILL, R. J., and W. KONIGSBERG: The partial structural formula of the alpha-chain of human hemoglobin. J. biol. Chem. **236**, PC7 (1961).

HITZIG, W. H.: Hämoglobin Zürich-Syndrom. Haemoglobin-Colloquium Wien 1961, p. 65. Stuttgart: Thieme 1962.

— P. G. FRICK, K. BETKE u. T. H. J. HUISMAN: Hämoglobin Zürich: eine neue Hämoglobinanomalie mit sulfonamidinduzierter Innenkörperanämie. Helv. paediat. Acta **15**, 499 (1960).

HOFF, F., J. JACOBI, H. VON KRESS, L. HEILMEYER, B. SCHLEGEL u. K. G. VON BOROVICZÉNY: Standardisierung der Hämoglobinbestimmung. Beschluß der Deutschen Gesellschaft für Innere Medizin. Acta. haemat. (Basel) **27**, 369 (1962). — Blut 8, 296 (1962).

HOFFMANN, J. F., I. J. WOLMAN, J. HILLIER and A. K. PARPART: Ultrastructure of erythrocyte membranes in thalassemia major and minor. Blood **11**, 946 (1956).

HÖRLEIN, H., u. G. WEBER: Über chronische familiäre Methämoglobinämie und eine neue Modifikation des Methämoglobins. Dtsch. med. Wschr. **73**, 476 (1948).

HOERMAN, K. C.: Inhomogeneities in alkali resistant hemoglobin. Demonstration of zone electrophoretic differences using a cationic detergent electrolyte. Blood **17**, 409 (1961).

HORTON, B. F., R. A. PAYNE, M. T. BRIDGES and T. H. J. HUISMAN: Studies on a abnormal minor hemoglobin component (Hb $B_2$). Clin. chim. Acta **6**, 246 (1961).

— R. B. THOMPSON, A. M. DOZY, C. M. NECHTMAN, E. NICHOLS and T. H. J. HUISMAN: Inhomogeneity of hemoglobin. VI. The minor hemoglobin components of cord blood. Blood **20**, 302 (1962).

HUEHNS, E. R., and A. O. JAKUBOVIC: A new electrophoretic medium and its application to the resolution of human haemoglobin variants. Nature (Lond.) **186**, 729 (1960).

— F. V. FLYNN, E. A. BUTLER and G. H. BEAVEN: Two new haemoglobin variants in a very young human embryo. Nature (Lond.) **189**, 496 (1961 a).

— E. M. SHOOTER and N. DANCE: A haemoglobin containing only α-chains. Biochem. biophys. Res. Comm. **5**, 362 (1961 b).

— — — Haemoglobin $\alpha^A$. Haemoglobin-Colloquium Wien 1961, p. 31. Stuttgart: Thieme 1962.

HUENNEKENS, F. M., R. W. CAFFREY, R. E. BASFORD and B. W. GABRIO: Erythrocyte metabolism. IV. Isolation and properties of methemoglobin reductase. J. biol. Chem. **227**, 261 (1957 a).

— L. LIU, H. A. P. MYERS and B. W. GABRIO: Erythrocyte metabolism. III. Oxydation of glucose. J. biol. Chem. **227**, 253 (1957 b).

HUISMAN, T. H. J.: Chromatography of proteins with special reference to heterogeneity. Protides of the biological fluids. Proc. 6th Colloquium Bruges 1958, p. 36. Amsterdam: Elsevier Publ. Comp. 1959.

— Genetic aspects of two different minor haemoglobin components formed in cord blood samples of negro babies. Nature (Lond.) **188**, 589 (1960).

— A new alpha chain-abnormal hemoglobin in a white family. Haemoglobin-Colloquium Wien 1961, p. 37. Stuttgart: Thieme 1962 a.

— Haemoglobin $A'_2$ and the linked occurence of Hb $A'_2$ and thalassaemia in one family. Haemoglobin-Colloquium Wien 1961, p. 73. Stuttgart: Thieme 1962 b.

— and A. M. DOZY: Quantitative determination of the minor hemoglobin component Hb $A_2$ by DEAE-cellulose chromatography. Analyt. Biochem. **2**, 400 (1961).

— and C. A. MEYERING: Studies on the heterogeneity of hemoglobin. I. The heterogeneity of different human hemoglobin types in carboxymethylcellulose and in amberlite I RC-50 chromatography: qualitative aspects. Clin. chim. Acta **5**, 103 (1960).

HUISMAN, T. H. J., E. A. MARTIS and A. DOZY: Chromatography of hemoglobin types on carboxymethylcellulose. J. Lab. clin. Med. **52**, 312 (1958).
— J. VAN DE BRANDE and C. A. MEYERING: Studies on the heterogeneity of hemoglobin. III. The heterogeneity of some animal hemoglobin. Clin. chim. Acta **5**, 375 (1960 a).
— P. C. VAN DER SCHAAF and A. VAN DER SAR: Some characteristic properties of hemoglobin C. Blood **10**, 1079 (1955).
— B. HORTON, M. T. BRIDGES, K. BETKE and W. H. HITZIG: A new abnormal human hemoglobin: Hb Zürich. Clin. chim. Acta **6**, 347 (1960 b).
— K. PUNT, J. D. G. SCHAAD: Thalassemia minor associated with hemoglobin-$B_2$ heterozygosity. A family report. Blood **17**, 747 (1961).
HUNT, J. A.: Identity of the α-chains of adult and foetal human haemoglobins. Nature (Lond.) **183**, 1373 (1959).
— and V. M. INGRAM: Allelomorphisme and the chemical difference of the human haemoglobins A, S and C. Nature (Lond.) **181**, 1062 (1958).
— — Human haemoglobin E: the chemical effect of gene mutation. Nature (Lond.) **184**, 870 (1959).
— and H. LEHMANN: Haemoglobin „Bart's“: a foetal haemoglobin without α-chains. Nature (Lond.) **184**, 872 (1959).
HUNTSMAN, R. G., B. A. L. HURN, E. W. IKIN, H. LEHMANN and J. LIDDELL: Blood groups and enzymes of human red cells after year's storage in liquid nitrogen. Brit. med. J. **1962/II**, 1508.
INGRAM, V. M.: The chemical difference between normal human and sickle cell anaemia haemoglobins. Conference on Hemoglobin 1957, p. 233. Washington: Publ. Nat. Acad. Sci. 1957.
— Abnormal human haemoglobin. I. The comparison of normal human and sickle-cell haemoglobins by fingerprinting. Biochim. biophys. Acta **28**, 539 (1958).
— Chemistry of the abnormal human haemoglobins. Brit. med. Bull. **15**, 27 (1959).
— Hemoglobin and its abnormalities. Springfield (Ill.): Thomas 1961.
— and H. LEHMANN: The globine molecule in different human haemoglobins. Abstracts VIIth Congr. Europ. Soc. Haematol. London 1959. Basel-New York: Karger 1960.
— and A. O. W. STRETTON: The genetic basis of the thalassaemia diseases. Nature (Lond.) **184**, 1903 (1959).
ISHIKAWA, A., and D. HAMMOND: Erythropoietin studies in thalassemia: Clin. Res. Proc. **10**, 108 (1962).
ITANO, H. A.: Solubilities of naturally occurring mixtures of human hemoglobins. Arch. Biochem. **47**, 148 (1953).
— and J. V. NEEL: A new inherited abnormality of human hemoglobin. Proc. Nat. Acad. Sci. (Wash.) **36**, 613 (1950).
— and E. ROBINSON: Properties and inheritance of haemoglobin by asymmetric recombination. Nature (Lond.) **184**, 1468 (1959).
— and S. J. SINGER: On dissociation and recombination of human adult hemoglobins A, S and C. Proc. Nat. Acad. Sci. (Wash.) **44**, 522 (1958).
— W. R. BERGREN and P. STURGEON: Identification of a fourth abnormal human hemoglobin. J. Amer. chem. Soc. **76**, 2278 (1954).
JACKSON, J. F., J. L. ODOM and W. N. BELL: Amelioration of sickle cell disease by persistent fetal hemoglobin. J. Amer. med. Ass. **177**, 867 (1961).
JAFFE, E. R.: The reduction of methemoglobin in human erythrocytes incubated with purine nucleotides. J. clin. Invest. **38**, 1555 (1959).
JANDL, J. H., L. K. ENGLE and D. W. ALLEN: Oxidative hemolysis and precipitation of hemoglobin. I. Heinz body anemias as an acceleration of red cell aging. J. clin. Invest. **39**, 1818 (1960).

JAVID, J., D. S. FISCHER and T. H. SPAET: Inability of haptoglobin to bind myoglobin. Blood **14**, 683 (1959 a).
— H. I. HOROWITZ, A. S. SANDERS and T. H. SPAET: Idiopathic paroxysmal myoglobinuria. Arch. intern. Med. **104**, 628 (1959 b).
JONES, R. T., W. A. SCHROEDER, J. E. BALOG and J. R. VINOGRAD: Gross structure of hemoglobin H. J. Amer. chem. Soc. **81**, 3161 (1959).
JONXIS, J. H. P.: Foetal haemoglobin in children. Abnormal haemoglobins. Symposium, p. 114. Oxford: Blackwell Sci. Publ. 1959 a.
— The frequency of haemoglobin S and haemoglobin C carriers in Curaçao and Surinam. Abnormal haemoglobins. Symposium, p. 300. Oxford: Blackwell Sci. Publ. 1959 b.
— Some remarks on hemoglobinopathies with particular reference to thalassemia. J. Pediat. **59**, 765 (1961 a).
— Über Hämoglobinopathien mit besonderer Berücksichtigung der Cooley-Anämie. Schweiz. med. Wschr. **91**, 1037 (1961 b).
— A thalassaemia like picture in a Papuan family. Haemoglobin-Colloquium Wien 1961, p. 60. Stuttgart: Thieme 1962.
— and T. H. J. HUISMAN: A laboratory manual on abnormal haemoglobins. Oxford: Blackwell Sci. Publ. 1958.
— and H. K. A. VISSER: Determination of low percentages of fetal hemoglobin in blood of normal children. Amer. J. Dis. Child. **92**, 588 (1956).
JOPE, E. M.: Haemoglobin. London: Butterworth's Sci. Publ. 1949 a; zit. n. T. A. J. PRANKERD (1961).
— The ultraviolet spectral absorption of haemoglobins inside and outside the red blood cell. Haemoglobin Symposium. London: Butterworth's Scientif. Publ. 1949 b.
JOSEPHSON, A. M., M. S. MASRI, L. SINGER, D. DWORKIN and K. SINGER: Starch block electrophoretic studies of human hemoglobin solutions. Blood **13**, 543 (1958).
KAPLAN, E., W. W. ZUELZER and J. V. NEEL: A new inherited abnormality of hemoglobin and its interaction with sickle cell hemoglobin. Blood **6**, 1240 (1951).
— — — Further studies on hemoglobin C. II. The hematologic effects of hemoglobin C alone and in combination with sickle cell hemoglobin. Blood **8**, 735 (1953).
KARPATKIN, S.: Observation on globin synthesis in normal and abnormal human hemoglobins. Clin. Res. Proc. **10**, 202 (1962).
KEISER, G., u. H. R. MARTI: Ein wahrscheinlich homozygoter weißer Träger der Hb C-Anlage. (In Vorbereitung.)
KELLERMEYER, R. W., A. R. TARLOV, G. J. BREWER, P. E. CARSON and A. S. ALVIN: Hemolytic effect of therapeutic drugs. Clinical considerations of the primaquine-type hemolysis. J. Amer. med. Ass. **180**, 388 (1962).
KENDREW, J. C.: Myoglobin and the structure of proteins. Crystallographic analysis and data-processing techniques reveal the molecular architecture. Science **139**, 1259 (1963).
KIESE, M.: Die Reduktion des Hämiglobins. Biochem. Z. **316**, 264 (1944).
— H. KURZ u. C. SCHNEIDER: Chronische Hämiglobinämie durch pathologischen Blutfarbstoff. Klin. Wschr. **34**, 957 (1956).
KIRKMAN, H. N., and B. B. CROWELL: Molecular deficiency of glucose-6-phosphate dehydrogenase in primaquine sensitivity. Nature (Lond.) **197**, 286 (1963).
KLEIHAUER, E., u. K. BETKE: Praktische Anwendung des Nachweises Hb F-haltiger Zellen in fixierten Blutausstrichen. Internist **1**, 292 (1960).
— — Die Verteilung von Hb F auf die Zellpopulation bei verschiedenen Zuständen einer Vermehrung von Hb F. Haemoglobin-Colloquium Wien 1961, p. 106. Stuttgart: Thieme 1962.

KÖRBER, E.: Über Differenzen des Blutfarbstoffes. Dissertation Dorpat 1886. Zbl. med. Wiss. 5, 177 (1867).

KORNERUP, V., and M. FABER: Alkali-resistant foetal haemoglobin. Occurrence in normal persons and in patients with affections of the blood-forming organs. Nord. Med. 55, 830 (1956).

KOSENOW, W., u. R. A. PFEIFFER: Chromosomen-Aberrationen und ihre Bedeutung für die Klinik: Dtsch. med. Wschr. 87, 1413 (1962).

KRAUS, A. P., B. KOCH and L. BURCKETT: Two families showing interaction of haemoglobin C or thalassaemia with high foetal haemoglobin in adults. Brit. med. J. **1961/I**, 1434.

— C. L. NEELY, F. T. CAREY and L. M. KRAUS: Detection of deficient erythrocyte regeneration of reduced triphosphopyridine nucleotide from glucose-6-phosphate. Evaluation of a rapid screening test. Ann. intern. Med. **56**, 765 (1962).

KRUATRACHUE, M., P. CHAROENLARP, T. CHONGSUPHAJAISIDDHI and C. HARINASUTA: Erythrocyte glucose-6-phosphate dehydrogenase and malaria in Thailand. Lancet **1962/II**, 1183.

KÜNZER, W.: Zur Auftrennung von fetalem Hämoglobin in Stärkegel nach Hochspannungs-Elektrophorese. Klin. Wschr. **38**, 404 (1960).

— u. E. AMBS: Zur Trennung und Gewinnung von fetalem Hämoglobin (Hb F) aus Nabelschnurblutfarbstoff mittels Hochspannungselektrophorese. Klin. Wschr. **36**, 831 (1958).

— — Die Beweglichkeit verschiedener Hämoglobinderivate bei der Hochspannungselektrophorese. Klin. Wschr. **37**, 249 (1959).

KUNKEL, H. G., and G. WALLENIUS: New hemoglobin in normal adult blood. Science **122**, 288 (1955).

LAJTHA, L. G.: The use of isotopes in haematology. Oxford: Blackwell Sci. Publ. 1961.

LAMY, M., J. FREZAL, J. JOS et J. DE GROUCHY: Les lésions osseuses de la drépanocytose. Bull. Soc. méd. Hôp. Paris **113**, 842 (1962).

LARIZZA, P.: Enzymopenische hämolytische Anämien. Z. klin. Med. **156**, 287 (1960).

LATHEM, W.: The binding of myoglobin by plasma protein. J. clin. Invest. **38**, 1020 (1959).

LEHMANN, H.: Variations in human haemoglobin synthesis and factors governing their inheritance. Brit. med. Bull. **15**, 40 (1959 a).

— The maintenance of haemoglobinopathies at high frequency. Abnormal haemoglobins, p. 307. Oxford: Blackwell Sci. Publ. 1959 b.

— Distribution of variations in human haemoglobin synthesis. Abnormal haemoglobins, p. 202. Oxford: Blackwell Sci. Publ. 1959 c.

— Haemoglobins and haemoglobinopathies. A review of the recent advances. Haemoglobin-Colloquium Wien 1961, p. 1. Stuttgart: Thieme 1962.

— and J. A. M. AGER: The hemoglobinopathies and thalassemia. In J. B. STANBURY, J. B. WYNGAARDEN and D. S. FREDRICKSON: The metabolic basis of inherited disease. New York-Toronto-London: McGraw-Hill Book Comp. 1960.

— and A. B. RAPER: Maintenance of high sickling rate in an african community. Brit. med. J. **1956/II**, 333.

— P. STORY, and H. THEIN: Haemoglobin E in Burmese. Two cases of haemoglobin E disease. Brit. med. J. **1956/I**, 544.

LENGGENHAGER, K., u. K. LOTTENBACH: Eine neue einfache Methode zur Bestimmung des CO-Gehalts im Blute. Schweiz. med. Wschr. **78**, 370 (1948).

LEUTHARDT, F.: Lehrbuch der Physiologischen Chemie. 14. Aufl. Berlin: de Gruyter 1959.

LEVIN, W. C.: "Asymptomatic" sickle cell trait. Blood **13**, 904 (1958).

LEVIN, W. C., W. D. BAIRD, J. E. PERRY and W. W. K. ZUNG: The experimental production of splenic sequestration of erythrocytes in patients with sickle cell trait. J. Lab. clin. Med. **50**, 926 (1957).

LEWIS, S. M., C. G. ANDERSON and E. BASKIND: Homozygous hemoglobin C disease in a white family. Brit. J. Haemat. **3**, 68 (1957).

LICHTMAN, H. C., R. J. WATSON, R. J. FELDMAN, V. GINSBERG and J. ROBINSON: Studies in thalassemia. I. An extracorpuscular defect in thalassemia maior. II. The effects of splenectomy in thalassemia maior with associated acquired hemolytic anemia. J. clin. Invest. **32**, 1229 (1953).

LIE-INJO, L. E.: False positive tests for sickling of the blood. Docum. Med. geogr. trop. (Amst.) **5**, 266 (1953).

— Haemoglobin E in Indonesia. Nature (Lond.) **176**, 469 (1955).

— Pathological haemoglobins in Indonesia. Abnormal haemoglobins. Symposium, p. 368. Oxford: Blackwell Sci. Publ. 1959.

— Hydrops foetalis with a fast-moving haemoglobin. Brit. med. J. **1960/II**, 1649.

— Haemoglobin "Bart's" and the sickling phenomenon. Nature (Lond.) **191**, 1314 (1961).

— Alpha-chain thalassemia and hydrops fetalis in Malaya: Report of five cases. Blood **20**, 581 (1962).

— and G. LIE HONG: Abnormal haemoglobin production as a probable cause of erythroblastosis and hydrops foetalis in uniovular twins. Acta haemat. (Basel) **25**, 192 (1961).

— — J. A. M. AGER and H. LEHMANN: $\alpha$-Thalassaemia as a cause of hydrops foetalis. Brit. J. Haemat. **8**, 1 (1962).

— and G. OEY HOEY: Homozygous haemoglobin E disease in Indonesia. Lancet **1957/I**, 20.

LÖHR, G. W.: Hämatologische Enzymologie. Vortr. 31. Jahresversammlung Schweiz. Ges. f. Innere Med. Bern 12. Mai 1963. Helv. med. Acta (im Druck).

— u. H. D. WALLER: Eine neue enzymopenische hämolytische Anämie mit Glutathionreduktase-Mangel. Med. Klin. **57**, 1521 (1962).

LONDON, I. M., H. MORELL and A. KASSENAAR: The incorporation of glycine into globin and the synthesis of heme in duck erythrocytes and rabbit reticulocytes. Conference on hemoglobin 1957, p. 131. Washington: Nat. Acad. Sci. 1958.

LOVISETTO, P., R. LUCCI, M. CASTELLANO and E. VALLISNERI: A study of the haemoglobin types found in the thalassaemia population of the Delta of the Po. Acta haemat. (Basel) **22**, 38 (1959).

LUCCI, R., e E. SOFFRITTI: Prima osservazione di emoglobina "D" e microcitemia in 4 membri di una famiglia ferrarese. Minerva med. **50**, 2832 (1959).

LÜDIN, H.: Die sideroachrestischen Anämien. Praxis **51**, 234 (1962 a).

— Zum Porphyrinstoffwechsel der Thalassämie. Haemoglobin-Colloquium Wien 1961, p. 96. Stuttgart: Thieme 1962 b.

— u. R. CLOTTEN: Die sideroachrestische Störung bei der Thalassaemia minor. Proc. 8th Congr. Europ. Soc. Haematol. Wien 1961, p. 263. Basel-New York: Karger 1962.

LUHBY, A. L., and J. M. COOPERMAN: Folic acid deficiency as a cause of anemic crises in thalassemia major. Proc. 8th Congr. Europ. Soc. Haematol. Wien 1961, II p. 306. Basel-New York: Karger 1962.

— — R. FELDMAN, J. CERAOLO, J. HERRERO and J. F. MARLEY: Folic-acid deficiency as a limiting factor in the anemias of thalassemia major. Blood **18**, 786 (1961).

MACIVER, J. E., L. N. WENT and E. K. CRUICKSHANK: Sickle cell-thalassemia in Jamaica. Blood **13**, 359 u. 911 (1958).

MAINZER, R. A., and W. J. O'CONNOR: Evaluation of splenectomy in the treatment of Cooley's anemia. Ann. Surg. **148**, 44 (1958).

MALAMOS, B., PH. FESSAS and G. STAMATOYANNOPOULOS: Types of thalassaemia-trait carriers as revealed by a study of their incidence in Greece. Brit. J. Haemat. 8, 5 (1962).

— E. GYFTAKI and CH. PROUKAKIS: The iron uptake by reticulocytes in normal subjects, in subjects with thalassaemia minor and in patients with thalassaemia major. In vitro studies. Acta haemat. (Basel) **29**, 80 (1963).

MALCOLM, D., H. M. RANNEY and A. S. JACOBS: Association of radioactive chromium with components of hemoglobin. Blood **21**, 8 (1963).

MARKS, P. A., and R. T. GROSS: Erythrocyte glucose-6-phosphate dehydrogenase deficiency: Evidence of differences between negroes and caucasians with respect to this genetically determined trait. J. clin. Invest. **38**, 2253 (1959).

MARTI, H. R.: Der Nachweis von Myoglobin mittels Stärkeblock-Elektrophorese. Klin. Wschr. **39**, 286 (1961 a).

— Technische Probleme der Hämoglobin-Elektrophorese im Stärkeblock. Experientia (Basel) **17**, 235 (1961 b).

— Zur Differentialdiagnose der sideroachrestischen Anämien. Schweiz. med. Wschr. **91**, 1207 (1961 c).

— Die Vermehrung des alkaliresistenten Hämoglobins bei hämatologisch gesunden Erwachsenen. Haemoglobin-Colloquium Wien 1961, p. 98. Stuttgart: Thieme 1962 a.

— Hämoglobinuntersuchungen bei 100 in der Schweiz gefundenen Fällen von Thalassaemia minor. Schweiz. med. Wschr. **92**, 403 (1962 b).

— In der Schweiz beobachtete Formen von Hämoglobinopathien. Vortrag Jahresvers. Schweiz. Hämatol. Ges., Lugano, 18. Mai 1962. Schweiz. med. Wschr. **92**, 1313 (1962 c).

— u. K. BETKE: Das Vorkommen der Thalassämie in der deutschen Schweiz. Untersuchungen einer Sippe. Schweiz. med. Wschr. **89**, 1079 (1959).

— — Zur Diagnostik der Thalassaemia minor: Die Bedeutung der Familienuntersuchung. Helv. med. Acta **27**, 652 (1960).

— u. R. BÜTLER: Hämoglobin F- und Hämoglobin $A_2$-Vermehrung bei der Schweizer Bevölkerung. Acta haemat. (Basel) **25**, 65 (1961).

— G. KEISER u. A. BLUMBERG: Kombination von Thalassaemia minor und Glucose-6-phosphat-dehydrogenase-Mangel. Blut **9**, 96 (1963).

MARTIN, H.: Vorkommen von Hb-Anomalien in Deutschland. Haemoglobin-Colloquium Wien 1961, p. 70. Stuttgart: Thieme 1962.

— u. W. WÖRNER: Über die Beobachtung von zwei Sippen mit Hämoglobin D in Deutschland. Proc. 8th Congr. Europ. Soc. Haematol. Wien 1961, p. 300. Basel-New York: Karger 1962.

— G. HEUPKE, G. PFLEIDERER u. W. WÖRNER: Hämoglobin D in einer Frankfurter Familie. Folia haemat. (Frankfurt) **4**, 233 (1960).

MATIOLI, G., and B. THORELL: Kinetics of the alkali denaturation of hemoglobin in the single erythrocyte. Blood **21**, 1 (1963).

— S. BRODY and B. THORELL: Microspectrophotometric determination of differentially extracted haemoglobin in single erythrocytes. Acta haemat. (Basel) **28**, 73 (1962).

MATOTH, Y., Z. SHAMIR and E. FREUNDLICH: Thalassemia in Jews from Kurdistan. Blood **10**, 176 (1955).

MATSUDA, G., W. A. SCHROEDER, R. T. JONES and N. WELIKY: Is there an "embryonic" or "primitive" human hemoglobin? Blood **16**, 984 (1960).

MCCURDY, P. R.: Erythrokinetics in abnormal hemoglobin syndromes. Blood **20**, 686 (1962).

— H. A. PEARSON and P. S. GERALD: A new hemoglobinopathy of unusual genetic significance. J. Lab. clin. Med. **58**, 86 (1961).

McFarland, W., and H. A. Pearson: Thalassemia in "non-mediterranean" families. Ann. intern. Med. **53**, 510 (1960).

Meital, V., G. Izak et M. Rachmilewitz: L'effet de la grossesse sur la thalassémie. Nouv. Rev. franç. Hémat. **1**, 389 (1961).

Mengel, C. E., J. F. Schauble and C. B. Hammond: Infarct-necrosis of the liver in a patient with S-A hemoglobin. Arch. intern. Med. **111**, 93 (1963).

Merill Whorton, C., P. C. Hudgins and J. J. Conners: Abnormal spectrum in myoglobin in two forms of progressive muscular dystrophy. New Engl. J. Med. **265**, 1242 (1961).

Meyering, C. A., A. L. M. Israels, T. Sebens and T. H. J. Huisman: Studies on the heterogeneity of hemoglobin. II. The heterogeneity of different human hemoglobin types in carboxymethylcellulose and in amberlite IRC-50 chromatography; quantitative aspects. Clin. chim. Acta **5**, 208 (1960).

Miller, H.: The relationship between catalase and haemoglobin in human blood. Biochem. J. **68**, 275 (1958).

Minnich, V., S. Na-Nakorn, S. Chongchareonsuk and S. Kochaseni: Mediterranean anaemia. A study of 32 cases in Thailand. Blood. **9**, 1 (1954).

— — S. Tuchinda, S. Pravitt and C. V. Moore: Inclusion body anemia in Thailand (hemoglobin H-thalassemia disease). Proc. 6th Congr. Int. Soc. Hemat. Boston 1956, p. 743. New York-London: Grune & Stratton 1958.

— J. K. Cordonnier, B. Jones and W. G. Kingberg: Studies of hemoglobins at birth with follow-up observations during infancy. Amer. J. Dis. Child. **98**, 488 (1959).

— — W. J. Williams and C. V. Moore: Alpha, beta and gamma hemoglobin polypeptide chains during the neonatal period with description of a fetal form of hemoglobin $D\alpha_{\text{St. Louis}}$. Blood **19**, 137 (1962).

Moeschlin, S.: Klinik und Therapie der Vergiftungen. 3. Aufl. Stuttgart: Thieme 1959.

Motulsky, A. G.: Genetic and hematological significance of hemoglobin H. Nature (Lond.) **178**, 1055 (1956).

— J. M. Kraut, W. T. Thieme and D. F. Musto: Biochemical genetics of glucose-6-phosphate dehydrogenase deficiency. Clin. Res. Proc. **7**, 89 (1959).

Muller, C. J.: Separation of the $\alpha$- and $\beta$-chains of globins by means of starch-gel electrophoresis. Nature (Lond.) **186**, 643 (1960).

— A comparative study on the structure of mammalian and avian haemoglobins. Universität Groningen (Niederlande). Assen: Van Gorcum 1961.

— and J. H. P. Jonxis: Identity of hemoglobin $A_2$. Nature (Lond.) **188**, 949 (1960).

— and S. Kingma: Haemoglobin Zürich: $\alpha_2^A\beta_2^{63\,\text{Arg}}$. Biochim. biophys. Acta **50**, 595 (1961).

— and C. Pik: A simple and rapid method for the quantitative determination of haemoglobin $A_2$. Clin. chim. Acta **7**, 92 (1962).

Myerson, R. M., E. Harrison and H. W. Lohmuller: Incidence and significance of abnormal hemoglobins. Report of a series of 1000 hospitalized negro veterans. Amer. J. Med. **26**, 543 (1959).

Nathan, D. G., S. Piomelli, F. H. Gardner and V. B. Lemire: The synthesis of heme and globin in the maturing human erythroid cell. J. clin. Invest. **40**, 940 (1961).

Neeb, D. H., J. L. Beiboer, J. H. P. Jonxis, J. A. K. Sijpesteijn and C. J. Muller: Thalassemie met lepore hemoglobine bij twee Papoea-kinderen in Nederlands Nieuw-guinea. T. Geneesk. **105**, 8 (1961).

Neel, J. V., and W. N. Valentine: The frequency of thalassemia. Amer. J. med. Sci. **209**, 568 (1945).

NEEL, J. V., H. A. ITANO and J. S. LAWRENCE: Two cases of sickle cell disease presumably due to the combination of the genes for thalassemia and sickle cell hemoglobin. Blood **7**, 434 (1953).

NISHIMURA, E. T., H. B. HAMILTON, T. Y. KOBARA, S. TAKAHARA, Y. OGURA and D. DOI: Carrier state in human acatalasemia. Science **130**, 333 (1959).

Nomenclature of abnormal hemoglobins. J. Amer. med. Ass. **174**, 1845 (1960).

Nomenclature of abnormal hemoglobins. Blood **17**, 125 (1961).

Nomenclature of abnormal hemoglobins. Blood **21**, 117 (1963).

OORT, M., J. A. LOOS and H. K. PRINS: Hereditary absence of reduced glutathione in the erythrocytes — a new clinical and biochemical entity? Vox Sang. (Basel) **6**, 370 (1961).

ORVIS, H. H., P. B. HOLLY and N. E. SMITH: Hemoglobin-C disease. Arch. intern. Med. **96**, 126 (1955).

PAGE, L. B., and P. J. CULVER: Syllabus of laboratory examinations in clinical diagnosis, p. 44. Cambridge (Mass.): Harvard Univ. Press 1960.

PANIZON, F., and C. VULLO: The mechanism of haemolysis in favism. Acta haemat. (Basel) **26**, 337 (1961).

PAULING, L., H. A. ITANO, S. J. SINGER and J. W. WELLS: Sickle-cell anemia, a molecular disease. Science **110**, 543 (1949).

PEARSON, C. M., W. S. BECK and W. H. BLAHD: Idiopathic paroxysmal myoglobinuria. Arch. intern. Med. **99**, 376 (1957).

PEARSON, H. A., P. S. GERALD and L. K. DIAMOND: Thalassemia intermedia due to interaction of Lepore trait with thalassemia trait. Amer. J. Dis. Child **97**, 464 (1959).

— W. MCFARLAND and R. E. KING: Erythrokinetic studies in thalassemia trait. J. Lab. clin. Med. **56**, 866 (1961 a).

— J. V. MCCOO and S. L. LEIKIN: "Pseudo-abnormal" hemoglobins. Blood **17**, 758 (1961 b).

PEROSA, L., G. MANGANELLI e G. DALFINO: Il primo caso di Hb C-talassemia descritto in Italia. Rivista sintetica sulla emoglobina C. Haematologica **46**, 211 (1961).

PERUTZ, M. F., and J. M. MITCHISON: State of haemoglobin in sickle-cell anaemia. Nature (Lond.) **166**, 677 (1950).

— M. G. ROSSMANN, A. F. CULLIS, H. MUIRHEAD, G. WILL and A. C. T. NORTH: Structure of haemoglobin. Nature (Lond.) **185**, 416 (1960).

PETERSON, E. A., and A. S. SOBER: Chromatography of proteins. I. Cellulose ion-exchange adsorbents. J. Amer. chem. Soc. **78**, 751 (1956).

PETRAKIS, N. L., M. A. DOHERTY, B. W. GRUNBAUM and W. A. ATCHLEY: Cellulose acetate membranes for the electrophoretic demonstration of hemoglobin $A_2$. Acta haemat. (Basel) **27**, 96 (1962).

PLÖTNER, K., u. K. BETKE: Pathologie des Hämoglobins und verwandter Stoffe. Hdb. Allg. Pathologie, Bd. IV/2, S. 245. Berlin-Göttingen-Heidelberg: Springer 1957.

POLLYCOVE, M., and R. MORTIMER: The quantitative determination of iron kinetics and hemoglobin synthesis in human subjects. J. clin. Invest. **40**, 753 (1961).

POWELL, W. N., J. G. RODARTE and J. V. NEEL: The occurrence in a family of sicilian ancestry of the traits for both sickling and thalassemia. Blood **5**, 887 (1950).

PRANKERD, T. A. J.: Electrophoretic properties of myoglobin and its character in sickle-cell disease and paroxysmal myoglobinuria. Brit. J. Haemat. **2**, 80 (1956).

— The red cell. An account of its chemical physiology and pathology. Oxford: Blackwell Sci. Publ. 1961.

PRUNTY, F. T. G., R. R. MCSWINEY and J. B. HAWKINS: A laboratory manual of chemical pathology. London-New York-Paris: Pergamon Press 1959.

Punt, K., T. H. J. Huisman and J. D. G. Schaad: Eine Familie mit Thalassaemia minor und Hb $B_2$-Heterozygotie. Proc. 8th Congr. Europ. Soc. Haematol. Wien 1961, II p. 309. Basel-New York: Karger 1962.

Ramot, B., I. Ashkenazi, A. Rimon, A. Adam and C. Sheba: Activation of glucose-6-phosphate-dehydrogenase of enzyme-deficient subjects. II. Properties of the activator and the activation reaction. J. clin. Invest. **40**, 611 (1961).

Ranney, H. M., A. S. Jacobs, T. B. Bradley and F. A. Cordova: A "new" variant of haemoglobin $A_2$ and its segregation in a family with haemoglobin S. Nature (Lond.) **197**, 164 (1963).

Raper, A. B.: Sickling in relation to morbidity from malaria and other diseases. Brit. med. J. **1956/I**, 965.

— D. B. Gammack, E. R. Huehns and E. M. Shooter: Four hemoglobins in one individual; a study of the genetic interaction of Hb G and Hb C. Brit. med. J. **1960/II**, 1257.

Reissmann, K. R., W. E. Ruth and T. Nomura: A human hemoglobin with lowered oxygen affinity and impaired heme-heme interactions. J. clin. Invest. **40**, 1826 (1961).

Remmer, H.: Kritische Wertung der Hämoglobinbestimmungsmethoden. Internist **1**, 232 (1960).

Reynolds, W. A.: Benign sickle cell-thalassemia disease and cryptic thalassemia in a negro family. Ann. intern. Med. **57**, 121 (1962).

Rhinesmith, H. S., W. A. Schroeder and N. Martin: The N-terminal sequence of the $\beta$-chains of normal adult human hemoglobin. J. Amer. chem. Soc. **80**, 3358 (1958).

— — and L. Pauling: The N-terminal amino-acid residues of normal adult human hemoglobin: a quantitative study of certain aspects of Sanger's DNP-method. J. Amer. chem. Soc. **79**, 609 (1957 a).

— — — A quantitative study of the hydrolysis of human dinitrophenyl globin. The number and kind of polypeptide chains in normal adult human hemoglobin. J. Amer. chem. Soc. **79**, 4682 (1957 b).

Richterich, R.: Enzymopathologie. Enzyme in Klinik und Forschung. Berlin-Göttingen-Heidelberg: Springer 1958.

Rietti, F.: Les ictères hémolytiques avec augmentation de la résistence globulaire. Ann. Méd. **41**, 405 (1937).

Rigas, D. A., R. D. Koler and E. E. Osgood: New hemoglobin possessing a higher electrophoretic mobility than normal adult hemoglobin. Science **121**, 372 (1955).

— — — Hemoglobin H. J. Lab. clin. Med. **47**, 51 (1956).

Riggs, A. F., and R. A. Wolbach: Sulfhydryl groups and the structure of hemoglobin. J. gen. Physiol. **39**, 585 (1956).

Rimington, C.: Biosynthesis of haemoglobin. Brit. med. Bull. **15**, 19 (1959).

Robinson, S., T. Vanier, J. F. Desforges and R. Schmid: Jaundice in thalassemia minor. A consequence of ineffective erythropoesis. New Engl. J. Med. **267**, 523 (1962).

Rodman, T., H. P. Close, R. Cathcart and M. K. Purcell: The oxyhemoglobin dissociation curve in the common hemoglobinopathies. Amer. J. Med. **27**, 558 (1959).

Rohr, K.: Familiäre hämolytische Anämie (Anämie vom Cooleytypus beim Erwachsenen). Helv. med. Acta **10**, 31 (1943).

— Das menschliche Knochenmark. 3. Aufl. Stuttgart: Thieme 1960.

Rosa, J., J. C. Dreyfus et G. Schapira: Vieillissement moléculaire de l'hémoglobine. Haemoglobin-Colloquium Wien 1961, p. 22. Stuttgart: Thieme 1962.

Ross, J. D.: Deficient activity of DPNH-dependent methemoglobin diaphorase in cord blood erythrocytes. Blood **21**, 51 (1963).

ROUGHTON, F. J. W., and J. C. KENDREW: Haemoglobin. London: Butterworth's Publ. 1949.

— and W. S. ROOT: The estimation of small amounts of carbon monoxide. J. biol. Chem. **160**, 123 (1945).

RUCKNAGEL, D. L., and A. I. CHERNOFF: Immunologic studies of hemoglobins. Blood **10**, 1092 (1955).

RUSSO, G., and F. MOLLICA: The sickle cell haemoglobin and two types of thalassaemia in the same family. Acta haemat. (Basel) **28**, 329 (1962).

SAHAWI, E., H. HUNGER u. K. BETKE: Sporadisches Auftreten von Hb M (Boston-Typ ?) in einer mitteldeutschen Familie. Schweiz. med. Wschr. **92**, 1090 (1962).

SAHLI, H.: Lehrbuch der klinischen Untersuchungs-Methoden. Bd. II/1, S. 293. 6. Aufl. Leipzig-Wien: Deuticke 1914.

SALVIDIO, E., I. PANNACIULLI u. A. TIZIANELLO: Studium über die Medikamentensensibilität bei Italienern mittels dem Test der Methaemoglobinreduktion nach BREWER und Mitarbeitern. Proc. 8th Congr. Europ. Soc. Haematol. Wien 1961, II, p. 319. Basel-New York: Karger 1962.

SAMUELS, A. J., F. G. EBAUGH and F. WATSON: Studies on the mechanism of chromate binding to hemoglobin. Fed. Proc. **20**, 70 (1961).

SANSONE, G., e G. SEGNI: Nuovi aspetti dell'alterato biochimismo degli eritrociti di Favici: assenza pressochè completa della glucoso-6-P deidrogenaso. Boll. Soc. ital. Biol. sper. **35**, 327 (1958).

SATAKE, K., and T. TAKE: Hemoglobin $\alpha_4$ and hemoglobin $\beta_4$. J. Biochem. **52**, 304 (1962).

SCHMID, R., and R. MAHLER: Chronic progressive myopathy with myoglobinuria: demonstration of a glycogenolytic defect in the muscle. J. clin. Invest. **38**, 2044 (1959).

SCHNEIDER, R. G., W. C. LEVIN and C. EVERETT: A family with S and C hemoglobins and the hereditary persistence of F hemoglobin: A comparison of C thalassemia disease with the CF syndrome. New Engl. J. Med. **265**, 1278 (1961).

SCHROEDER, W. A., and L. PAULING: The N-terminal amino acid of normal adult human hemoglobins: A quantitative study of certain aspects of Sangers DNP-method. J. Amer. chem. Soc. **79**, 609 (1957).

SCHWARTZ, H. C., R. GOUDSMIT, R. L. HILL, G. E. CARTWRIGHT and M. M. WINTROBE: The biosynthesis of hemoglobin from iron, protoporphyrin and globin. J. clin. Invest. **40**, 188 (1961).

SCHWERD, W.: Der rote Blutfarbstoff und seine wichtigsten Derivate. Arbeitsmethoden der medizinischen und naturwissenschaftlichen Kriminalistik. Bd. I, S. 121. Lübeck: Max Schmidt-Römhild 1962.

SCOTT, E. M.: The relation of diaphorase of human erythrocytes to inheritance of methemoglobinemia. J. clin. Invest. **39**, 1176 (1960).

— and I. V. GRIFFITH: The enzymic defect of hereditary methaemoglobinaemia: diaphorase. Biochem. biophys. Acta **34**, 584 (1959).

SCOTT, R. B., A. D. FERGUSON and M. E. JENKINS: Thalassemia major (mediterranean or Cooley's anemia). Report of two cases in negro children. Amer. J. Dis. Child. **104**, 74 (1962).

SHAHIDI, N. T., P. S. GERALD and L. K. DIAMOND: Alkali-resistant hemoglobin in aplastic anemia of both acquired and congenital types. New Engl. J. Med. **266**, 117 (1962).

SHAPIRO, M.: "False" sickle cells. Lancet **1958/II**, 958.

SIDDOO, J. K., S. K. SIDDOO, W. H. CHASE, L. MORGAN-DEAN and W. H. PERRY: Thalassemia in Sikhs. Blood **11**, 197 (1956).

SILVESTRONI, E.: Emoglobine abnormi ed emoglobinopatie in Italia. Policlinico, Sez. prat. **66**, 1373 (1959).

SILVESTRONI, E., e I. BIANCO: Una nuova entita nosologica: la malattia microdrepanocitica. Haematologica **29**, 455 (1946).
— — Nuove ricerche sulla frequenza della microcitemia e delle malattie a substrato microcitemico e falcemico in Sicilia. Riv. pediat. sicil. **8**, 421 (1953).
— — New data on microdrepanocytic disease. Blood **10**, 623 (1955).
— — Assoziazione di Hb G e microcitemia in due membri di una famiglia italiana del ferrarese. Policlinico, Sez. prat. **65**, 203 (1958).
— — Frequenza della microcitemia in tre altri paesi del delta Padano: Formignana, Serravalle, Cologna. Igiene San. pubbl. **15**, 121 (1959 a).
— — The distribution of microcythaemias (or thalassaemias) in Italy. Some aspects of the haematological and haemoglobinic picture in these haemopathies. Abnormal haemoglobins, p. 242. Oxford: Blackwell Sci. Publ. 1959 b.
SIMON, E.: Red cell preservation: Further studies with adenine. Blood **20**, 485 (1962).
SINGER, K., B. ANGELOPOULOS and B. RAMOT: Studies on human myoglobin. II. Fetal myoglobin: Its identification and its replacement by adult myoglobin during infancy. Blood **10**, 987 (1955 a).
— — — Studies on human myoglobin. I. Myoglobin in sickle cell disease. Blood **10**, 979 (1955 b).
— A. I. CHERNOFF and L. SINGER: Studies on abnormal hemoglobins. I. Their demonstration in sickle cell anemia and other hematological disorders by means of alkali denaturation. Blood **6**, 413 (1951).
— A. P. KRAUS, L. SINGER, H. M. RUBINSTEIN and S. R. GOLDBERG: Studies on abnormal hemoglobins. X. A new syndrome: hemoglobin C-thalassemia disease. Blood **9**, 1032 (1954).
— A. M. JOSEPHSON, L. SINGER, P. HELLER and H. J. ZIMMERMAN: Studies on abnormal hemoglobins. XIII. Hemoglobin S-thalassemia disease and hemoglobin C-thalassemia disease in siblings. Blood **12**, 593 (1957).
SINGER, S. J., and H. A. ITANO: On the asymmetrical dissociation of human hemoglobin. Proc. nat. Acad. Sci. (Wash.) **45**, 174 (1959).
SINISCALCO, M., L. BERNINI, B. LATTE and A. G. MOTULSKY: Favism and thalassaemia in Sardinia and their relationship to malaria. Nature (Lond) **190**, 1179 (1961).
SMITH, C. H., M. E. ERLANDSON, G. STERN and I. SCHULMAN: The role of splenectomy in the management of thalassemia. Blood **15**, 197 (1960).
SMITH, E. W., and J. R. KREVANS: Clinical manifestations of hemoglobin C disorders. Bull. Johns Hopk. Hosp. **104**, 17 (1959).
SMITH, M. H.: Spectral properties of the M haemoglobins. Haemoglobin-Colloquium Wien 1961. p. 49. Stuttgart: Thieme 1962.
SMITH, R. S.: Iron excretion in thalassaemia major after administration of chelating agents. Brit. med. J. **1962/II**, 1577.
SNEDECOR, G. W.: Statistical methods applied to experiments in agriculture and biology. 5. Ed. Iowa: Iowa State College Press 1956.
STAUFFER, U. G.: Familienuntersuchung der Hämoglobin Zürich-Sippe. Dissertation Zürich 1962.
STEVENSON, T. D., B. L. MCDONALD and S. ROSTON: Colorimetric method for determination of erythrocyte glutathione. J. Lab. clin. Med. **56**, 157 (1960).
STRETTON, A. O. W.: The structure of hemoglobin $A_2$ and its bearing on the thalassemia syndromes. Symposium: Current biochemical and genetical concepts of thalassemia. Montreal. 28. 11. 1960. Blood **17**, 359 (1961).
SWARUP, S., S. K. GHOSH and J. B. CHATTERJEA: Hemoglobin E disease in Bengalese. J. Ind. med. Ass. **35**, 13 (1960); ref. in Blood **17**, 666 (1961).

SZEINBERG, A. C., C. SHEBA and A. ADAM: Enzymatic abnormality in erythrocytes of a population sensitive to vicia fava or drug induced hemolytic anemia. Nature (Lond.) **181**, 1256 (1958).

TAKAHARA, S., H. B. HAMILTON, J. V. NEEL, T. Y. KOBARA, Y. OGURA and E. T. NISHIMURA: Hypocatalasemia: A new genetic carrier state. J. clin. Invest. **39**, 610 (1960).

TARLOV, A. R., and R. W. KELLERMEYER: Decreased catalase activity in primaquine-sensitive erythrocytes. J. Lab. clin. Med. **58**, 204 (1961).

— G. J. BREWER, P. E. CARSON and A. S. ALVING: Primaquine sensitivity. Arch. intern. Med. **109**, 209 (1962).

TAYLOR, W. J., A. P. RICHARDSON, R. G. CHILDRESS, H. KITCHEN and W. R. PRITCHARD: Sickled erythrocytes in deer. Clin. Res. Proc. **9**, 23 (1961).

THEORELL, H., and C. DE DUVE: Crystalline human myoglobin from heart-muscle and urine. Arch. Biochem. **12**, 113 (1947).

THOMAS, E. D., H. L. LOCHTE, W. B. GREENOUGH and M. WALES: In vitro synthesis of foetal and adult haemoglobin by foetal haematopoietic tissues. Nature (Lond.) **185**, 396 (1960).

THOMPSON, G. R.: Significance of haemoglobins S and C in Ghana. Brit. med. J. **1962/I**, 682.

— and H. LEHMANN: Combinations of high levels of haemoglobin F with haemoglobins A, S and C in Ghana. Brit. med. J. **1962/I**, 1521.

THOMPSON, R. B., J. W. MITCHENER and T. H. J. HUISMAN: Studies on the fetal hemoglobin in the persistent high F-anomaly. Blood **18**, 267 (1961).

THORUP, O. A., W. B. STROLE and B. S. LEAVELL: A method for the localization of catalase on starch gels. J. Lab. clin. Med. **58**, 122 (1961).

TÖNZ, O., u. K. BETKE: Modifikation des "Motulsky-Testes" zur quantitativen Erfassung der Glukose-6-Phosphatdehydrogenase. Proc. 8th Congr. Europ. Soc. Haematol. Wien 1961, II, p. 320. Basel-New York: Karger 1962.

— H. A. SIMON u. F. HASSELFELD: Untersuchung einer großen Hämoglobin M-Sippe. Vortrag Jahresvers. Schweiz. Hämatol. Ges. Lugano, 18. 5. 1962. Schweiz. med. Wschr. **92**, 1311 (1962).

TOWNES, P. L., and M. MORRISON: Investigation of the defect in a variant of hereditary methemoglobinemia. Blood **19**, 60 (1962).

TRINÇÃO, C., and N. C. FERREIRA: Thalassaemia in Portugal. Proc. 8th Congr. Europ. Soc. Haematol. Wien 1961, II, 307 a. Basel-New York: Karger 1962.

TRUNIGER, B., u. M. SCHMID: Konstitutionelle und nicht-hämatologische Veränderungen bei Thalassämie. Schweiz. med. Wschr. **92**, 1388 (1962).

TURPIN, R., J. LAFOURCADE, R. MALASSENET, B. CAILLE, J. CRUVEILLER, X. DUGUE et M. MALAFOSSE: La maladie thalasso-drépanocytaire: Étude biologique et génétique d'une observation. Bull. Soc. méd. Hôp. (Paris) **113**, 859 (1962).

UNDRITZ, E., K. BETKE and H. LEHMANN: Sickling phenomenon in deer. Nature (Lond.) **187**, 333 (1960).

URIEL, J.: Détection des activités catalasiques et peroxydasiques de l'hémoglobine après électrophorèse en gélose. Bull. Soc. Chim. biol. **40**, 277 (1958).

VAN DER SAR, A.: The occurrence of carriers of abnormal haemoglobin S and C on Curaçao. Dissertation Universität Groningen (Holland) 1959.

VAN KAMPEN, E. J., and W. G. ZIJLSTRA: Standardization of hemoglobinometry. II. The hemiglobincyanide method. Clin. chim. Acta **6**, 538 (1961).

— — A simple hemoglobin photometer to be used in standardized hemoglobinometry. Clin. chim. Acta **7**, 147 (1962).

VELLA, F., R. H. C. WELLS, J. A. M. AGER and H. LEHMANN: A haemoglobinopathy involving haemoglobin H and a new (Q) haemoglobin. Brit. med. J. **1958/I**, 752.

VINOGRAD, J. R., and W. D. HUTCHINSON: Carbon-14 labelled hybrids of haemoglobin. Nature (Lond.) **187**, 216 (1960).
— — and W. A. SCHROEDER: $C^{14}$-hybrids of human hemoglobins. II. The identification of the aberrant chain in human hemoglobin S. J. Amer. chem. Soc. **81**, 3168 (1959).
VOGEL, F.: Der Beitrag der Forschungen am Hämoglobin des Menschen zur Lösung einiger Grundlagenprobleme der Genetik. Blut **8**, 449 (1962).
VULLO, C., and A. M. TUNIOLI: The survival of normal and parental red cells transfused in children affected by thalassaemia major. Proc. 8th Congr. Europ. Soc. Haematol. Wien 1961, II, p. 307. Basel-New York: Karger 1962.
WALKER, J., and E. P. N. TURNBULL: Haemoglobin and red cells in the human foetus. III. Foetal and adult haemoglobin. Arch. Dis. Childh. **30**, 111 (1955).
WALLER, H. D.: Hereditäre Enzymopathien der roten Blutkörperchen. Proc. 8th Congr. Europ. Soc. Haematol. Wien 1961, I, p. 14. Basel-NewYork: Karger 1962.
— G. W. LÖHR u. M. TABATABAI: Hämolyse und Fehlen von Glucose-6-Phosphatdehydrogenase in roten Blutzellen. (Eine Fermentanomalie der Erythrocyten.) Klin. Wschr. **35**, 1022 (1957).
WARNER, J. R., A. RICH and C. E. HALL: Electron microscope studies of ribosomal clusters synthesizing hemoglobin. Science **138**, 1399 (1962).
WASSERMAN, C. F., V. R. PHELPS and A. J. HERTZOG: Chronic hemolytic anemia in a white child due to thalassemia and sicklemia with a genealogic survey. Pediatrics **9**, 286 (1952).
WASSERMAN, M., M. B. MILBERG and S. L. LEE: Hemoglobin H disease: A family study with observations on the binding of chromate by hemoglobin. Clin. Res. Proc. **10**, 210 (1962).
WEATHERALL, D. J.: Enzyme deficiency in haemolytic disease of the newborn. Lancet **1960/II**, 835.
— and C. BAGLIONI: A fetal hemoglobin variant of unusual genetic interest. Blood **20**, 675 (1962).
WEICKER, H.: Das Maß-, Mengen- und Zeitgefüge der Erythropoese unter physiologischen und pathologischen Bedingungen. Schweiz. med. Wschr. **87**, 1210 (1957).
WEIPPL, G., u. D. M. KAHLICH-KOENNER: Sporadisches Doppel-$A_2$-Hämoglobin ($A_2'$). Blut **7**, 303 (1961).
WHEBY, M. S., and H. S. MILLER: Idiopathic paroxysmal myoglobinuria. Amer. J. Med. **29**, 599 (1960).
— O'NEILL BARRETT and W. H. CROSBY: Serum protein binding of myoglobin, hemoglobin and hematin. Blood **16**, 1579 (1960).
WHEELER, J. T., and J. R. KREVANS: Interaction of thalassemia and hereditary persistence of fetal hemoglobin. Clin. Res. Proc. **9**, 168 (1961).
WHISNANT, C. L., R. H. OWINGS, C. G. CANTRELL and G. R. COOPER: Primary idiopathic myoglobinuria in a negro female: Its implications and a new method of laboratory diagnosis. Ann. intern. Med. **51**, 140 (1959).
WOLFF, J. A., R. H. MICHAELS and F. H. VON HOFE: Hemoglobin H-thalassemia disease. Blood **13**, 492 (1958).
WORMS, R., R. CLAY et J. LE GUEN: Un cas de drépanocytose révélée par une ostéo-arthropathie coxo-fémorale. Bull. Soc. méd. Hôp. (Paris) **113**, 833 (1962).
WRIGHT, C. S., and E. GARDNER: A study of the role of acute infections in precipitating crises in chronic hemolytic states. Ann. intern. Med. **52**, 530 (1960).
YAKULIS, V. J., and P. HELLER: The detection of myoglobin by means of immunologic technics. Amer. J. clin. Path. **37**, 253 (1962).
— — A. M. JOSEPHSON and L. SINGER: Rapid demonstration of $A_2$-hemoglobin by means of agar gel electrophoresis. Amer. J. clin. Path. **34**, 28 (1960).

ZAK, B., F. VOLINE, J. BRISKI and L. A. WILLIAMS: Combined agar gel-paper electrophoresis. Amer. J. clin. Path. **33**, 75 (1960).

ZIJLSTRA, W. G., and E. J. VAN KAMPEN: Standardization of hemoglobinometry. I. The extinction coefficient of hemiglobincyanide at $\lambda = 540\ m\mu : e^{540}_{HiCN}$. Clin. chim. Acta **5**, 719 (1960).

— — III. Preparation and use of a stable hemiglobincyanide standard. Clin. chim. Acta **7**, 96 (1962).

ZILLIACUS, H.: Human embryo haemoglobin. Nature (Lond.) **188**, 1202 (1960).

ZIPURSKY, A., A. HULL, F. D. WHITE and L. G. ISRAELS: Foetal erythrocytes in the maternal circulation. Lancet **1959/I**, 451.

ZUELZER, W. W., A. R. ROBINSON and C. R. BOOKER: Reciprocal relationship of hemoglobins $A_2$ and F in beta chain thalassemias, a key to the genetic control of hemoglobin F. Blood **17**, 393 (1961).

— and E. KAPLAN: Thalassemia-hemoglobin C disease. A new syndrome presumably due to the combination of the genes for thalassemia and hemoglobin C. Blood **9**, 1047 (1954).

— J. V. NEEL and A. R. ROBINSON: Abnormal Hemoglobins. Progress in Hematology I, p. 97. L. M. Tocantins Edit. London-New York: Grune & Stratton 1956.

# Namenverzeichnis

*Kursive* Seitenzahlen beziehen sich auf das Literaturverzeichnis

# Sachverzeichnis

*Halbfette* Seitenzahlen sind Haupthinweise